Verhandlungsbericht 1999
der Deutschen Gesellschaft für Hals-Nasen-Ohren-Heilkunde, Kopf- und Hals-Chirurgie

Springer

Berlin
Heidelberg
New York
Barcelona
Hongkong
London
Mailand
Paris
Singapur
Tokio

Verhandlungsbericht 1999
der Deutschen Gesellschaft
für Hals-Nasen-Ohren-Heilkunde,
Kopf- und Hals-Chirurgie

Referate

Hals-Nasen-Ohren-Chirurgie im Kindes- und Jugendalter

Herausgeber

H. Hildmann
U. Koch

Mit 81 Abbildungen

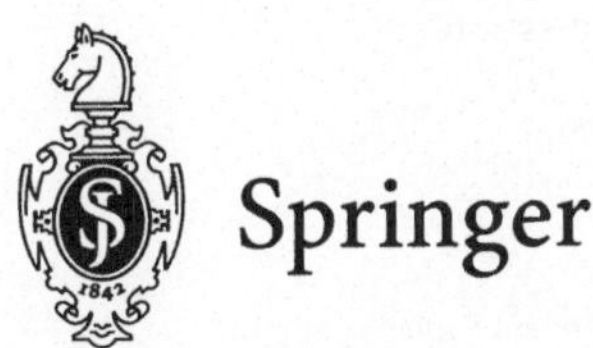

Springer

Prof. Dr. med. Henning Hildmann
Klinik für HNO-Heilkunde
Kopf- und Halschirurgie
der Ruhr-Universität Bochum
am St. Elisabeth-Hospital
Bleichstraße 15

44787 Bochum

Prof. Dr. med. Ulrich Koch
Universitäts-Hals-Nasen-Ohrenklinik
Krankenhaus Eppendorf
Martinistraße 52

20246 Hamburg

ISBN-13:978-3-540-65806-1 Springer-Verlag Berlin Heidelberg New York

Die Deutsche Bibliothek-CIP-Einheitsaufnahme
Verhandlungsbericht 1999 / Hrsg.: H. Hildmann ; U. Koch. - Berlin ; Heidelberg ; New York ; Barcelona ; Hongkong ; London ; Mailand ; Paris ; Singapur ; Tokio : Springer, 1999
ISBN-13:978-3-540-65806-1 e-ISBN-13:978-3-642-60176-7
DOI: 10.1007/978-3-642-60176-7

Herstellung: W. Bischoff, Heidelberg
Umschlaggestaltung: Design & Production, Heidelberg
Satz: rbw, Heidelberg
Druck- und Bindearbeiten: Beltz, Hemsbach

SPIN: 10724119 24/3134 — 5 4 3 2 1 0 — Gedruckt auf säurefreiem Papier

Vorwort

In diesem Band wird die Kinderchirurgie unseres Faches behandelt, nachdem 1994 die diagnostischen und entwicklungsphysiologischen Gesichtspunkte im Vordergrund gestanden haben. Aus meiner Sicht kann man lediglich in schmalen Bereichen, z.B. in der Larynx- und Trachealchirurgie, der Chirurgie der Choanalatresien oder der Chirurgie der Mittelohrmißbildung von einer speziellen Kinderchirurgie sprechen. In vielen anderen Bereichen ist das chirurgische Vorgehen bei Erwachsenen und Kindern sehr ähnlich. Die Frequenz mancher Erkrankungen, etwa der Cholesteatomeiterung oder der polypösen Nebenhöhlenentzündung im Kindesalter ist sehr gering. Möchte der Chirurg ausreichende Übung erreichen, ist eine operative Erfahrung erforderlich, die allein durch die Chirurgie am Kinde nicht zu erreichen ist. Es scheint mir daher mit wenigen Ausnahmen nicht sinnvoll, die Kinderchirurgie unseres Faches von der allgemeinen hals-nasen-ohrenärztlichen Chirurgie abzutrennen.

Dies bedeutet nicht, daß die Besonderheiten der Kinder nicht zu berücksichtigen seien. Die enge Kooperation mit dem Pädiater und natürlich mit dem Anästhesisten ist erforderlich.

Ich danke den Autoren für die Mühe, die sie sich mit der Abfassung ihrer Referate gemacht haben und hoffe, daß der Band nicht nur unseren Mitgliedern der Gesellschaft für Hals-Nasen-Ohren-Heilkunde, Kopf- und Hals-Chirurgie, sondern auch vielen Interessierten eine wichtige Ergänzung ihrer Bibliothek sein wird.

HENNING HILDMANN

Inhaltsverzeichnis

G. Borkowski
Geschichtlicher Rückblick zur Entwicklung der speziellen HNO-Chirurgie bei Kindern
(Mit 11 Abbildungen) 1

J. Müller
Tympanoplastik im Kindesalter
(Mit 18 Abbildungen) 29

W. Stoll
Nasenchirurgie bei Kindern
(Mit 25 Abbildungen) 59

I. Haas
Indikationen und Kontraindikationen der Nasennebenhöhlenchirurgie im Kindesalter 89

H. Luckhaupt
Tonsillektomie, Adenotomie, Paukenergüsse 121

M. Vollrath
Kehlkopf- und Trachealchirurgie bei Kindern
(Mit 27 Abbildungen) 145

Mitarbeiterverzeichnis

Dr. med. G. BORKOWSKI
Oberarzt der HNO-Universitätsklinik im St. Elisabeth-Hospital
Ruhr-Universität Bochum
Bleichstraße 15, 44787 Bochum

Priv.-Doz. Dr. med. I. HAAS
Oberärztin der HNO-Klinik und Poliklinik
der Heinrich-Heine-Universität Düsseldorf
Moorenstraße 5, 40225 Düsseldorf

Dr. med. H. LUCKHAUPT
Leitender Oberarzt
der HNO-Universitätsklinik im St. Elisabeth-Hospital
Ruhr-Universität Bochum
Bleichstraße 15, 44787 Bochum

Priv.-Doz. Dr. med. J. MÜLLER
Oberarzt der Klinik und Poliklinik
für Hals-, Nasen- und Ohrenkranke
Josef-Schneider-Straße 11, 97080 Würzburg

Prof. Dr. med. W. STOLL
Direktor der Universitäts-HNO-Klinik
Kard. v. Galen-Ring 10, 48149 Münster

Prof. Dr. M. VOLLRATH
Chefarzt der Klinik für HNO-Heilkunde
Kopf- und Hals-Chirurgie, Plastische Operationen,
Stimm- und Sprachstörungen
Krankenhaus Maria Hilf GmbH
Sandradstraße 43, 41061 Mönchengladbach

Geschichtlicher Rückblick zur Entwicklung der speziellen HNO-Chirurgie bei Kindern

G. Borkowski

1	Einleitung	1
2	Anästhesie	2
3	Von der Chemotherapie zur Antibiose	4
4	Antisepsis und Asepsis	6
5	Kinderheilkunde	8
5.1	Kuhpocken und Kuhpockenimpfung	9
5.2	Entwicklung der modernen Kinderheilkunde	9
5.3	Kinderheime und Kinderspitäler	10
6	HNO-Chirurgie	11
6.1	Adenotomie	11
6.2	Tonsillektomie	14
6.2.1	Geschichte der Diphtherie	14
6.3	Parazentese	15
6.3.1	Dauerpaukenröhrchen	18
6.4	Mastoidektomie	18
6.5	Mißbildungen des äußeren Gehöganges	21
6.6	Stenosen der oberen Luftwege	22
6.6.1	Intubation	23
6.6.2	Kehlkopftuberkulose	23
	Literatur	25

1 Einleitung

> *„Oft kommen die Patienten eher, wie mir scheint, durch göttliche Gnade davon, als durch menschliche Hilfe."* Ambroise Paré (1510-1590)

Die Medizin, unabhängig von der Spezialisierung, macht gerade in der heutigen Zeit enorme Fortschritte. Neue Materialien und Technologien ermöglichen immer bessere Implantate, wie z.B. resorbierbare Osteosyntheseschrauben, die Mikroelektronik eröffnet neue Methoden der perioperativen computergesteuerten Navigation und Mikroprozessor-gesteuerten Implantate, wie z.B. die Cochlea-Implantate. Immer neue und spezialisiertere Lasersysteme eröffnen Möglichkeiten der funktionserhaltenden Chirurgie, so daß sich die Frage stellt, warum Medizingeschichte in einer Zeit, in der die Medizin so zahlreiche Fortschritte aufweist?

Die Medizingeschichte zeigt uns, daß die Entwicklung der Medizin, und hier gerade die der operativen Fächer, keinen uniform fortschreitenden Prozeß sondern eine Serie von zum Teil dramatisch verlaufenden evolutionären Sprüngen mit langen Phasen der Stagnation darstellt. Zum heutigen Zeitpunkt befinden wir uns gerade in einer Phase des enormen Fortschritts und die Tendenz ist da, zu glauben, daß der Fortschritt niemals größer war als jetzt [8]. Dies ist jedoch eine Fehleinschätzung, das goldene Zeitalter der „modernen" Medizin war die Mitte des vorigen Jahrhunderts, als die operative Medizin einer vollständigen Neustrukturierung unterzogen wurde. Neue Erkenntnisse in der Pathologie sowie die Entwicklungen in der Anästhesie, Antisepsis und Antibiose veränderten die damalige Chirurgie und eröffneten neue Möglichkeiten der operativen Medizin. George Thomas Morton, Sohn des W.G. Morton, der 1846 die Äthernarkose einführte, entfernte im April 1887 erstmals einen perforierten Blinddarm und um die Jahrhundertwende etablierte sich die noch heute übliche Frühoperation der akuten Appendizitis. Trotzdem verstarb der Chirurg Carl Langenbuch, dem 1882 erstmals die radikale Entfernung der steingefüllten Gallenblase gelang, 1901 an einer perforierten Appendizitis [39].

Die Entwicklung der Chirurgie der Hals- Nasen- Ohrenheilkunde, auch die häufig bei Kindern praktizierte, geschah vorwiegend im 19. Jahrhundert. Die HNO-Heilkunde wie auch alle anderen Spezialisierungen in der Medizin wurde durch die Fortschritte in anderen Fachgebieten beeinflußt und begünstigt. Rosen [38] beschreibt zwei Prozesse, die zu einer Spezialisierung eines Faches führen: Segmentation und Zuwachs. Im Falle der HNO-Chirurgie bedeutet dies Segmentation einer chirurgischen Spezialisierung und Zuwachs einer primär klinisch-konservativen Disziplin. Den Durchbruch letztlich erbrachten Entwicklungen und Fortschritte in den Bereichen Anästhesie, Antisepsis und antibakterielle Therapie. Erst diese eröffneten die Möglichkeiten zu Operationen, die zwar durchaus schon bekannt waren, aber oft der hohen Risiken wegen nicht durchgeführt wurden.

Eine ausführliche Darstellung dieser Gebiete würde den vorgegebenen Rahmen dieser Arbeit sprengen, so daß die einzelnen Kapitel kurz gefasst und mitunter auch lückenhaft bleiben mussten. Insbesondere das Spektrum der Operationen konnte nur exemplarisch an einigen Beispielen wiedergegeben werden.

2 Anästhesie

> *„Schmerzen bei Operationen zu vermeiden ist eine Schimäre, die man heute nicht mehr weiter verfolgen darf".* [Velpeau 1839; zit. n. 7]

Für die Entwicklung der modernen Chirurgie war eine suffiziente Methode der Anästhesie unumgänglich und der erste Schritt war die Entdeckung der Anästhesie mittels Lachgas durch den Engländer Humphry Davy (1778-1829). Die Ent-

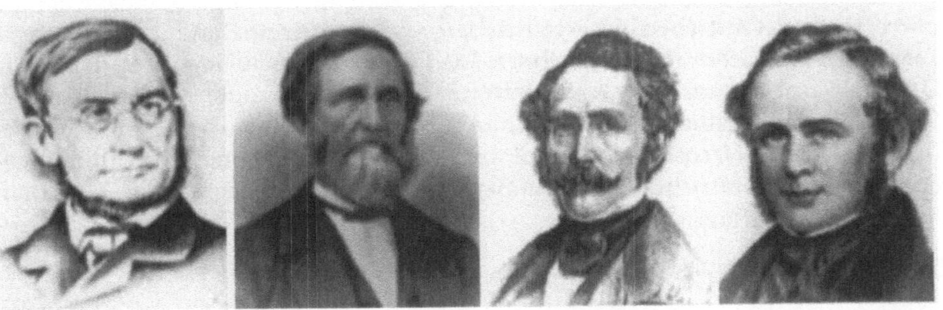

Abb. 1. Die an der Einführung der Lachgasnarkose beteiligten, von links nach rechts: Charles Jackson, Crawford W. Long, William T. G. Morton und Horace Wells

deckung der anästhesierenden Wirkung des durch den englischen Chemiker Joseph Priestley 1774 identifizierten Gases geriet jedoch zunächst in Vergessenheit und seine Inhalation wurde lange Zeit als Gesellschaftsspiel [49], analog den heutigen Designerdrogen, betrachtet. Die weitere Entwicklung der Inhalationsanästhesie geriet zu einem Streit zwischen vier Ärzten um die Erstentdeckung der schmerzarmen Operation.

1844 benutzte der amerikanische Zahnarzt Horace Wells das Lachgas zunächst in Eigenversuchen und später auch an Patienten. In den folgenden Monaten überzeugte er den damals berühmtesten amerikanischen Chirurgen John Collins Warren, das Gas und seine Wirkung im Operationsaal des Massachusetts General Hospital in Boston vorzustellen. Während der Operation im Januar 1845 begann der Patient jedoch vor Schmerz zu schreien, Wells wurde von den Medizinern und Studenten verlacht und seine Methode abgelehnt. Fast zwei Jahre später, im Oktober 1846 stellte, William T.G. Morton, ebenfalls Zahnarzt, erfolgreich Äther als Anästhetikum dem gleichen Chirurgen im gleichen Raume vor, und der Streit um die Entdeckung der Anästhesie begann.

Morton nannte seine Droge zunächst „Letheon", mußte jedoch später zugeben, daß es sich nur um Äther handelte. Wahrscheinlich der erste, der den Einsatz von Äther zur Schmerzausschaltung während einer Operation in Erwägung zog, war Crawford W. Long, Chirurg aus Georgia. 1841 benutzte er es bei kleineren Eingriffen zur Anästhesie. Charles Jackson, Arzt aus Boston, empfahl vormals Morton den Einsatz von Äther und beanspruchte später die Entdeckung der Äthernarkose für sich. Er ging bis vor den amerikanischen Kongress, um diesen Anspruch durchzusetzen, doch Morton wurde als wahrer Entdecker vom Kongress bestätigt. Jackson hatte bereits zuvor auch die Entdeckung des Telegraphen beansprucht und beschuldigte Samuel Morse, seine Ideen gestohlen zu haben. 1848 begang Horace Wells Selbstmord [48] (Abb. 1).

James Young Simpson (1811-1870) war Professor an der Universität Edinburgh und Englands berühmtester Geburtshelfer seiner Zeit. Er erfand den Air-tractor, die erste funktionierende Saugglocke in der Geburtshilfe. Im November 1847 wandte er erstmals Chloroform als Narkosemittel bei Entbindungen an und erregte viel Aufsehen, das letztlich dem Chloroform als Narkosemittel Anerkennung verschaffte, mit der Geburt des Prinzen Leopold 1853. Die damalige Queen Victoria kam zur schmerzfreien Entbindung unter Chloroform zu Simpson nach Edinburgh und die Chloroformnarkose in der Geburtshilfe wurde daraufhin als „Narcose à la reine" berühmt. Simpson, einer der führenden europäischen Geburtshelfer, war außerdem vehementer Gegner der Theorien Semmelweis, (s. Kap. 4).

3 Von der Chemotherapie zur Antibiose

> *„Viel probieren, möglichste Genauigkeit der Versuche, möglichst wenig willkürliche Einschätzung. Viel arbeiten, wenig publizieren."*
> Arbeitsmaxime von Paul Ehrlich

Der bedeutende Schritt in der Entwicklung reproduzierbar wirksamer Arzneimittel war die Entwicklung der extraktiven Chemie. Pflanzliche, mineralische oder auch tierische Drogen wurden bereits lange genutzt, oft aber ohne Kenntnis des eigentlichen Wirkstoffes oder auch ohne nachweisliche Wirkung. So war die harntreibende Wirkung des Fingerhutes schon vielen Ärzten und Heilkundigen bekannt, die Extraktion des reinen Digitalin (Digitoxin) gelang jedoch erst 1869 Claude Nativelle, der 1871 von der Pariser Académie de médicine mit dem Prix Orphila für seine Entdeckung ausgezeichnet wurde. In dieser Periode der extraktiven und später auch synthetisierenden Chemie betrieb man eine systematische Auslese pharmakologisch wirksamer Substanzen, um die unwirksamen Verbindungen auszusondern. Die Angelsachsen prägten hierfür den Begriff screening.

Der erste Schritt der extraktiven Chemie war die Reindarstellung chemisch definierter Substanzen aus pflanzlichen Arneimitteln. 1804 konnte der deutsche Apotheker Friedrich Wilhelm Sertürner aus Opium das Morphium und der Franzose Robiquet 1832 das Kodein extrahieren. 1831 konnten zeitgleich Liebig und auch Soubeiran das Chloroform gewinnen, die medizinische Anwendung erfolgte jedoch erst später 1847 durch Simpson in der Geburtshilfe. Felix Hoffmann suchte ein Rheumamittel, das verträglicher sein sollte als die Salizylsäure und stieß dabei auf die Azetylsalizylsäure und 1899 brachte die Firma Bayer das Aspirin® auf den Markt, ein seit jetzt 100 Jahren immer noch gutes antipyretisches Analgetikum.

Begründer und Namensgeber der Chemotherapie war Paul Ehrlich (1854-1915), dessen Idealvorstellung eine „Chemotherapia specifica" war, eine für jeden Mikroorganismus spezielle Therapie unter maximaler Schonung des infizierten Organismus [19]. Bei seinen Arbeiten mit verschiedenen Farbstoffen stellte er fest, daß Methylenblau selektiv Plasmodium-Arten und bestimmte Bakterien

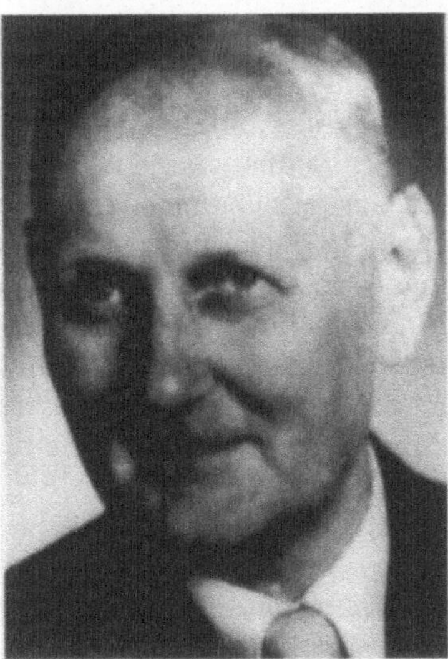

Abb. 2.
GERHARD DOMAGK
(1895-1964)

anfärben konnte und daß andere Farbstoffe verschiedene Bakterien, nicht jedoch das gesamte Gewebe färben können. Auf der Grundlage dieser Erkenntnis baute er seine Rezeptortheorie auf, die besagte, daß bestimmte Substanzen mit entsprechenden Atomgruppen auf der Zelloberfläche, den sog. Hauptschlüsseln, interagieren. Gemeinsam mit seinem japanischen Assistenten Sahachiro Hata (1854-1938) testete er hunderte von chemischen Kombinationen aus, um 1910 mit Diaminohydroxyarsenobenzol eine wirksame antibakterielle Substanz zu finden. Da es die 606. Kombination war, erhielt es zunächst auch den Namen „606", der später „Salvarsan" und in der weniger toxischen Form „Neosalvarsan" genannt wurde und bis zur Entdeckung des Penicillins das Mittel der Wahl in der Therapie der Lues war [21]. Nach Paul Ehrlichs Tod im Jahre 1915 trat eine vorübergehende Ruhe in der Entwicklung der Chemotherapeutika ein, Galdston spricht von den „windstillen Jahren" der Chemotherapie [1].

Die weitere Entwicklung wirksamer antimikrobieller Substanzen war eine konsequente Fortsetzung Ehrlichs Rezeptortheorien auf dem Gebiet der Farbstoffchemie. 1932 wies Gerhard Domagk (1895-1964) (Abb. 2) nach, daß durch den Einbau einer Sulfonamidgruppe in den Azofarbstoff Chrysoidin eine antibakteriell wirksame Substanz entstand, das Prontosil®, welches durch die deutschen Chemiker Josef Klarer und Fritz Mietzsch synthetisiert wurde. Im Rahmen sorgfältiger klinischer Prüfungen, die mit dieser Substanz durchgeführt wurden, war Domagks 4-jährige Tochter 1933 einer der ersten Patienten, die mit Prontosil® behandelt wurden. Eine wegen einer Phlegmone des Armes mit beginnender Sepsis drohende Amputation konnte durch die Prontosil®-Medikation verhindert werden [4]. 1936 erkannten die dem Institut Pasteur zugehörigen Wissenschaftler Tréfouel, Nitti und Bovet, daß nicht der Farbstoff sondern allein die Sulfonamidgruppe für den antibakteriellen Effekt verantwortlich ist, und die Wirkstoffgruppe der Sulfonamide war geboren.

Den Begriff der Antibiose prägte der deutsche Botaniker Anton de Bary (1831-1888), nachdem er feststellte, daß in Mischkulturen nur bestimmte Keime ein ungestörtes Wachstum aufwiesen, andere hingegen gehemmt wurden [9]. Die eigentliche Entdeckung des Penicillins wird Sir Alexander Fleming (1881-1955) zugeschrieben, aber bereits Pasteur beobachtete 1877, daß manche Stoffe ein Bakterienwachstum hemmen können, und der britische Arzt John Burdon Sanderson (1828-1905) fand bei seinen Versuchen 1870, daß Bakterien in flüssigen Medien, die Pilzmyzelien enthielten, nicht wuchsen [2]. Der Mikrobiologe Fleming bemerkte 1928, daß eine seiner Staphylokokkenkulturen durch einen Schimmelpilz kontaminiert und dadurch zerstört worden war. Er ordnete den Pilz in die Gattung Penicillium ein, Thom identifizierte ihn 1945 als Penicillium notatum. Zehn Jahre nach Flemings Entdeckung gelang Walter Florey und Ernst P. Chain in Oxford, reines Penicillin zu erhalten und dessen Wirkung auf Staphylokokken zu bestätigen.

1945 erhielten Fleming, Chain und Florey den Nobelpreis für ihre Leistungen. Fleming betonte bei der Verleihung: „Ohne Domagk keine Sulfonamide, ohne Sulfonamide kein Penicillin und ohne Penicillin keine Antibiotika!"

4 Antisepsis und Asepsis

Annähernd zeitgleich mit dem Kampf gegen den Schmerz begann auch der Kampf gegen den Wundbrand. Eine führende aber auch tragische Persönlichkeit war hierbei Ignaz Philipp Semmelweis (1818-1865) (Abb. 3).

Als Assistent der geburtshilflichen Abteilung von Prof. Klein in Wien begann er früh, sich mit dem Problem und der Ursache des Puerperalfiebers zu beschäftigen. Semmelweis beobachtete, daß die Sterblichkeit in der Klinik, an der

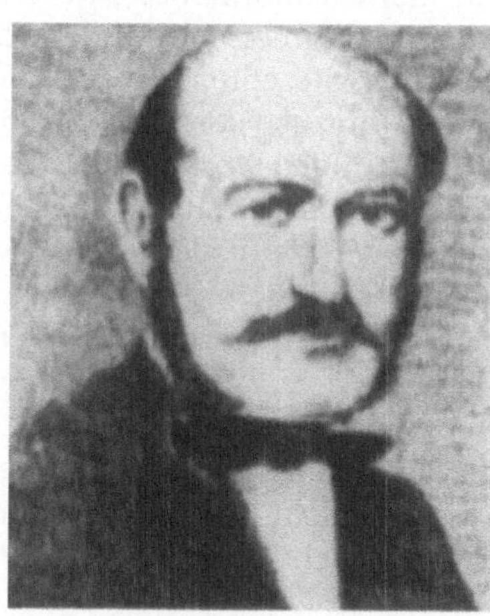

Abb. 3. Ignaz Philipp Semmelweis (1818-1865)

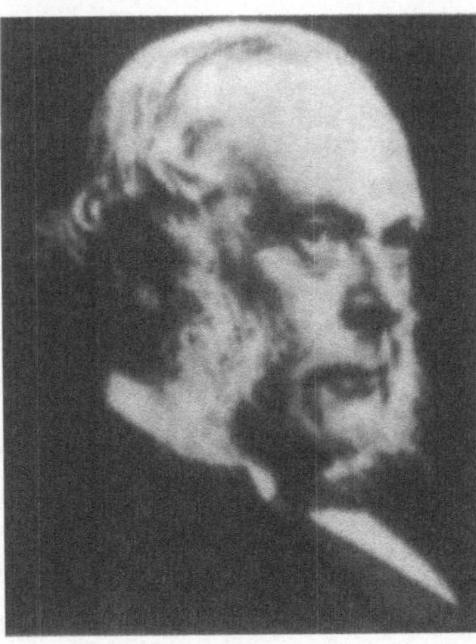

Abb. 4.
SIR JOSEPH LISTER
(1827-1912)

auch Studenten ausgebildet wurden, deutlich höher war, sie wurde für 1842 mit 31,3% angegeben [15], als in der Klinik, in der nur Hebammen ausgebildet wurden. Die Studenten, die in der Entbindungsklinik ausgebildet wurden, nahmen auch an Sektionen in der Anatomie teil und einer ihrer Professoren, Prof. Kolletschka, verletzte sich 1846 während einer Sektion und verstarb an einer Sepsis. Für Semmelweis war der Zusammenhang eindeutig, und er wies die Studenten an, sich vor den Untersuchungen die Hände mit Chlorwasser zu waschen. Ein Streit mit seinem Kinikleiter Prof. Klein, der die Meinung seines Assistenten nicht dulden wollte, sowie die fehlende Akzeptanz seiner Theorie in der Geburtshilfe führte zu der Flucht Semmelweis, vor den Wiener Intrigen, um nur noch gelegentlich geburtshilflich tätig zu werden.

Der schuldbewußte Freitod eines Freundes und Kollegen, der trotz der Kenntnis von Semmelweis-Theorien die Entbindung seiner Cousine vornahm ohne sich die Hände zu reinigen und dadurch den Tod der Wöchnerin verursachte, führte zur Rückkehr von Semmelweis in die Öffentlichkeit. Er nahm die Leitung der Entbindungsabteilung des Spitals seiner Heimatstadt Budapest an und konnte dort die Wöchnerinnensterblichkeit mit seinen Hygienemaßnahmen auf 0,75% senken. Er fühlte sich aber trotz seiner Erfolge von anderen Geburtshelfern, die seine Theorie nicht anerkennen wollten, verfolgt und titulierte seine Gegner und Widersacher als Mörder und plakatierte nachts die Hauswände seiner Heimatstadt mit Warnungen an Schwangere, Ärzte aufzusuchen. Seine Psychose wuchs noch weiter, als Paul Dubois ihn 1858 auf dem Pariser Kongress mit beissendem Spott bedachte und der Lächerlichkeit preisgab. Bei einem späteren Anfall seiner Psychose stürzte er in einen Sektionssaal, traktierte eine Leiche mit einem Skalpell und führte sich selbst eine Verletzung zu. In der Wiener Irrenanstalt starb er dann zwei Monate später am 13. August 1865 an einer Wundinfektion.

Den Durchbruch in der Antiseptik und somit die Senkung der hohen Sterblichkeitsrate in der Pionierzeit der operativen Medizin schaffte Lord Joseph Lister (1827-1912) (Abb. 4), Inhaber des Lehrstuhles für allgemeine Chirurgie an der Universität Glasgow. Angeregt durch die Arbeiten von Louis Pasteur in Frankreich kam er zu dem Schluß, daß nicht die Luft in den überfüllten und großen Krankensälen Schuld an der hohen Infektionsrate habe, sondern die dort immer vorhanden Mikroben. Er entschloß sich zur intensiven Reinigung des gesamten Umfeldes einer geplanten Operation, von den Instrumenten, den Händen des Operateurs bis hin zum Patienten. Als Antiseptikum wählte er nach einigen Versuchen Karbol aus, das er zunächst an offenen Beinfrakturen ausprobierte. Beflügelt durch den Erfolg entwickelte er einen Zerstäuber, der während der Operation auch die Operationswunde und die Operateure großzügig in Karboldunst badete.

Über Lucas-Championniére, der 1869 zu Lister nach Schottland reiste, kam die Technik der Antiseptik zögerlich nach Frankreich. Zu viele Gewohnheiten und Abläufe in der operativen Medizin störte dieses Verfahren. In Deutschland setzte es sich wesentlich schneller durch und die drastische Senkung der postoperativen lebensbedrohlichen Infektionen führten zur allgemeinen Akzeptanz. Lister wurde mit zahlreichen Ehrungen bedacht, der größte Moment war jedoch ein Treffen mit Louis Pasteur anläßlich dessen Jubiläums 1892 an der Pariser Sorbonne.

Der nächste Schritt zur Aseptik war die Reinhaltung des Operationsgebietes, indem sie das Eindringen der Mikroben in den Operationsaal behinderten. 1886 erfand der deutsche Bergmann den Dampfsterilisator und der Franzose Terrier den Autoklaven, so daß Instrumente und auch Verbrauchsmaterial keimfrei zur Verfügung standen. Die Einführung von Gummihandschuhen erfolgte durch den Amerikaner Halsted. Zum Ende des 19. Jahrhunderts war die Chirurgie nun völlig aseptisch.

5 Kinderheilkunde

Die Kinderheilkunde war bis in die Neuzeit ein Randgebiet der allgemeinen Medizin und war geprägt durch eine hohe Säuglingssterblichkeit, die noch im 19. Jahrhundert bis zu 50% betrug. In vielen Kulturen wurde daher den Kindern erst nach der Phase der höchsten Sterblichkeit ein Name und somit eine Identität gegeben. Aristoteles (384–322 v. Chr.) beschriebt in seiner Historia animalium, daß „die meisten Säuglinge vor ihrem siebenten Lebenstag sterben; daher findet erst an diesem Tag die Feier der Namensgebung statt. Denn erst dann kann man auf die Überlebensfähigkeit des Kindes hoffen." Bei den Azteken in Mittelamerika erhielten die Kinder im 12. bis zum 14. Jahrhundert einen vorläufigen Namen am fünften Lebenstag, den endgültigen Namen bekamen die Kinder mit 14 Jahren.

Kinderheilkunde bedeutete hauptsächlich Geburtshilfe und Säuglingspflege. Soranus von Ephesus (98–117) behandelte in seinem Werk „Gynäkologie" ausführlich die Ernährung, Hygiene und Pflege der Neugeborenen und gab auch Ratschläge zur Behandlung von Erkrankungen. Soranus gilt als Vater der Kinderheilkunde, sein Werk, 23 Kapitel waren der Pflege Neugeborener gewidmet, wurde oft kommentiert und weit über seine Zeit hinaus kopiert. Auch die großen Ärzte der Antike Galen, Rhazes (865–923) und Avicenna (980–1037) widmeten sich der Pflege Neugeborener und der stillenden Mütter. Rhazes befaßte sich in seinem Werk „De Egritudinibus Puerorum" u.a. mit der Mundfäule, Ohrenschmerzen und Erkrankungen der Kopfhaut.

Das erste in deutscher (vulgärer) Sprache verfasste und gedruckte Buch war „Ein Regiment der jungen Kinder" von Bartholomaeus Metlinger von 1473. Metlinger war Doktor der Arznei in Augsburg und gab hierin sowohl seine eigenen Erfahrungen als auch als Quellen Rhazes, Avicenna und Galen an. Das Buch erlangte eine große Popularität und wurde in insgesamt acht Auflagen herausgegeben. Ein Verzicht auf die Weitergabe alter medizinischer Weisheiten und die Schaffung moderner eigenständiger Werke datiert in der zweiten Hälfte des 18. Jahrhunderts. Die Entwicklung der modernen Kinderheilkunde läßt bereits Nils Rosen von Rosenstein erkennen.

5.1 Kuhpocken und Kuhpockenimpfung

Der schwedische königliche Leibarzt Nils Rosen von Rosenstein gab 1764 seine „Anweisungen zur Kenntnis und Cur der Kinderkrankheiten" heraus, bei denen er auf eine pure Weitergabe griechischer oder arabischer Traditionen verzichtete. Er gab hierin seine Beobachtung weiter, daß jemand, der die Pocken einmal duchgemacht und überlebt hat, nicht erneut an Pocken erkranken kann und war leidenschaftlicher Befürworter der Inokulation von Kuhpocken, obwohl er bereits eine Tochter infolge einer solchen Impfung verloren hatte. 1774 impfte der englische Landpächter Benjamin Jesty seine Frau und seine beiden Söhne, und um 1790 impfte der Lehrer Plett bei Kiel zahlreiche Kinder mit Kuhpocken. Der englische Landarzt Edward Jenner erbrachte jedoch erst nach jahrzehntelangen Beobachtungen den wissenschaftlichen Beweis der Schutzwirkung einer Impfung. Am 14. Mai 1796 impfte er einen achtjährigen Jungen und 1798 veröffentlichte er die ersten Ergebnisse. Aber erst 1874 wurde daraufhin in Deutschland ein Impfgesetz erlassen, das die Zwangsimpfung einführte.

5.2 Entwicklung der modernen Kinderheilkunde

Zu Beginn des 19. Jahrhunderts erfuhr die Kinderheilkunde einen enormen Auftrieb durch den Einbau der modernen anatomisch-pathologischen Methoden. 1843 gründeten Barez und Romberg das „Journal für Kinderkrankheiten" mit der Feststellung, daß die Kinderkrankheiten „innerhalb des Gebietes der Pathologie und Therapie einen ganz absonderlichen, wenn auch nicht scharf begrenzten Abschnitt" bilden und 1868 wurde auf der Versammlung der Gesellschaft Deutscher Naturforscher und Ärzte auf Drängen des Stettiner Kinderarztes

August Steffen eine eigene Sektion für Pädiatrik gegründet. Unter der Initiative von Rudolph Virchow wurde 1869 auf der Naturforscherversammlung in Innsbruck eine eigene Sektion für naturwissenschaftliche Pädagogik ins Leben gerufen.

Die Loslösung der Kinderheilkunde von der inneren Medizin gestaltete sich als langwieriger Prozeß. Die ersten Ordinariate für Kinderheilkunde wurden 1885 Wien und 1888 in Basel errichtet, die letzten 1933 in Gießen und 1939 in Erlangen.

5.3 Kinderheime und Kinderspitäler

Über Jahrtausende wurden Kinder, insbesondere Findelkinder aber auch kranke Kinder armer Leute, in den gleichen Räumen untergebracht wie Erwachsene und oft mußten sie mit diesen auch die Betten teilen. 787 errichtete der Erzbischof Datheus von Mailand die erste Findelanstalt, weitere folgten 1010 in Montpellier, 1199 in Marseille und 1380 in Venedig. 1198 führte Papst Innocenz III. eine Drehlade für Findelkinder am „Ospedale di Santo Spiritu" ein. Hier konnten unerwünschte Kinder oder Findelkinder abgegeben werden. Innocenz III. übertrug 1204 Guido von Montpellier die Leitung an dem von ihm in Rom erbauten Spital, für das in der ganzen (bekannten) Welt gesammelt wurde. Hieraus entwickelte sich der Orden der „Heilig Geist Spitäler", das erste deutsche entstand noch 1204 in Brandenburg. In Nürnberg wurde 1331 von Enrad Fleinz ein Haus, in dem Schwangere und Waisen aufgenommen wurden, gegründet.

1632 begann der heilige Vincenz von Paul (1576–1660) seine Tätigkeit zur Rettung verwaister und verlassener Kinder. Als Priester auf dem Lande hatte er die schlechte Armen- und Krankenfürsorge kennengelernt. Gemeinsam mit seiner treuesten Anhängerin, Louise Le Gras (1591–1660), sammelte er bei wohlhabenden Damen und eröffnete mit der Unterstützung von Ludwig XIV. in Paris das Hospiz für Findelkinder. Dieses wurde später u.a. berühmt durch Charles Billard (1800–1832), der Autopsien an mehreren hundert (!) Neugeborenen und Kindern vornahm und die Befunde in seinen „Traité des maladies des enfants nouveaunés à la mamelle" illustrierte.

Bis zum Ende des 18. Jahrhunderts änderte sich die Situation in den Spitälern nicht. Kranke Kinder und gesunde Findelkinder wurden gemeinsam mit Erwachsenen, unabhängig von der Erkrankung, aufgenommen und sechs bis zehn Personen mußten sich ein Bett teilen. Diese Verhältnisse wurden mit den Bezeichnungen infektiöser Hospitalismus oder psychischer Hospitalismus beschrieben. Jede ansteckende Krankheit wurde zu einer mörderischen Epidemie und noch zu Beginn des 20. Jahrhunderts betrug die Mortalitätsrate im Hospiz für Findelkinder 74% und 1936 noch lag sie in der Abteilung für ausgesetzte Kleinkinder in Nancy 65%! Ein trauriger Rekord wurde in Dublin in der Abteilung für Findelkinder erreicht, von 10227 Kindern, die zwischen 1775 und 1796 gesund aufgenommen wurden, überlebten nur 45.

1784 wurden im allgemeinen Krankenhaus der Stadt Wien erstmals die Kranken nach Art ihrer Erkrankung getrennt, neben der Krankenabteilung enthielt es noch ein Findelhaus, eine Gebäranstalt, ein Siechenhaus und einen Narrenturm. Aus den Findelhäusern letztlich entwickelten sich die Kinderkliniken und Lehranstalten für Pädiatrie. Der Beginn lag im 19. Jahrhundert in Frankreich am Spital für Kranke Kinder und am Hospiz für Findelkinder. In der zweiten Hälfte des 19. Jahrhunderts machte die Entwicklung der Kinderheilkunde ernorme Fortschritte vor allem in Deutschland und Österreich.

6 HNO-Chirurgie

6.1 Adenotomie

In seltenen Fällen wächst die Rachenmandel wieder und muß von neuem entfernt werden. Je nach Gegend scheint das Nachwachsen der Rachenmandeln verschieden häufig zu sein. In Berlin ist es sicher recht selten. [31].

Der Nasenrachenraum hat, bedingt durch seine verdeckte Lage, lange Zeit wenig Beachtung gefunden. Einer direkten Inspektion war er nicht zugänglich, so daß im Gegensatz zu den Tonsillen (s. Tonsillektomie) die Bedeutung der Rachenmandeln lange unklar war. Erst die Erfindung des Kehlkopfspiegels durch Manuel Garcia 1854 sowie die klinische Weiterentwicklung durch Türck und Czermack machten den verstecken Raum Epipharynx einer klinischen Untersuchung zugänglich. Czermack und Türck selbst veröffentlichten Erfahrungen über krankhafte Veränderungen des Nasenrachens und 1868 erschien Luschkas Arbeit über den Schlundkopf des Menschen, in dem anatomische und histologische Verhältnisse dargelegt wurden. Der Frankfurter Arzt Heinrich Hoffmann hat 1858 in seinem Buch „Der Struwwelpeter" den zerstreuten Hans Guck in die Luft in typischer Weise mit offenem Mund und typischer Facies adenoidea dargestellt, ohne die Rachenmandelhyperplasie als Ursache zu kennen.

Die wesentliche Bedeutung der Adenoide erkannte aber erst in den 60-iger Jahren des letzten Jahrhunderts Hans Wilhelm Meyer (1824–1895) aus Kopenhagen (Abb. 5), der auch den Begriff „Adenoide" prägte [24]. Meyer wurde 1824 als Sohn eines Militärarztes geboren. 1853 gründete er eine Praxis als praktischer Arzt in Kopenhagen und widmete sich hier auch den kindlichen Schwerhörigkeiten. Eine 20-jährige Patientin, die sich wegen einer Schwerhörigkeit in seiner Praxis vorstellte, stufte er zunächst als geistesschwach ein. „Jener krankhafte Zustand gab sich teils in ihrem Gesichtsausdruck, teils in ihrer Aussprache zu erkennen. Sie hielt den Mund stets offen, ihre Mimik war unstet, das Auge ausdruckslos, aber die Nase eigentümlich scharfrandig, wie zugekniffen. Die Atmung geschah ausschließlich durch den Mund. Ihre Sprache war geradezu unverständlich, denn einmal fehlte ihr jeglicher Klang und andererseits war die Kranke völlig außerstande, die Nasallaute auszusprechen." Meyers erster Ein-

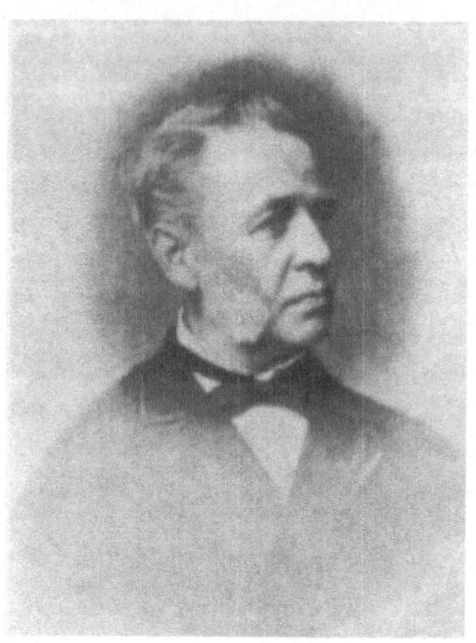

Abb. 5.
Hans Wilhelm Meyer
(1824-1895)

druck stellte sich nach einigen Gesprächen als völlig unbegründet heraus, und die Hoffnung der Patientin auf Heilung führte letztlich zur Untersuchung des Nasenrachenraumes, da alle Therapieansätze fehlgeschlagen waren und diese Region die einzige war, die er noch nicht untersucht hatte. „Die Rhinoskopie war wegen zu großer Reizbarkeit und noch bestehender Schwellung der Rachengebilde unausführbar, und so führte ich denn meinen Finger durch den Mund in die Nasenrachenhöhle hinauf. Der Befund war in hohem Grade überraschend. Statt in eine freie Höhle zu gelangen, fühlte sich der untersuchende Finger überall von weichen Geschwülsten umgeben,...". Nach mehreren Versuchen, die gefundenen Hindernisse im Nasenrachen mit einem hierfür konstruierten, Ringmesser-ähnlichem Instrument, zu entfernen, schildert er seine Ergebnisse folgendermaßen: „Sprache und Gesichtsausdruck sind vollständig natürlich und das Gehör ist für den gewöhnlichen Verkehr einigermaßen ausreichend."

Nachdem ihn der Fall der jungen Frau auf die Spur der Rachenmandel als Ursache einer gestörten Nasenatmung und möglicherweise auch einer Hörstörung geführt hatte, sammelte er ausführlich Daten von Patienten, die eine ähnliche Symptomatik aufwiesen und wertete die entfernten Rachenmandeln auch histologisch aus. Die hierbei erhobenen Befunde beschrieb er mit „ verschieden geformten, meist mehrfache, zapfen-, kamm- oder plattenförmige und stets gutartige Geschwülste." Er prägte auch den heute noch gebräuchlichen Begriff der adenoiden Vegetationen. Der Schwerpunkt seiner Untersuchungen waren die Auswirkungen der adenoiden Vegetationen auf das Gehör, und es folgten groß angelegte Studien an dänischen Schulkindern (Anm. des Autors: offenbar der Urvater der Tos-Kohortenstudien) sowie an anderen Gehörgeschädigten. Die Erfolge seiner operativen Therapien führten auch zu einer eigenen Entwicklung eines chirurgischen Instrumentes, der Form nach ein Ringmesser zur Abtragung der Adenoide. Die noch heute gebräuchliche Therapie der Tubenventilationsstörung war somit inauguriert. Hans Wilhelm Meyer starb 1895 auf einer Reise nach Italien in Venedig an Typhus und wurde dort auch auf der Gräberinsel beigesetzt.

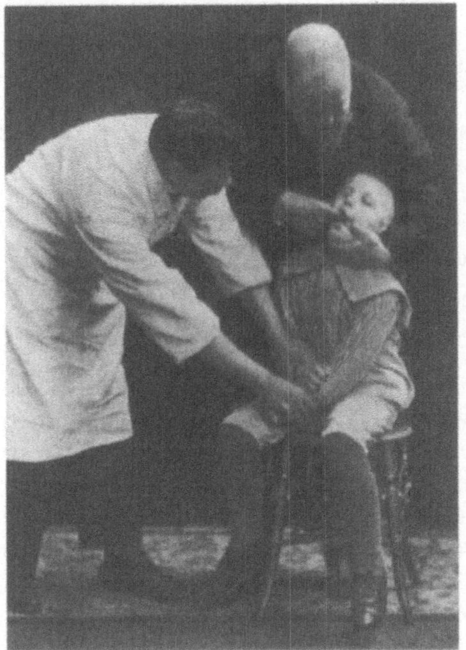

Abb. 6. Otto Körner bei der Untersuchung eines Kindes, den Nasenrachenraum palpierend [20]

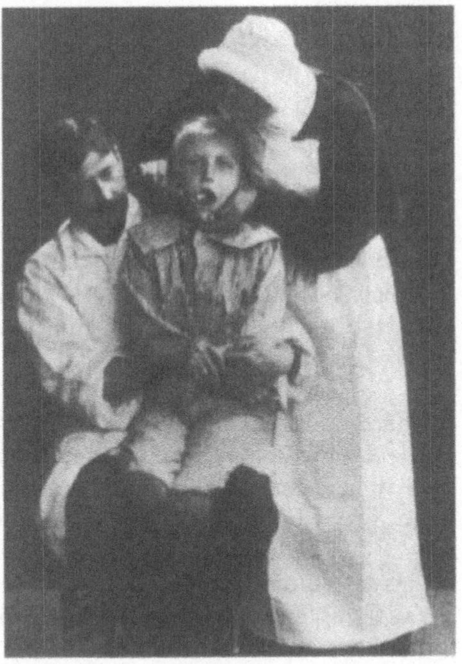

Abb. 7. Durchführung der Adentomie. Während ein Assistent Arme und Beine des Kindes fixiert, hält der Operateur den Kopf und führt das Ringmesser ein [20]

In der Folgezeit wurden zahlreiche Instrumente zur Adenotomie oder Adenektomie entwickelt, die Palpation zur Untersuchung (Abb. 6,7) und die Technik der Operation haben sich seit Meyer jedoch nicht wesentlich geändert. Passow [31] schrieb noch 1923: „Bei Kindern ist Lokalanästhesie meist nicht anwendbar. Will man den kleinen, meist wenig schmerzhaften Eingriff nicht im Ätherrausch oder unter kurzdauernder Chloräthylnarkose machen, so läßt er sich schnell und sicher ohne allgemeine oder örtliche Betäubung vornehmen". Otto Körner (1858–1935) äußerte sich zu dem Thema Adenotomie und Narkose in seinem Lehrbuch der Ohren-, Nasen- und Kehlkopfkrankheiten [20] noch ausführlicher. „Schlechte, längst der Vergessenheit anheimfallende Methoden waren die Veranlassung, dass manche Ärzte die Operation in Narkose ausführten und zum Teil bis heute in dieser Gewohnheit verharren. Die guten oben genannten Methoden gestatten die Vollendung der Operation in 3–4 Sekunden.... Die Schmerzempfindlichkeit kleiner Kinder ist ja überhaupt erstaunlich gering. ... Unverständigen Eltern zuliebe, gegen die eigene Überzeugung, eine Gefälligkeitsnarkose einzuleiten, ist des Arztes unwürdig; auf ihn allein fällt auch immer die Verantwortung. ... In der einen Stadt London sind in einem einzigen Jahre (1893) neun Kinder an der Narkose bei Rachenmandeloperationen gestorben."

6.2 Tonsillektomie

Sie (die Tonsillen) dienen dazu, die salzhaltige Flüssigkeit aufzunehmen, die aus dem Gehirn tröpfelt und sich auf der Zunge ausbreitet, um sie durch zwei nachgewiesene Gänge zu befeuchten (Ambroise Paré, 1573).

Paré beschrieb die zu seiner Zeit vertretene Ansicht, daß es sich bei den Tonsillen wohl um Speicheldrüsen handele. Urheber dieser Annahme war offensichtlich Vesalius, der in seinem Werk „De humani corporis fabrica" Präparationstechiken beschreibt und einen Vergleich der äußeren Form mit Mandeln (amygdala) anstellt [13].

Die Geschichte der Tonsillektomie ist wesentlich älter als die der Adenotomie (s. 6.1). Aulus Cornelius Celsus (~25 v. Chr. – ~50 v. Chr.) beschrieb in seinem Werk „De medicina" bereits eine digitale Extraktion der Tonsillen und fügt hinzu, daß bei festsitzenden Mandeln auch ein Skalpell zu Hilfe genommen werden kann. 1774 wurde die Methode der Entfernung der Tonsillen an der Académie Royale de Chirurgie in Paris dahingehend erweitert, daß der Fingernagel als spezielles Instrument zur Exzision der Mandeln geeignet sei. Spezielle Instrumente, die sich durchaus zur Tonsillektomie eigneten, waren durchaus schon verfügbar, jedoch wurden diese oft nur zur Uvulektomie benutzt. Diese wurde oft bei Uvulaschwellungen, z.B. im Rahmen grippaler Infekte, durchgeführt. Ambroise Paré (1510-1590) beschreibt in seiner „Dix livres de chirurgie" die Symptome einer geschwollenen Uvula bei einem ausgeprägten Schnupfen und berichtet über die Uvulektomie zur Beseitigung des Fremdkörpergefühls. Paré unterschied drei Formen der Mandelentzündungen, eine mit einfacher Halsentzündung ohne Tumor, eine schwerste Form mit Tumorbildung tief im Hals und die dritte, bei der man die Drüsenerkrankung nur an den äußeren, nicht an den inneren Partien, erkenne. Sollte der Tumor Eiter enthalten, empfiehlt er die Inzision mit einem langen Messer oder einer gebogenen Lanzette. Zur Uvulektomie benutzte er ein von Castellan entwickeltes Instrument, das die Form einer Abschnürschlinge hatte. Gefürchtet war die Halsentzündung, die mit einer Luftnot einherging. Paré schrieb hierzu: „... wenn die Schwellung (der Tonsillen) indessen zunimmt und den Kranken in Todesgefahr bringt, ist an der Luftröhre unterhalb des Knotens am Hals in der Membran, die die knorpeligen Substanzen zusammenhält, ein Einschnitt vorzunehmen" und bezieht sich hierbei auf die schwerste Form der Angina, die mit Tumorbildung tief im Hals. Paré beschreibt offensichtlich die Diphtherie, ohne diese Erkrankung bisher zu kennen.

6.2.1 Geschichte der Diphtherie

Aretaios von Kappadokien (?) hat zu Beginn des 2. Jahrhunderts n.Chr. in Ägypten und Syrien zwei Epidemien beobachtet und beschrieb sie unter den Namen „Syrische Abszesse" und „Ägyptische Eskara". Bei beiden handelte es sich offensichtlich um Diphtherieepidemien. Die Diphtherie scheint aus dem Orient zu stammen und ist von hier über Europa schliesslich auch nach Amerika gelangt. Bezeichnende Namen waren u.a. „Morbus strangulatorius“ oder „Angina maligna“. Samuel Bard hat 1771 erkannt, daß die Kehlkopfdiphtherie (Krupp) und der Befall des Rachens eine identische Erkrankung mit zwei Lokalisationen darstellt, seine Erkenntnis wurde jedoch nicht beachtet.

Namensgeber der Diphtherie war Pierre Bretonneau (1778–1862). Bretonneau arbeitete das klinische Bild der Diphtherie heraus während einer Epidemie einer in Tours stationierten Garnison 1818. Er beschrieb die Krankheit und bestätigte die ätiologische Identität der Angina und der Laryngitis und leitete den Namen Diphtheritis von den Pseudomembranen ab. Mit seinem Einverständnis ersetzte sein späterer Schüler Trousseau (s. 6.6.1) die Benennung durch Diphtherie und propagiert die in einigen Fällen doch lebensrettende Tracheotomie. Der Höhepunkt der klinischen Forschung wurde 1883 mit der Isolierung der Stäbchen aus den Pseudomembranen durch Klebs sowie der Kultivierung der Mikroben 1884 durch Löffler. Die Bedeutung der Diphtherietoxine erkannten 1888 Roux und Yersin durch Einimpfung bei Tieren und der darauffolgenden Entwicklung der Erkrankung. Nachdem Behring und Kitasato im Tierversuch die positive Wirkung des antitoxischen Serums nachwiesen, konnte die Mortalitätsrate der Diphtherie 1894 von 73% auf 14% gesenkt werden.

Ein schneidendes Instrument zur Uvularesektion, welches später auch zur Tonsillektomie benutzt wurde, stammt aus Norwegen und war Vorbild für weitere Entwicklungen auf dem Gebiet der Instrumente. Da in den Wintermonaten in Norwegen eine gewisse Form eines Katarrhs, der mit starken Schwellungen des Rachens und der Uvula einherginge, sehr häufig war, entwickelte der Bauer Canute von Thorbern ein Messerinstrument, welches auch einen speziellen Federmechanismus enthielt [13].

In der zweiten Hälfte des 19. Jahrhunderts ging die Tonsillektomie von der Chirurgie in die Hand der Hals- Nasen- Ohrenärzte über, da diese durch den Umgang mit dem Stirnreflektor eine deutlich bessere Ausleuchtung des Operationsgebietes erreichten.

6.3 Parazentese

Die Parazentese als passagere Trommelfellperforation in ihrer heutigen Bedeutung zur Therapie der sekretorischen Otitis media oder der Otitis media acuta wurde durch Schwartze (Abb. 8) [42] (s.a. Mastoidektomie) erneut in die Praxis der modernen Ohrchirurgie eingeführt. Die grundlegenden Arbeiten von Hans Wilhelm Meyer (s. Adenotomie) letztlich führten zum Verständnis der Pathogenese der sekretorischen Otitis media und zur therapeutischen Inzision des Trommelfelles.

Das Einbringen künstlicher Öffnungen in das Trommelfell war bereits zuvor eine häufige Methode zur Behandlung verschiedenster Ohrenerkrankungen. Ein erster Hinweis auf eine gezielte Perforation des Trommelfelles findet sich bei Jean Riolan dem Jüngeren (1580–1657)[36], einer schillernden Persönlicheit seiner Zeit.

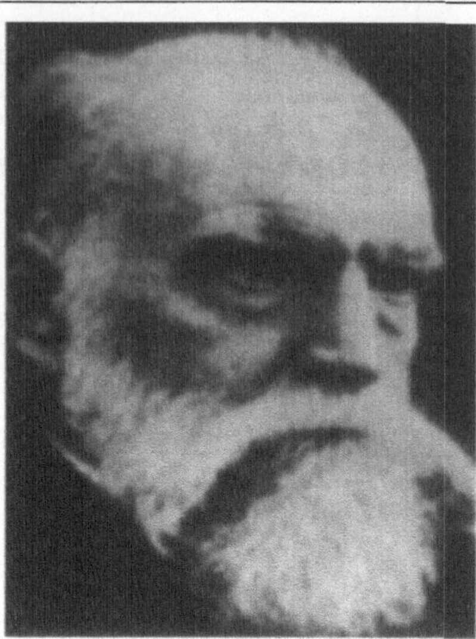

Abb. 8.
Hermann Schwartze
(1837-1910)

Riolan war angesehener Anatom der medizinischen Fakultät Paris, als William Harvey (1578–1657) 1628 sein Werk „Exercitatio anatomica de mortu cordis et sanguinis in animalibus" veröffentlichte. Hierin beschrieb er seine Entdeckungen über den Blutkreislauf, die die genialen Ideen des Herzblutausstosses und der unterschiedlichen Druckverhältnisse in den verschiedenen Kreisläufen enthielten. Da er hiermit die anatomischen Lehren Galens in Frage stellte, erhob sich in ganz Europa ein heftiger Disput über seine Theorien. Den heftigsten Widerstand leisteten Jean Riolan und die Pariser Fakultät. Nach zwei Publikationen Riolans (Encheiridium anatomicum et pathologicum, Opuscula anatomica nova) 1648 und 1649 gegen Harveys Arbeiten antwortete Harvey 1649 mit seinen „Exercitationes anatomicae de circulatione sanguinis", in denen er hartnäckig seine Theorien vertrat. Riolan antwortete erneut 1652 mit seinen „Responsio ad duas exercitationes anatomicas postremas Guillelmi Harvei" und den „Tractatus de mortu sanguinis ejusque circulatione vera ex doctrina Hippocratis". Hierin ließ sich Riolan zu persönlichen Angriffen gegen Harvey hinreissen, die später noch von öffentlichem Interesse werden sollten. So schrieb er: „Ich lobe deine Entdeckung des Kreislaufs..., aber ich werde auch sagen, daß du zahlreiche Dummheiten und Irrtümer vorschlägst.... Ich bin erstaunt darüber, daß Harvey soviel Blödsinn aufgebracht hat... Die Schlußfolgerung seiner Exercitatio ist geradezu lächerlich...".

1672 spitzte sich die Situation in Paris zu. Nachdem Malphigi 1661 den Kapillarkreislauf beschrieb, Lower die Lungenhämatose beweisen konnte und sich in Europa die Theorien Harveys festigten, versuchte Ludwig XIV., die Wiederaufnahme der anatomischen Lehre im Jardin du roy zu veranlassen. Das Parlament unternahm Versuche, ihn zu stoppen, doch Ludwig bestimmte, daß man „die Anatomie des Menschen gemäß des Blutkreislaufs und der neuesten Entdeckungen auf diesem Gebiet" lehre. Von da an war die Pariser Fakultät besiegt und wurde letztlich auch der Lächerlichkeit preisgegeben. Molières „Malade imaginaire" und La Fontaines Gedicht „commande sur la quinquina" von 1682 griffen diesen Streit auf und behandelten das Thema nicht zum Vorteil der Pariser Anatomie. Molière verstarb am 17. Februar 1673 auf der Bühne zu dem Theaterspiel „Malade imaginaire" [34].

Giovanni Battista Morgagni (s. Larynxtuberkulose) griff später die Arbeiten Riolans auf und unterzog sie einer heftigen Kritik. Der gröbste Fehler Riolans war, daß er den Hörnerv nach seinem Durchtritt durch die Cochlea und anschliessend durch die Tube als den Larynx innervierend beschrieb. Erwähnenswert ist Riolan aber wegen seiner Andeutungen zur gezielten Perforation des Trommelfelles. In seiner „Consideratio medica" beschreibt er den Fall eines Patienten mit einer angeborenen Taubheit, dem mit einem Löffel das Trommelfell zerstochen wurde und der hiernach eine deutliche Hörverbesserung angab. Riolan stellte die Frage, ob es nicht sinnvoll sei, in Fällen von Taubheit zur Hörverbesserung das Trommelfell zu zerreissen, ohne eine pathologisch-anatomische Erklärung für den geschilderten Fall zu geben.

Der französische Arzt Lechevin (1732–1788) erhielt den Preis der Akademie für Anatomie für seine Arbeiten über Ohrenentzündungen durch Infizierung aus dem Nasen- und Rachenbereich. Im therapeutischen Teil schlug er zur Behandlung der Otitis die Einlage von Hundehaaren vor, um den Eiter abzulassen. Ernsthafte Vorschläge zur Durchführung der Parazentese kamen von Julius Busson (1717–1781), der die Inzision des Trommelfelles bei eitrigen Entzündungen empfahl, jedoch wegen der schwierigen Diagnosestellung eher zurückhaltend war.

Die Tubenventilationsstörung als Indikation zur Parazentese sah erstmals Sir Astley Cooper (1768–1841), der in seinen Publikationen von 1800 und 1801 von seinen Erfolgen berichtete, die er mit der Trommelfelldurchbohrung erzielt hatte. Da die Trommelfellperforation an sich keinen Einfluß auf das Hörvermögen hat, so nahm er an, daß sie in allen Fällen, wo die Wegsamkeit der Eustachischen Röhre aufgehoben ist, von nutzen sein muß. In drei Fällen, von denen er berichtete, konnte sich das Gehör nach der Perforation des Trommelfelles wieder erholen. Nach 50 weiteren, jedoch ergebnislosen Versuchen mußte er später eingestehen, daß die Operation wohl nutzlos und in einigen Fällen durch Verwachsungen die anschliessende Hörminderung noch größer sei.

Zu Beginn des 19. Jahrhunderts wurde die Operation trotz Coopers Widerruf unkritisch und bei allen Formen der Hörminderung oder Ertaubung durchgeführt [10]. Gefördert wurde die Anwendung des Trommelfellstiches auch bei Fällen von Ertaubungen durch zum Teil merkwürdige Publikationen, wie die der beiden Brüsseler Ärzte André und Neuburg, die insbesondere bei Taubstummen glänzende Erfolge angaben. Der Ophthalmologe Carl Himly (1772–1837) aus Göttingen und der Anatom Christian Friedrich Michaelis (1754–1814) sammelten Berichte, werteten diese kritisch aus und kamen letztlich zu dem Schluß, daß diese Operation nur wenig Nutzen bringt.

Die Parazentese erneut aufgegriffen und die noch heute gültigen Indikationen aufgestellt hat Hermann Schwartze (1837–1910) [42]. Angeregt durch Anton Friedrich von Troeltsch (s. Mastoidektomie) verknüpfte Schwartze die pathologische Anatomie mit der Therapie von Ohrerkrankungen. Die Indikation zur Parazentese sah er bei allen Flüssigkeitsansammlungen im Mittelohr, insbesondere bei den eitrigen.

6.3.1 Dauerpaukenröhrchen

1954 publizierte der Amerikaner Armstrong [5] eine neue Methode zur Therapie der sekretorischen Otitis media, indem er ein angespitztes Plastikröhrchen in das Trommelfell einstach und so die frühe Heilung des Trommelfelles verhinderte. Neu war diese Technik jedoch nicht und Armstrong mußte in einer späteren Publikation zugeben, daß es sich nur um eine erneute Einführung dieser Methode handelte.

Bereits bald nach der erneuten Einführung der Parazentese in die Otologie durch Schwartze [42] wurde die Feststellung gemacht, daß die Einschnitte in das Trommelfell zu häufig früh ausheilten und die Erkrankung erneut ihren Lauf nahm. Zahlreiche Versuche wurden unternommen, einen Platzhalter zu implantieren, der die Heilung verhindern sollte. Ein erster Hinweis auf Paukenröhrchen im eigentlichen Sinne findet sich im Lehrbuch für Ohrenkrankheiten von Frank [14] aus dem Jahre 1845. Er benutzte ein kleines goldenes Röhrchen, etwa 3 Linien lang (1 Wiener Linie ~ 2,2mm), das an beiden Enden mit einem Rand versehen war und in die Parazenteselücke eingeklemmt wurde. Politzer [35] experimentierte später mit Hartkautschuk als Material. Er benutzte verschieden geformte Rinnen oder Ösen, wandte sich aber von dieser Methode wieder ab und benutzte zur Therapie weiterhin seine als „Politzern" in die Literatur eingegangene Luftdusche.

6.4 Mastoidektomie

Im Verlauf von akuten Mittelohrentzündungen kommt es gelegentlich zu einer Periostitis des Warzenfortsatzes, die sich durch eine mehr oder minder starke Schwellung hinter dem betroffenen Ohr bemerkbar macht. Der englische Otologe William Wilde (1815-1876), Vater des Schriftstellers Oscar Wilde und Zeitgenosse Toynbees, empfahl hier die nach ihm benannte Operation, die Wilde'sche Inzision [47]. „Ein freier, mindestens 1 Zoll langer Einschnitt in das Periosteum des Warzenfortsatzes, meistens parallel mit der hinteren Anheftung des äußeren Ohres und ungefähr ½ Zoll davon entfernt, um die hintere Ohrarterie zu vermeiden". Noch 1885 tritt Schwartze für diese frühzeitige Inzision bei akuter Mastoiditis ein [43].

1864 mußte sich William Wilde gegen die Anklage verteidigen, eine junge Patientin, Tochter eines Professors für Gerichtsmedizin am Trinity College, unter Einwirkung von Chloroform verführt und vergewaltigt zu haben. Wilde wurde für schuldig befunden, aber mit einigem Humor stellten die Geschworenen fest, daß der der jungen Dame zugefügte Schaden gering und allenfalls einen Farthing (ein viertel Penny) wert sei.

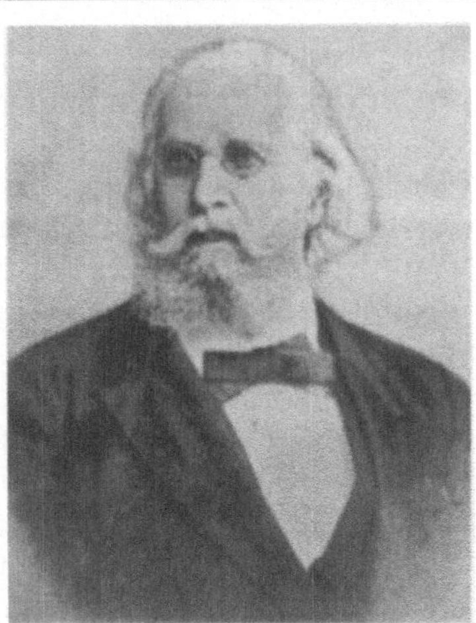

Abb. 9.
ANTON FRIEDRICH VON TROELTSCH (1829-1890)

Eine gezielte Eröffnung des Warzenfortsatzes zur Drainage eitriger Entzündungen schlug erstmals Jean Louis Petit (1674–1750) in seinem dreibändigen, erst nach seinem Tode erschienen Werk „Traité des maladies chirurgicales et des operations qui leur conviennent" vor [33]. Er empfahl, Abszesse zu eröffnen, sobald eine Fluktuation im Bereich des Mastoids nachweisbar ist. Diese Eröffnung führte er mit einer myrthenblatt-förmigen Pinzette durch, indem er den Rand der bereits spontan eröffneten Knochenfistel stückweise aufbrach und erweiterte [36]. Offensichtlich unabhängig von der Beschreibung Petits berichtete auch der preußische Militärarzt Jasser (1776) über die Eröffnung des Warzenfortsatzes [16]. Im Gegensatz zu Petit, der die eitrige Entzündung als Indikation zur Eröffnung des Warzenfortsatzes sah, propagierte Jasser die Operation zur Behandlung der Taubheit, ungeachtet deren Genese. Mangelnder Erfolg und auch zahlreiche Unglücksfälle nach unkritischer Durchführung dieser Operation führten schließlich dazu, daß die Chirurgen diese ablehnten.

Anton Friedrich von Tröltsch [46] (Abb. 9) sammelte Berichte über Warzenfortsatzoperationen und wies erneut auf die Bedeutung dieser operativen Eröffnung des Warzenfortsatzes bei entzündlichen Prozessen hin. Die Wiedereinführung der vorübergehend vergessenen Operation erfolgte dann letztlich durch Hermann Schwartze, der in zahlreichen Publikationen topographische Studien, Indikationen und Techniken der Mastoidoperation beschrieb [44].

Hermann Schwartze (1837–1910) studierte in Berlin und in Würzburg, wo er mit v. Tröltsch in Berührung kam und durch den sein Interesse für die Otologie geweckt wurde. Nach seiner Approbation als Arzt praktizierte er als Landarzt in der Kleinstadt Düben. Hier beschäftigte er sich neben der Allgemeinmedizin auch mit der Otologie. 1863 ging er nach Halle a.d.S. und habilitierte sich mit der Arbeit „Observationes quaedam de otologia practica". Hierin waren bereits auch Indikationen zur Parazentese beschrieben.

Von Halle aus nahm die Mastoidoperation ihren Weg und bereits in den siebziger Jahren des vorigen Jahrhunderts lagen zahlreiche positive Berichte aus verschiedenen Kliniken über die Aufmeißelung des Warzenfortsatzes vor. Mit zunehmender Indikationsstellung und Sicherheit in der Durchführung dieser Operation wurde die Wilde'sche Inzision entbehrlich. Sie wurde zuletzt nur noch von Allgemeinmedizinern auf dem Lande durchgeführt. Heine schrieb in seiner Operationslehre von 1913 dazu [16]: „Die Patienten zeigen dann immer dasselbe Bild: abstehende Ohrmuschel, Schwellung hinter dem Ohr, in der ein mehr oder weniger großer Schnitt sich befindet. Dieser ist entweder verklebt und die Umgebung fluktuiert, oder es sickert Eiter aus der Wunde".

Schwartze forderte bei der Mastoidoperation auch immer die Freilegung des Antrum mastoideum. Seine Anhaltspunkte zur Auffindung desselben sind auch in der heutigen Klinik noch gebräuchlich, die Stelle, an der das Antrum auf kürzestem Wege erreicht werden kann, befindet sich unterhalb der Linea temporalis in der Höhe der oberen Gehörgangswand, ca. 7–8 mm hinter der von Henle beschriebenen Spina supra meatum (Abb. 10). Ein konsequenter Gegner dieser Forderung Schwartzes war Politzer [37]. Er sah die Indikation zur Antrotomie nur in den Fällen gegeben, in denen die Knocheneinschmelzungen oder Granulationsgewebe bis in das Antrum hinein reichen. In den übrigen Fällen würde eine Reinfektion des Mastoidknochens durch das geschlossene Antrum vermieden. Letztlich setzte sich die Forderung Schwartzes nach einer zusätzlichen Freilegung des Antrums durch. Auch Heine forderte in seiner Operationslehre von 1913 eine breite Freilegung des Antrum mastoideum bei akuten oder subakuten Eiterungen des Warzenfortsatzes.

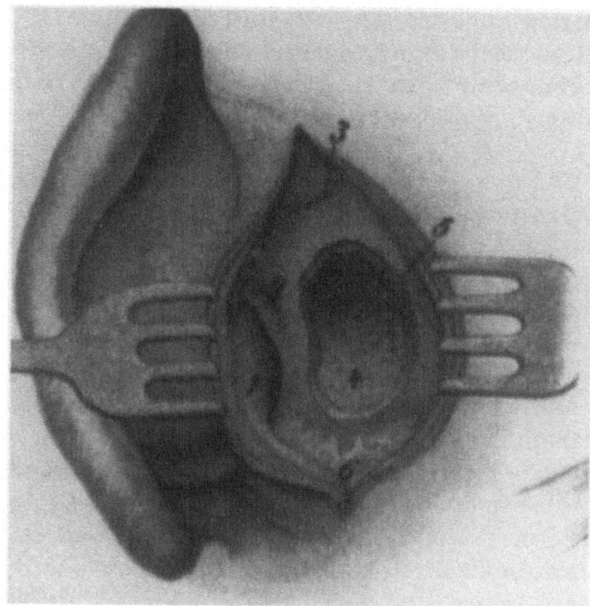

Abb. 10. Typische Aufmeisselung des Antrum mastoideum nach Schwartze.
1. Nach vorn gezogener Gehörgangsschlauch,
2. Spina supra meatum,
3. Linea temporalis,
4. Ausgemeisselter, im Antrum endender Knochentrichter,
5. Spur der Sutura squamomastoidea,
6. Sehne des M. sternocleidomastoideus [37]

6.5
Mißbildungen des äußeren Gehörganges

„Wenn eine Frau ein Kind gebiert, das kein rechtes Ohr hat, dann wird der König sterben.“ (Wahrsagung aus Mesopotamien)

Eine erste genauere Beschreibung der Gehörgangsatresien geht zurück auf Paulus von Ägina (625-690) aus der alexandrinischen Schule, der als Bindeglied zwischen spätantiker und arabischer Heilkunst gilt. Er unterschied angeborene von erworbenen, durch Geschwürsprozesse entstandene, Atresien und unterteilte sie in oberflächliche und tiefe. Zur Behandlung der oberflächlichen empfahl er die Inzision mit einem spitzen Dorn, dem Skolopomachairion, die tiefen, deren Prognose er als zweifelhaft ansah, inzidierte er mit einem spitzen Messerchen [36], offenbar jedoch ohne nennenswerten Erfolg.

1839 schlug Jäger vor, bei beidseitiger Atresie des Gehörganges durch Anbohren des Warzenfortsatzes einen Weg ins Mittelohr zu bahnen [23], ein gesicherter und erster publizierter Versuch einer Gehörgangsanlage mit dem Ziel einer Hörverbesserung stammt von Kiesselbach 1883 [18]. In dem beschriebenen Fall handelte es sich um ein 6 Monate altes Mädchen, eine Lehrerstochter, die eine beidseitige Atresie mit einer Ohrmuscheldysplasie III. Grades aufwies. Auf Drängen der Mutter lies sich Kiesselbach zu einer Operation bewegen, nachdem er sich, soweit es bei einem Säugling möglich war, vom Vorhandensein eines Gehörs überzeugt hatte. Er wählte das rechte Ohr, welches eine geringe Dysplasie der Ohrmuschel aufwies. Nach einer Erweiterung eines zuvor sondierbaren Spaltes legte er einen Hautlappen aus dem Ohrläppchenrudiment in den neu geschaffenen Gehörgang ein, um diesen dauerhaft geöffnet zu halten. Ein bleibender Gehörgang ist letztendlich nicht entstanden, ausserdem hatte das Kind nach der Operation eine Parese des N. facialis. Aber „Die Mutter war indessen so befriedigt von dem Erfolg der Operation, da das Kind entschieden gegen Geräusche empfindlicher war...“ und „ Somit wird sich auch dieser Operationsversuch in Bezug auf sein negatives Resultat höchst wahrscheinlich seinen Vorgängern anschliessen, indessen hoffe ich damit einen Weg eingeschlagen zu haben, der wenigstens etwas mehr Aussicht auf ein Gelingen bietet...“.

In der weiteren Zeit wurden wiederholt Versuche unternommen, in Fällen kongenitaler Gehörgangsatresien auf operativen Wegen einen Gehörgang anzulegen. Scheibe [6] wählte hierzu einen Zugang über das Mastoid und kleidete den neu angelegten Gehörgang mit einem Thiersch-Lappen aus. Als Hauptproblem neben der unbefriedigenden Hörverbesserung stellte sich die dauerhafte Epithelisierung und Durchgängigkeit des neuen Gehörganges dar. Neben Lappenplastiken wurden auch Platzhalter, wie der Bleinagel nach Schwartze [3] mit mäßigem Erfolg ausprobiert. Die meist unbefriedigenden Ergebnisse führten zu einer kontroversen Diskussion und Marx [23] empfahl, einen Versuch einer Gehörgangsanlage nur bei Röntgenbefunden, die eindeutig die Anlage eines Mittelohres erkennen ließen, oder bei akuten Mastoiditiden, die eine absolute Indikation zur chirurgischen Intervention darstellten und einen Versuch einer Plastik rechtfertigten.

Auf der Suche nach Alternativen zur Operation schlug Bezold (1906) vor, in Fällen mit weiter Tube über den Naseneingang ein geeignetes Hörrohr zur Besserung des Sprachverständnisses in die Paukenhöhle einzuführen. Alexander [3], ein Befürworter der Operation, wies darauf hin, daß eine Besserung der Hörfähigkeit bei beidseitiger Atresie nur durch Vorrichtungen zu erlangen sei, die auf eine Besserung der Knochenleitung abzielen. Er schildert den Fall eines 24-jährigen Setzergehilfen, der an einer beidseitigen Gehörgangsatresie litt und deutliche Verbesserung des Sprachverständnisses angab, wenn er seinen Kopf an eine Wand o.ä. anlehnen konnte. Alexander überprüfte diese Angaben mit einem Holzbrett, das der Patient an die Stirn halten mußte und hierdurch Konversationssprache auf 8–10 Meter wahrnehmen konnte. Alexander, einer der Wegbereiter der Chirurgie der Gehörgangsatresien, starb am 12. April 1932 unter tragischen Umständen. 1905, unter der Leitung Politzers, führte er bei einem Patienten wegen einer Sattelnase eine Rhinoplastik durch. Der Patient, unzufrieden mit dem Resultat, klagte vergeblich auf Schadensersatz und wurde durch den Chirurgen Föderl erneut operiert. Auch mit diesem Ergebnis unzufrieden, klagte der Patient sowohl gegen Föderl als auch gegen Alexander. 1910 schoß der Patient auf Alexander, doch dieser blieb unverletzt. Der Patient wurde für geisteskrank erklärt und in eine Heilanstalt eingewiesen, um 1922 aus Österreich abgeschoben zu werden. 1932 kehrte er nach Wien zurück und erschoß Alexander [22].

Die chirurgischen Maßnahmen beschränkten sich in einer Eröffnung des Mastoids und des Antrums mit einer epithelialen Auskleidung der resultierenden Höhle. Der nächste Schritt erfolgte in den 40-iger Jahren durch Pattee und Ombredanne. Pattee [32] versuchte nach einer gelungenen Gehörgangsanlage eine Extraktion der häufig fehlgebildeten Amboß und Steigbügel, um anschliessend eine Myringostapediopexie ohne Entfernung der sogenannten Atresieplatte durchzuführen. Ombredanne [28] bevorzugte die Fensterung des lateralen Bogenganges zur Hörverbesserung und konnte an 33 Fällen gute Ergebnisse vorstellen [29]. Die Arbeiten von Wullstein und Zöllner zu den Techniken der Tympanoplastik letztlich führten zu weiteren und besseren Versuchen zur Anlage äußerer Gehörgänge bei Atresien.

6.6 Stenosen der oberen Luftwege

Die Geschichte der Behandlung der Stenosen der oberen Luftwege geht wie vieles andere auch auf Hippokrates zurück. Bei bedrohlichen Verengungen der Luftwege mit der Erscheinung des Lufthungers, empfiehlt er in seinem 3. Buch die Einführung kleiner Röhren in den Pharynx, damit die Luft in denselben eingesogen werden kann. Diese Röhren sollten jedoch nicht die Stenosen erweitern, sondern dienten lediglich der Einblasung von Luft oder Medikamenten in die tieferen Halsabschnitte. Später versuchten Geburtshelfer auf diese Weise bei Asphyxie Neugeborener Luft einzublasen und aspiriertes Fruchtwasser abzusaugen. Dazu wurden Blasebälge, Druck- und Saugpumpen oder andere Apparate benutzt [40, 41]. Erste erfolgversprechende Versuche fanden nach der Einführung des Kehlkopfspiegels mit der Absicht der Dilatation unter Sicht statt. Die Geschichte dieser Versuche ist eng verbunden mit der Geschichte der Intubation.

6.6.1 Intubation

Die Operation der Tracheotomie wurde allgemeiner ausgeführt, nachdem Trousseau dieselbe bei der Diphtherie erfolgreich durchgeführt hat. Gleichzeitig mit der Tracheotomie setzten die Versuche ein, peroral Kanülen oder Katheter in die Trachea einzuführen, um eine blutige Operation zu vermeiden. Bouchut hatte 1858 seine Versuche, die Tracheotomie bei der Diphtherie durch Intubation zu vermeiden, publiziert. Zwei Zentimeter lange, an einem Faden fixierte Silberröhrchen, hatte er in sieben Fällen endolaryngeal eingeführt. In einem Falle hatte das Röhrchen 40 Stunden gelegen. Eine Kommission der Pariser Akademie, der u.a. auch Trousseau angehörte, sollte das Verfahren prüfen. Nach Tierversuchen kam man zu einem abfälligen Urteil und Vorwürfe gegen Trousseau, zugunsten seiner Tracheotomie entschieden zu haben, wurden laut. Es gab eine erneute Sitzung der Akademie, doch Bouchuts Intubation wurde verworfen und der Tracheotomie der Vorzug gegeben. Erst spätere Arbeiten von O'Dwyer [27] mit verbesserten Instrumenten verschafften Bouchut und seiner Idee der Intubation Geltung. Auf dem 10. Internationalen Ärztekongress 1900 in Berlin reichten sich der 70-jährige Bouchut, der vergessene Entdecker der Intubation, und O'Dwyer in einer rührigen Geste einander die Hände [45].

Gleichzeitig mit diesen Versuchen, den Larynx ohne Tracheotomie wieder luftdurchgängig zu machen, liefen weitere Versuche, nach vorangegangener Tracheotomie vorhandene Stenosen zu beseitigen. 1856 erweiterte Roux bei einem Patienten mit einer tuberkulösen Stenose über eine suprahyoidale Pharyngotomie die Stenose, der Patient verstarb jedoch an seiner Lungentuberkulose. Zahlreiche Versuche wurden mit Dilatatoren oder Sonden unternommen, insgesamt jedoch nur mit mäßigem Erfolg. Czermak versuchte erfolglos 1858 eine Larynxdilatation vom Trachestoma aus und Trendelenburg spaltete wiederholt die Stenose und legte Platzhalter aus Zinn ein. Er erzielte zwar eine partielle Erweiterung, das Tracheostoma mußte jedoch belassen werden [40]. Zum Ende des 19. Jahrhunderts etablierte sich die Methode von Schrötter [45], der vom Mund aus Dilatatoren aus Kautschuk in aufsteigender Stärke einführte und so sichere Heilungen angab.

6.6.2 Kehlkopftuberkulose

Die Geschichte der Tuberkulose geht zurück bis in das Neolithikum, Läsionen an Skeletten (Pott'sche Krankheit) dieser Zeit oder auch aus dem alten Ägypten berechtigen zu dieser Annahme [30]. Eine ausführliche Beschreibung der Kehlkopftuberkulose innerhalb einer Abhandlung über die wesenlich häufigere

Lungentuberkulose gab Hippokrates. In seinem zweiten Buch „De morbis" schildert er: „Es ist eine andere Krankheit, wenn die Röhre der Lunge sich mit oberflächlichen Geschwüren bedeckt, wobei den Kranken ein mäßiges Fieber, Schmerz in der Mitte der Brust und Jucken am ganzen Körper befällt und die Stimme rauh wird.... In seinem Munde entwickelt sich ein widriger Geruch wie von rohen Fischen, von Zeit zu Zeit zeigen sich in seinem Auswurf harte Stückchen. Ein solcher erliegt ... alsbald infolge von Blut- und Eiterspeien, später treten auch starke Fieber hinzu und raffen ihn hinweg." Die Schüler Hippokrates verfolgten diese Erkenntnisse nicht, so daß die Kehlkopftuberkulose für ca. 500 Jahre unbeachtet blieb. Erst Galen hat den Zusammenhang zwischen Lungen- und Larynxtuberkulose wieder erwähnt. Er begutachtete das Ausmaß der Lungengeschwüre und hat einige Fälle von Larynxtuberkulosen beschrieben.

Der nächste Schritt, der zu weiteren Erkenntnissen dieser Erkrankung führt, bedarf ca. 1400 Jahre bis zu Giovanni Battista Morgagni (1682–1771). Zuvor beschränkte man sich auf die Übermittlung der griechischen Schriften. Morgagni schildert in seiner Schrift „De sedibus et causis morborum per anatomen indagatis" recht interessant die Umstände, die seine Aufmerksamkeit erstmalig auf den Kehlkopf lenkten und dazu führten, daß er bei jeder Sektion den Kehlkopf eröffnete. Eine 40-jährige Frau litt lange an einer schwachen Stimme und Atembeschwerden, was alles auf eine Lungenerkrankung zurückgeführt wurde. Sie starb während eines Hustenanfalles und ihre Leiche wurde der Anatomie zu Bologna übergeben. Die damals übliche Betrachtung der Schädel-, Brust- und Bauchhöhle ergab keine auffälligen Befunde und „jedermann, der fleißig die Eingeweide betrachtet hatte, (war) erstaunt; aber noch mehr wir, die die Sektion gemacht hatten. Da fragte ich Valsalva, ob wir nicht auch den Kehlkopf öffnen sollten, da zufällig die Ursache der schwachen Stimme, der Atemnot und des Todes hier verborgen sein könnte. Zu dieser Zeit nämlich wurde der Kehlkopf noch nicht in den öffentlichen akademischen Demonstrationen eröffnet, um die horizontale Glottis, die Gießbeckendrüsen und ihre Gelenke, welche ich noch nicht entdeckt oder der Vergangenheit entrissen hatte, zu zeigen. Da Valsalva damit einverstanden war, ließ er den Kehlkopf aus den noch nicht beerdigten Teilen heraussuchen und brachte ihn mir, und als ich ihn durch einen hinteren Längsschnitt öffnete, wurde auf einmal klar, was wir suchten; denn eine weißliche Masse aschenartig aussehenden Eiters von breiiger Beschaffenheit verchloß die Höhle des Kehlkopfes bis weit unter die Glottis wie ein Propf, und die Schleimhaut des Kehlkopfes sowie die, welche die nächstliegenden Ringe der Luftröhre bedeckt, war ulzeriert, jedoch an letzterer Stelle in einer geringen Ausdehnung. Als dieses am folgenden Tage im anatomischen Hörsaal gezeigt wurde, wurden alle dadurch zufriedengestellt." Seit dieser Entdeckung hat Morgagni dem Kehlkopf seine besondere Aufmerksamkeit zugewandt und bei jeder Sektion den Larynx miteröffnet. Vereinzelten Autoren kamen später jedoch Zweifel, ob Morgagni hier eine Kehlkopftuberkulose beschrieb, da in Anbetracht des negativen Lungenbefundes auch an ein Larynxkarzinom zu denken sei [17].

Den ursächlichen Zusammenhang zwischen Lungen- und Larynxtuberkulose erkannte Théophile René Hyacinthe Laennec (1781–1826), der sich bereits einen Namen durch die Einführung der Auskultation des Thorax gemacht hatte.

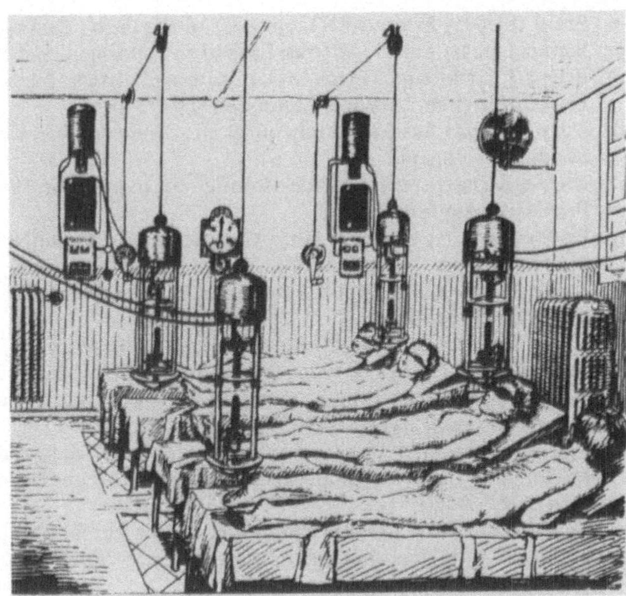

Abb. 11. Behandlung der Kehlkopftuberkulose mit Lichttherapie. Kohlenbogenlampen erzeugen Licht, das therapeutisch genutzt wurde

Mit dieser Erkenntnis setzten auch intensivere Bestrebungen ein, die Kehlkopftuberkulose zu behandeln. Trousseau und Belloc wurden 1827 von der Académie de royale de Médicine für ihre Versuche der Pinselung und Einspritzung des Larynx mit Höllenstein ausgezeichnet. Neben dieser lokalen Behandlung empfahlen sie auch die Tracheotomie in schweren Fällen. Nach der Einführung des Larynxspiegels durch Garcia, Türck und Czermack war die Diagnose der Larynxtuberkulose erheblich leichter, jedoch gingen in dieser ersten Zeit der Laryngoskopie die Ansichten über die Pathogenese der Larynxtuberkulose weit auseinder. Virchow konnte den spezifischen tuberkulösen Charakter der Erkrankung histologisch sichern, mußte aber seine Erkenntnisse lange gegen die Meinung verteidigen, der Larynx werde indirekt durch die mazerierende Wirkung des Lungensekretes alteriert (Abb. 11).

Literatur

1. Ackerknecht E (1967) Kurze Geschichte der Medizin. Enke, Stuttgart
2. Adam D (1985) Penicilline „vor Fleming". Fortschr Antimikr Antineopl Chemother 4: 1231
3. Alexander G (1912) Zur chirurgischen Behandlung der kongenitalen Atresie. Zeitschr für Ohrenheilk 55: 144-151
4. Alstaedter R (1980) Vom Germanin zum Acycloureidopenicillin. Bayer AG, Leverkusen. Köln
5. Armstrong BW (1954) A new treatment for chronic secretory otitis media. Arch Otolaryngol 59: 653
6. Bezold F (1906) Lehrbuch der Ohrenheilkunde. J.F. Bergmann, Wiesbaden
7. Bouchet A (1992) Geschichte der Chirurgie vom Ende des 18. Jahrhunderts bis zur Gegenwart. In: Toellner R (Hrsg). Illustrierte Geschichte der Medizin. Bd. 5. Andreas&Andreas Vaduz

8. Brain D (1987) Famous ENT surgeons of the past. J Laryngol Otol 101: 875-888
9. Brunel J (1951) Antibiosis from Pasteur to Fleming. J Hist Med 6: 287
10. Brusis T, Luckhaupt H (1996) Der Trommelfellstich. Zur Geschichte von Parazentese und Paukenröhrchen. Laryngo-Rhino-Otol 75: 178-183
11. Davy H (1800) Researches, chemical and philosophical; Chiefly concerning Nitrous oxide. London; J. Johnson
12. Dietzel K (1983) 115 Jahre Adenotomie – in memoriam Wilhelm Meyer (1824-1895) HNO-Praxis, Leipzig 8: 81-87
13. Feldmann H (1997) 2000 Jahre Geschichte der Tonsillektomie. Laryngo Rhino Otol 76: 751-760
14. Frank M (1845) Praktische Anleitung zur Erkenntnis und Behandlung der Ohrenkrankheiten. Enke, Erlangen
15. Hartemann J (1992) Geschichte der Geburtshilfe vom 18. Jahrhundert bis zur Gegenwart. In: Toellner R (Hrsg). Illustrierte Geschichte der Medizin. Bd. 5. Andreas&Andreas Vaduz
16. Heine B (1913) Operationen am Ohr. 3. Aufl., S. Karger Verlag, Berlin
17. Imhofer R (1925) Larynxtuberkulose. Med Klin 21: 20
18. Kiesselbach W (1883) Versuch zur Anlegung eines äusseren Gehörganges bei angeborener Missbildung beider Ohrmuscheln mit Fehlen der äusseren Gehörgänge. Arch für Ohrenheilk XIX: 127-131
19. Knothe H, Dette GA (1984) Antibiotika in der Klinik. Aesopus Zug, 2. Aufl.
20. Körner O (1918) Lehrbuch der Ohren-, Nasen- und Kehlkopfkrankheiten. J.F. Bergmann, Wiesbaden
21. Luckhaupt H (1991) Zur Geschichte der antibakteriellen Therapie. HNO-Informationen 16: 35-40
22. Majer EH, Skopec M (1985) Zur Geschichte der Oto-Rhino-Laryngologie in Österreich. Verlag Chr. Brandstätter, Wien, München
23. Marx H (1926) Die Mißbildungen des Ohres. In: Handbuch der Hals- Nasen- Ohrenheilkunde. Hrsg. A. Denker, O. Kahler Bd. VI/1 Springer
24. Meyer HW (1873) Über adenoide Vegetationen in der Nasenrachenhöhle. Arch Ohrenheilk 7: 241-254, Bd.8, 129-157
25. Morgagni (1765) De sedibus et causis morborum per anatomen indagitis. Patvii 1765, Ep. XV, Art. 13
26. Neimann N, Pierson M (1992) Geschichte der Kinderheilkunde im 19. und 20. Jahrhundert. In: Toellner R (Hrsg). Illustrierte Geschichte der Medizin. Bd. 5. Andreas&Andreas Vaduz
27. O'Dwyer (1887) Feeding after intubation of the larynx. New York, Acad of Medic Meeting.
28. Ombredanne M (1947) Chirurgie de la Surdité: Fenestration dans les aplasias de l'oreille avec imperforation du conduit; Resultats. Otol Rhinol Laryngol Internatl 31: 229
29. Ombredanne M (1952) 33 Operations d'aplasie d'oreille avec imperforation du conduit auditif. Acta Otolaryngol 44: 517
30. Oury M (1992) Geschichte der Tuberkulose. In: Toellner, R. (Hrsg). Illustrierte Geschichte der Medizin. Bd. 5. Andreas&Andreas Vaduz
31. Passow A, Claus H (1923) Operationen am Gehörorgan, an den Tonsillen und in der Nase. Verlag von Ambrosius Barth, Leipzig
32. Pattee GL (1947) An operation to improve hearing in cases of congenital atresia of the external auditory meatus. Arch Otolaryngol 45: 568-580
33. Petit JL (1774) Traité des maladies chirurgicales et des opérations qui leur conviennent. Paris
34. Pialoux P, Soudant J (1992) Geschichte der Hals-, Nasen- und Ohrenheilkunde. In: Toellner R (Hrsg). Illustrierte Geschichte der Medizin. Bd. 5. Andreas&Andreas Vaduz
35. Politzer A (1868) Über ein Verfahren zum Offenhalten künstlicher Perforationsöffnungen im Trommelfelle. Wiener medizinische Wochenzeitschrift 18: 1582
36. Politzer A (1907) Geschichte der Ohrenheilkunde. Enke, Stuttgart
37. Politzer A (1908) Lehrbuch der Ohrenheilkunde V
38. Rosen G (1944) The specialization of medicine with particular reference to ophthalmology. Froben Press New York

39. Schipperges H (1990) Geschichte der Medizin in Schlaglichtern. Meyers Verlag, Mannheim
40. Schrötter L v 1875 Beitrag zur Behandlung von Larynxstenosen. Wien
41. Schüller M (1890) Die Tracheotomie, Laryngotomie und Exstirpation des Kehlkopfes. In: Billroth und Lücke (Hrsg.) Deutsche Chirurgie Enke, Stuttgart
42. Schwartze H (1868) Studien und Beobachtungen über die künstliche Perforation des Trommelfells. Archiv für Ohrenheilkunde
43. Schwartze H (1885) Chirurgische Krankheiten des Ohres. Stuttgart
44. Schwartze H, Eysell A (1873) Über die künstliche Eröffnung des Warzenfortsatzes. Arch für Ohrenheilk 7: 24
45. Thost (1921) Die Behandlung der Stenosen. In: Katz L, Blumenfeld F (Hrsg.) Handbuch der speziellen Chirurgie des Ohres und der oberen Luftwege. 3. Aufl., Kabitzsch Verlag, Leipzig
46. von Tröltsch A (1883) Gesammelte Beiträge zur pathologischen Anatomie des Ohres. Leipzig
47. Wilde W (1853) Practical observations on aural surgery. deutsche Übersetzung 1855
48. Wolfe RJ, Menczer LF (1994) I awaken to glory: Essays celebrating Horace Wells. Boston, Boston Medical Library
49. Wright AJ (1996) "I fill three quarters of immensity!": satires of early nitrous oxide research. Bull Anesth Hist 14:15-18

Tympanoplastik im Kindesalter

J. Müller

1	Einleitung	29
2	Material und Methode	30
2.1	Dokumentation	30
2.2	Operative Technik	31
2.3	Statistische Auswertung	32
3	Ergebnisse und Wertung	32
3.1	Allgemeine Ergebnisse	32
3.1.1	Altersverteilung der Eingriffe	32
3.1.2	Verteilung der Operationsarten	33
3.1.3	Operative Maßnahmen am Gehörgang bzw. am Warzenfortsatz	33
3.1.4	Postoperative Wundheilungsstörungen	35
3.1.5	Rezidivperforationen	35
3.1.6	Komplikationen	35
3.2	Funktionelle Ergebnisse	38
3.2.1	Postoperativer Hörgewinn	38
3.2.2	Mittelwert-Audiogramm	40
3.2.3	Verteilungsfunktionen für verschiedene Transplantatmaterialen	40
4	Diskussion	43
4.1	Rezidivraten beim Cholestatom	45
4.2	Vergleich der Ausdehnung des Krankheitsprozesses bei Kindern und Erwachsenen	45
4.3	Tubenfunktion und Tympanoplastik	47
4.4	Alter bei der Operation	47
4.5	Wertung chirurgisch relevanter Einflußgrößen im Hinblick auf Literaturangaben und die Größe der Patientenkollektive	48
4.6	Vergleich der audiologischen Ergebnisse bei Kindern mit den Ergebnissen bei Erwachsenen (Hörgewinn, Mittelwertaudiogramm und Verteilungsfunktion der Schalleitungskomponente)	49
4.7	Wertung der verschiedenen Transplantatmaterialien	50
5	Zusammenfassung und Schlußfolgerung	53
	Literatur	54

1 Einleitung

Tympanoplastik im Kindesalter: Der Titel impliziert, daß eine Tympanoplastik bei Kindern nicht mit der bei Erwachsenen gleichzusetzen ist. Schon Kley diskutierte 1983 Unterschiede bezüglich der Indikation, der Operationstechnik und der Vor- und Nachbehandlung [69].

Unbestritten erfordert ein Cholesteatom auch beim Kind, unabhängig vom Alter, umgehend die operative Sanierung [47, 51, 56, 66, 74, 91, 112, 120]. Allerdings ist bei kleinen Kindern ein Cholesteatom schwierig zu diagnostizieren. Auch bei erkennbarem Trommelfelldefekt oder fötider Otorrhoe wird dieses häufig nicht erkannt [66]. Die Anamnese bietet oft wenig Auffälliges und die Untersuchung des kindlichen Hörorgans kann bei engem Gehörgang und diskreten pathologischen Veränderungen des Trommelfells schwierig sein [51]. Gelegentlich ist die notwendige Untersuchung mit dem Mikroskop wegen der schlechten Mitarbeit und der fehlenden Kooperation des Kindes nicht einfach [51, 56].

Während das Cholesteatom, wie erwähnt, in jeder Altersstufe zügig operiert werden sollte, wird die Indikation zur Tympanoplastik bei einer chronischen Schleimhauteiterung differenzierter diskutiert [52, 56]. Nach Hildmann ist die chronische Schleimhauteiterung eine Form der Otitis media mit persistierender zentraler Trommelfellperforation und zeitweiliger oder dauernder Ohrsekretion. Bei manchen Patienten bleiben die Ohren aber auch über viele Jahre trocken [56].

Ein von Lau und Tos [119] zusammengestellter Überblick zeigt, wie die Meinungen zum Trommelfellverschluß bei Kindern auseinandergehen:

- Eine Perforation sollte nicht vor dem Schuleintritt des Kindes verschlossen werden [11].
- Eine Perforation sollte nicht vor dem 10. bis 14. Lebensjahr verschlossen werden [23].
- Die Indikation für eine nichtcholesteatomatöse Otits media sollte sehr restriktiv gestellt werden [3, 23, 99].

Am Krankengut der Würzburger Universitätsklinik wurde untersucht, inwieweit das Alter, die verschiedenen Trommelfell-Ersatzmaterialien und die Art der Tympanoplastik die Ergebnisse bei Kindern beeinflussen. Insbesondere sollten Unterschiede und Gemeinsamkeiten im Vergleich zu den Ergebnissen bei Erwachsenen herausgearbeitet werden.

2 Material und Methode

2.1 Dokumentation

Seit 1989 werden an der Würzburger Univ.-Hals-Nasen-Ohrenklinik Ohroperationen systematisch und standardisiert erfaßt. Das von F. Schön und J. Müller konzipierte Dokumentationssystem, genannt „Würzburger Ohrbogen", setzt auf einem Computernetzwerk auf. Die Operations- und Nachsorgedaten können im OP, in der Poliklinik, in der Ambulanz und im Labor eingegeben werden.

Von 1989 bis 1997 wurden mit diesem klinikeigenen Computer-System 8086 Operationen zur Wiederherstellung des Trommelfelles und/oder des Gehörknöchelchenapparates gespeichert.

Für jede Ohroperation werden 363 Items abgefragt und multiple-choice-artig auf einem Bildschirmformular angeklickt. Die Zusammenfassung in ohrchirurgisch wichtige Gruppen führt zu strukturierten Informationen über Teilaspekte der Operation. Verschiedene Techniken und unterschiedliche Materialien zur Kettenrekonstruktion bzw. zum Trommelfellverschluß werden so detailliert dokumentiert. Die Nachuntersuchungen (üblicherweise nach 3 Wochen, 3 Monaten, 6 Monaten, 1 Jahr und dann jährlich) erfassen das prae- und postoperative Hörvermögen sowie eventuelle Heilungsstörungen wie z.B. Granulationen, Entzündungen, Perforationen und Prothesenextrusionen.

Die Informationen über jede Operation und Nachuntersuchung können zur Auswertung zusammengeführt werden und somit klar definierte Patientenkollektive zur Beantwortung interessierender Fragestellungen gebildet werden. Für diese Abfragen wird ein spezielles, von F. Schön geschriebenes Auswertprogramm verwendet.

Für die hier vorliegende Auswertung wurden

- die Altersverteilung,
- der Hörgewinn,
- das postoperative Hörvermögen min. 6 Monate nach dem Eingriff und
- eventuell aufgetretene Heilungsstörungen

  herangezogen und zwar jeweils für die
  - Tympanoplastik Typ I,
  - Tympanoplastik Typ III PORP (PORP = partial ossicular replacement prostheses – der Stapes ist erhalten) und
  - Tympanoplastik Typ III TORP (TORP = total ossicular replacement prostheses – die Stapessuprastruktur fehlt)

Außerdem wurden verschiedene Trommelfell-Ersatzmaterialien (Perichondrium, Knorpel-Palisaden, Knorpel-Insel-Perichondrium-Transplantat) untersucht.

Da die oben über die Tympanoplastiken vom Typ I und III spezifizierten Patientenkollektive nur Untergruppen darstellen, saldieren sie nicht zur Gesamtzahl aller operierten Patienten. Außerdem sind die einzelnen Untergruppen erwartungsgemäß ungleich groß. Der Umfang variiert zudem mit der extrahierten Information: Beispielsweise wurden zur Auswertung der Heilungsstörungen alle vorhandenen Nachschaubögen ausgewertet, auch wenn keine Audiogramme vorhanden waren. In die Berechnung des Hörgewinns hingegen wurden aber nur jene Patienten einbezogen, für die ein prä- und postoperatives Audiogramm vorlag. Eine detaillierte Beschreibung der die Patientenkollektive definierenden Kritierien findet sich bei der Darstellung der einzelnen Ergebnisse.

2.2 Operative Technik

In der Regel wurden Kinder von erfahrenen Ohrchirurgen operiert. Der Zugang erfolgte entweder enaural oder retroaurikulär. Als Materialien zum Trommelfellverschluß kamen Perichondrium oder Knorpel entweder als Knorpel-Insel-Perichondrium-Transplantat [82] oder als Knorpel-Palisaden zum Einsatz. Der Knorpel für das Knorpel-Insel-Transplantat wurde vom Tragus oder von der Cocha entnommen. Die Technik der Palisadenplastik geht auf Heermann [44] zurück, sie wurde in der von Helms modifizierten Technik angewandt [50].

Im Falle eines Cholesteatoms wurde vom Gehörgang aus die laterale Attikwand soweit zurückgeschliffen, bis das Cholesteatom in seiner Ausdehnung vollständig übersehen und in toto herausgewälzt werden konnte. Nach der Sanierung des Krankheitsprozesses wurde entschieden, ob eine Radikalhöhle anzulegen, die entstandene Höhle zu verkleinern oder die Gehörgangswand zu rekonstruieren war. Postoperativ blieb das Ohr 3 Wochen tamponiert. Nach der Detamponade wurde das erste Audiogramm angefertigt. Weitere Kontrollen sollten nach 3 Monaten, 6 Monaten und dann jährlich im Rahmen einer Nachuntersuchung erfolgen, welche im Normalfall eine Inspektion des Ohres und eine Hörprüfung umfaßt. Die ausgewerteten Daten beziehen sich auf einen Nachuntersuchungszeitraum von mindestens 6 Monaten. Dieser Zeitraum wurde gewählt, da bei dem großen Einzugsgebiet der Würzburger Klinik die Nachsorge oft durch den niedergelassenen Kollegen erfolgte und etwa 6 Monate nach der Operation ein stabiles Hörvermögen erreicht ist, wie der Literatur [48,49] und eigenen Untersuchungen am gleichen Krankengut zu entnehmen ist [89].

2.3 Statistische Auswertung

Für die statistische Auswertung wurden varianzanalytische Methoden, der Chi-Quadrat Test und der Kolmogoroff-Smirnow-Test benutzt.

3 Ergebnisse und Wertung

3.1 Allgemeine Ergebnisse

3.1.1 Altersverteilung der Eingriffe

Vor dem 4. Lebensjahr wurde eine Tympanoplastik, unabhängig von der Diagnose, nur vereinzelt durchgeführt. Die Altersverteilung (Abb. 1) zeigte einen Häufigkeitsgipfel im 7. und einen weiteren im 12. Lebensjahr. In nahezu allen Altersstufen erfolgte die Operation häufiger wegen eines Cholesteatoms.

3.1.2
Verteilung der Operationsarten

Von den 8086 Operationen wurden 15 % der Eingriffe bei Kindern durchgeführt. Bei 36 % der Kinder war ein Typ I, bei 40 % ein Typ III PORP und bei 24 % ein Typ III TORP erforderlich. Im Erwachsenenalter betrug der Anteil der Tympanoplastiken Typ I 26 %, Typ III PORP 47 % und Typ III TORP 27 %.

3.1.3
Operative Maßnahmen am Gehörgang bzw. am Warzenfortsatz

Je nach Ausdehnung des Krankheitsprozesses wurde entweder der Gehörgang in unterschiedlichem Ausmaß rekonstruiert oder eine Radikalhöhle angelegt bzw. verkleinert. Kinder (n = 806) und Erwachsene (n = 4676) unterschieden sich bezüglich der relativen Häufigkeit in den einzelnen Gruppen nicht signifikant voneinander. Bei Kindern wie bei Erwachsenen wurde gleichhäufig eine Radikalhöhle angelegt, verkleinert, der Gehörgang rekonstruiert oder intakt belassen (Abb. 2). In dieser letzten Patientengruppe war das Mastoid nicht erkrankt und blieb unberührt.

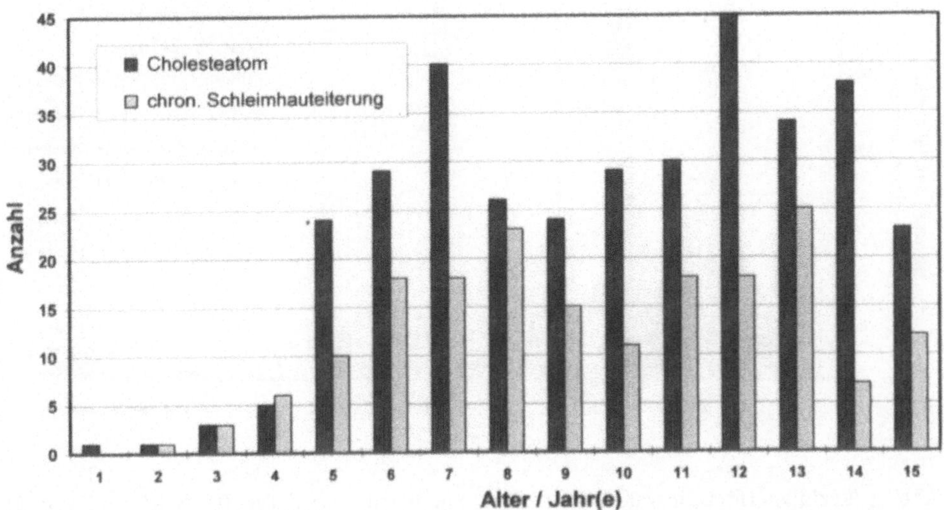

Abb. 1. Altersverteilung der durchgeführten Tympanoplastiken beim Cholesteatom und der chronischen Schleimhauteiterung

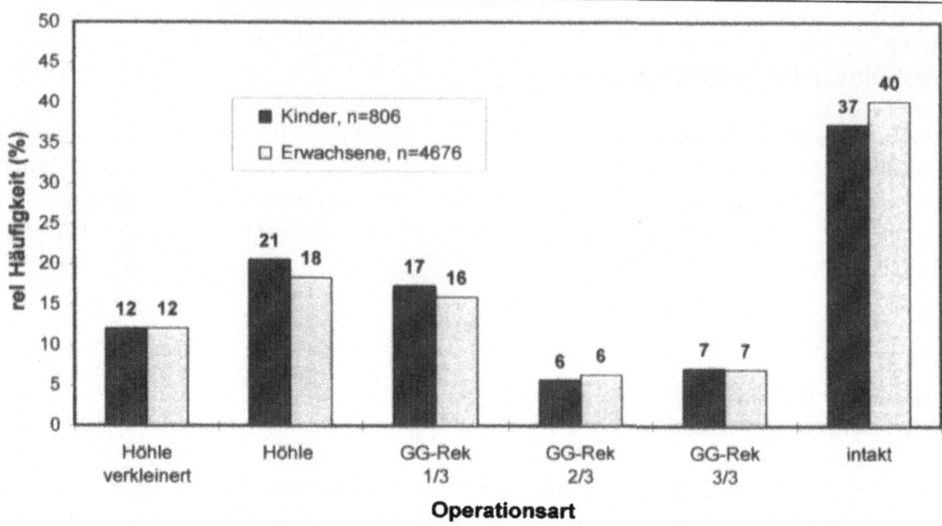

Abb. 2. Häufigkeitsverteilung der Maßnahmen am Gehörgang bzw am Mastoid bei Kindern im Vergleich zu Erwachsenen

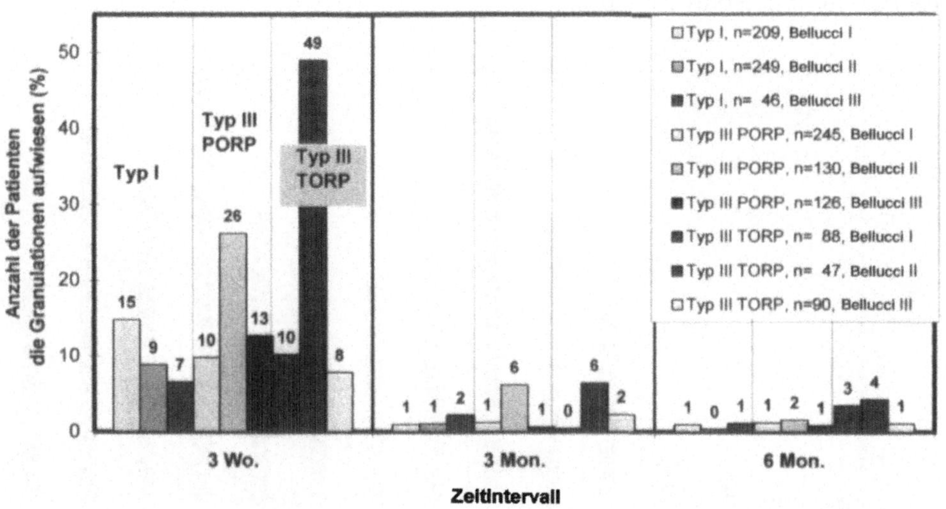

Abb. 3. Rezidivperforationsrate bei der Tympanoplastik Typ I, Typ III PORP und Typ III TORP für die verschiedenen Bellucci-Klassen zum Zeitpunkt 3 Wochen, 3 Monate und 6 Monate postoperativ

3.1.4 Postoperative Wundheilungsstörungen

Als häufigste Wundheilungsstörung waren Entzündungen mit mehr oder weniger stark ausgeprägten Granulationsbildungen nach der Tamponadenentfernung zu verzeichnen.

Bei Kindern lag die Granulationsbildung 3 Wochen postoperativ je nach Operationstyp zwischen 3 % und 46 %, bei den Erwachsenen zwischen 8 % und 59 % (Abb. 3). Ersichtlich nimmt die Anzahl der Granulationen unter konservativer Nachbehandlung (Albothyl-Ätzung, Decoderm- oder Aureomycin-Streifeneinlage) ab.

3.1.5 Rezidivperforationen

Nach einer Tympanoplastik vom Typ I kam es 3 Wochen postoperativ bei Verwendung von Perichondrium in 4,5 % der Fälle zu Rezidivperforationen, bei Verwendung von Knorpel in weniger als 2 % (Abb. 4).

Auch bei der Tympanoplastik Typ III PORP (Abb 5.) ergaben sich ähnliche Rezidivperforationsraten, beispielsweise 3 % für Perichondrium, 1 % für Knorpel-Insel-Perichondrium-Transplantate und 4 % für andere Knorpeltechniken in den Nachuntersuchungen 6 Monate postoperativ.

Ganz ähnlich stellt sich die Situation für die Tympanoplastik Typ III TORP dar (Abb. 6). Für Perichondrium betrug die Perforationsrate nach 6 Monaten 3 %. Für die Knorpeltechniken lagen die Werte zwischen 2 % und 5 %.

Da die Perforationsraten erfreulicherweise bei wenigen Prozent liegen, werden selbst bei Operationskollektiven mit mehreren hundert Individuen nur wenige Perforationen gesehen. Entsprechend blieben trotz des umfangreichen Primärkollektivs die Anzahlen der Perforationen in den einzelnen Untergruppen klein, so daß sowohl zwischen den Operationstypen (Tympanoplastik Typ I, Typ III PORP, Typ III TORP) als auch zwischen den verwendeten Materialien keine signifikanten Unterschiede erkennbar wurden. Gleichermaßen waren auch keine Unterschiede in der Perforationsrate zwischen Kindern und Erwachsenen sichtbar.

3.1.6 Komplikationen

Bei zwei Erwachsenen kam es operationsassoziiert zu einer Facialisparese, bei einem Erwachsenen trat mehrere Tage postoperativ eine entzündlich bedingte inkomplette Facialisparese auf. (0.02 % bzw. 0.01 % des Gesamtkollektives).

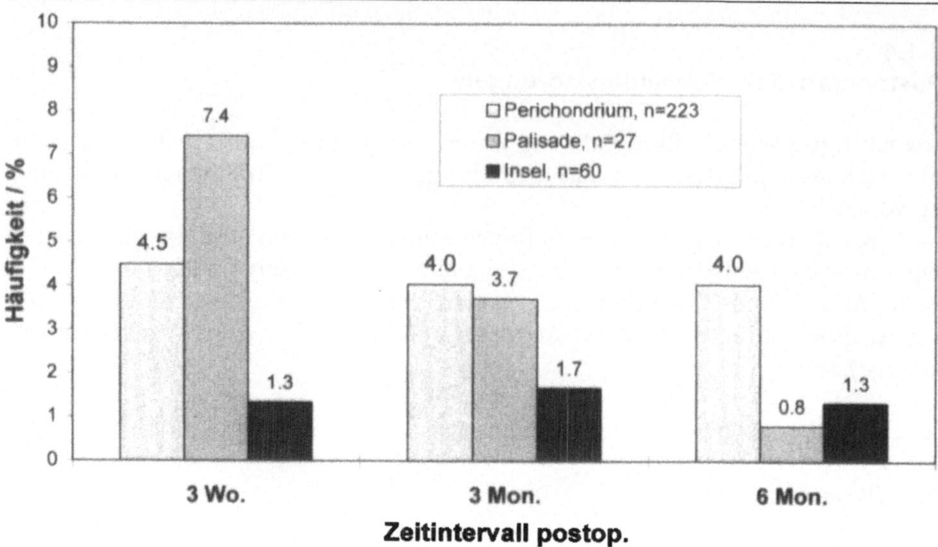

Abb. 4. Rezidivperforationsraten für verschiedene Trommelfell-Ersatzmaterialien bei der Tympl. Typ I bei Kindern

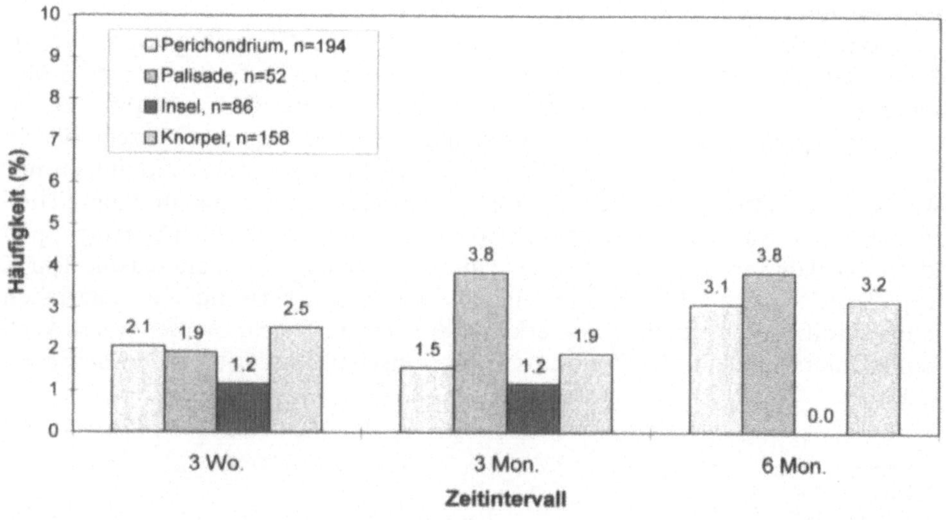

Abb. 5. Rezidivperforationsraten für verschiedene Trommelfell-Ersatzmaterialien bei der Tympl. Typ III PORP bei Kindern

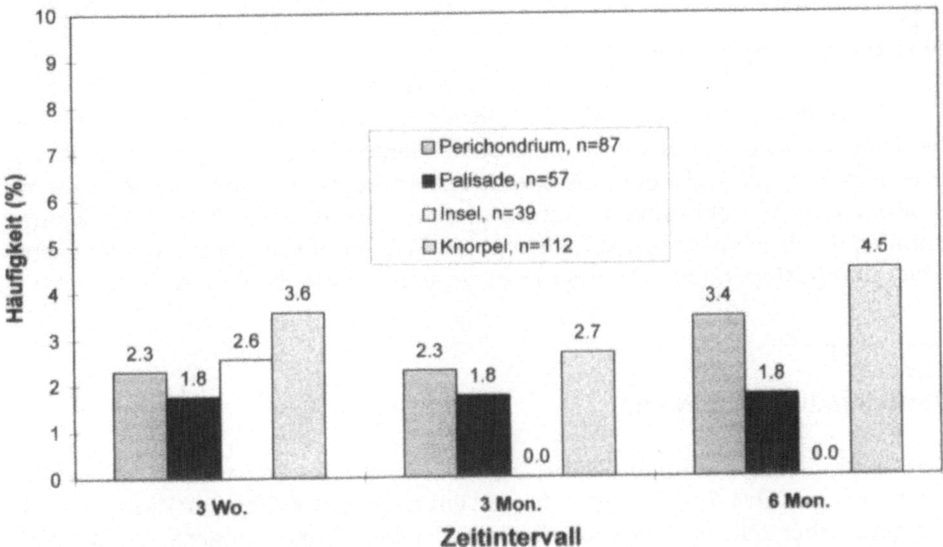

Abb. 6. Rezidivperforationsraten für verschiedene Trommelfell-Ersatzmaterialien bei der Tympl. Typ III TORP bei Kindern

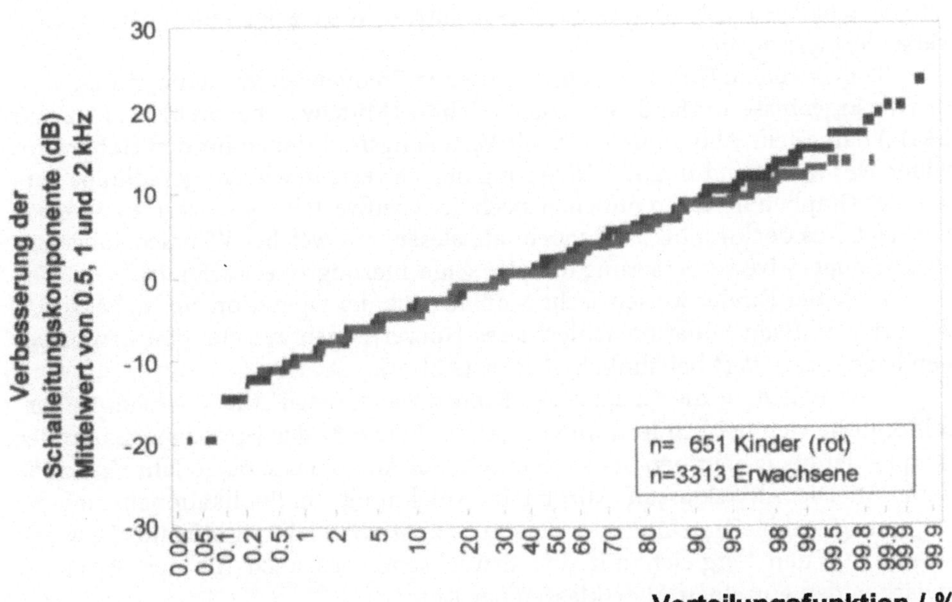

Abb. 7. Verteilungsfunktion des postoperativen Hörgewinns bei Kindern (hell) und Erwachsenen (dunkel). X-Achse nach der Gaußverteilung formatiert

3.2 Funktionelle Ergebnisse

Zur Beurteilung des postoperativen Hörvermögens konnten 1222 Operationen bei Kindern ausgewertet werden. Bei 476 Patienten lag sowohl ein verwertbares präoperatives als auch ein postoperatives Audiogramm vor, das mindestens 6 Monate post operationem aufgenommen wurde. Den Daten der Kinder konnten die Ergebnisse von 6852 operierten Erwachsenen, davon 2589 mit einem prae- und postoperativen Audiogramm, gegenübergestellt werden.

3.2.1 Postoperativer Hörgewinn

Der durch die Operation erzielte Hörgewinn ist für die Beurteilung, wie erfolgreich der operative Eingriff verlaufen ist, ein wichtiges Kriterium. Zum einen ist die Wiederherstellung eines möglichst normalen Hörvermögens ein für sich erstrebenswertes Ziel. Zum anderen beurteilen die Patienten im allgemeinen die Operation nach dem erreichten, subjektiven Hörgewinn. Der Patient fokusiert seine Bewertung vor allem dann auf das Hörvermögen, wenn primär im Vordergrund stehende Beschwerden wie z.B. foetide Otorhoe beseitigt wurden.

Der Hörgewinn ergibt sich aus der Differenz zwischen prae- und postoperativer Schalleitungskomponente. Ein negativer Wert zeigt eine postoperative Verschlechterung an.

Stellvertretend für die vielen gemessenen Frequenzen im Audiogramm werden die Ergebnisse an Hand des sozialen Gehörs (Mittelwert bei 0.5 kHz, 1 kHz und 2 kHz) dargestellt. Abb. 7 und 8 gibt die Verteilungsfunktionen für den Hörgewinn wider. Die Werte sind in guter Näherung normalverteilt, wie der geradlinige Verlauf des Graphen in Abb. 7 mit einer nach der Gaußverteilung verzerrten X-Achse nahelegt. Aus der Graphik ist bequem abzulesen, mit welcher Wahrscheinlichkeit eine postoperative Verbesserung oder Verschlechterung zu erwarten ist.

27 % der Kinder weisen sechs Monate nach der Operation ein im Vergleich zur präoperativen Situation schlechteres Hörvermögen auf. Bei den Erwachsenen liegt dieser Wert bei ähnlichen 20 % (Abb. 7).

Unterteilt man die Gruppe der Kinder weiter nach Altersklassen, so verschlechterte sich bei Kindern unter 8 Jahren bei 20 % das Hörvermögen, in der Gruppe der bis 12-jährigen bei 30 % und in der Altersklasse bis 16 Jahre bei 28 % (Abb. 8). Die Altersklassen wurden in Anlehnung an Publikationen anderer Autoren gewählt. Die Unterschiede sind statistisch nicht signifikant. Dies gilt sowohl für den Vergleich mit den Erwachsenen als auch für den Vergleich zwischen den einzelnen Altersklassen der Kinder.

Die bisherige Darstellung der Ergebnisse gebraucht das in der Literatur vielfach benutzte Kriterium des postoperativen Hörgewinns. Erkennbar überlagern sich im postoperativen Hörgewinn zwei Effekte: die Qualität der

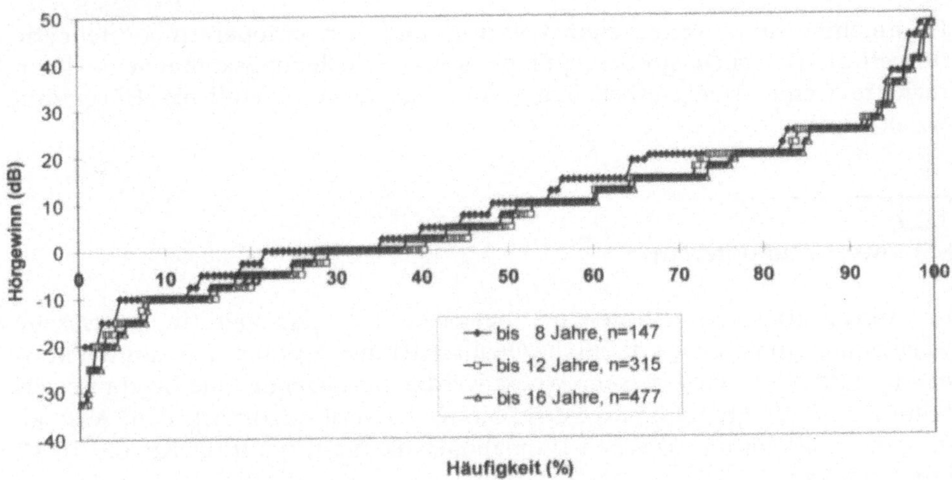

Abb. 8. Verteilungsfunktion des postoperativen Hörgewinns bei Kindern für verschiedene Altersklassen

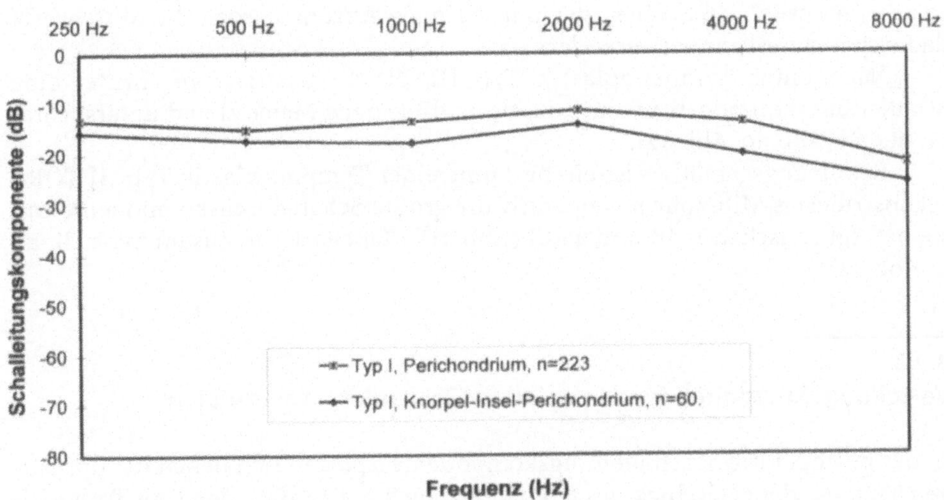

Abb. 9. Postoperative Schalleitungskomponente 6 Monate nach Tympl. Typ I für verschiedene Trommelfellersatzmaterialien bei Kindern. Knochenleitung auf Null normiert

Trommelfell- und Kettenrekonstruktion und der präoperativ bestehende Hörverlust. Bei einer großen, präoperativen Schalleitungskomponente kann auch trotz einer wenig effizienten Rekonstruktion ein deutlicher Hörgewinn erzielt werden.

3.2.2 Mittelwert-Audiogramm

Im Gegensatz zum Hörgewinn bewertet die postoperativ gemessene Schalleitungskomponente direkt die Qualität der durchgeführten Rekonstruktionen im Mittelohr. Unter diesem Aspekt werden im folgenden die Ergebnisse als Mittelwert-Audiogramme dargestellt. Sinnvollerweise wird nach dem Ausmaß der Kettendestruktion zwischen Tympanoplastik Typ I, Typ III PORP und TORP unterschieden.

Im Mittelwertaudiogramm beträgt die Schalleitungskomponente für die Tympanoplastik Typ I zwischen 11 dB und 26 dB (Abb. 9, Abb. 12). Hier ist zwar grundsätzlich zu diskutieren, daß als Ursache einer postoperativ bestehenden Schwerhörigkeit der Operateur eine Bewegungseinschränkung der Kette nicht erkannt und deshalb keinen Typ III durchgeführt hat, wie es richtigerweise notwendig gewesen wäre. Wegen der nur geringen Anzahl werden die Mittelwerte dadurch nicht erkennbar verändert.

Nach einer Tympanoplastik Typ III PORP resultiert im Mittel eine Schalleitungskomponente von 17 dB bis 40 dB je nach Material und untersuchter Frequenz (Abb. 10, Abb. 12).

Erwartungsgemäß weist ein im Sinne einer Tympanoplastik Typ III TORP rekonstruiertes Mittelohr postoperativ die größte Schalleitungskomponente auf, sie beträgt zwischen 17dB und 42dB (Abb. 11). (Tabellarische Zusammenstellung in Abb. 12).

3.2.3 Verteilungsfunktionen für verschiedene Transplantatmaterialen

In der postoperativen Schalleitungskomponente spiegelt sich neben der operativen Technik, dem Geschick des Operateurs auch der Einfluß der zum Trommelfell- und Gehörknöchelchenersatz verwendeten Materialien wider. Der Einfluß der Materialien auf die postoperative Schalleitungskomponente wird an Hand der Verteilungsfunktionen dargestellt. Hierbei wird nach Transplantatmaterialien und Typ der Tympanoplastik unterschieden.

Die Verteilungsfunktion der postoperativen Schalleitungskomponente der Tympanoplastik Typ I zeigt keinen Unterschied im Vergleich zwischen Kindern und Erwachsenen (Abb. 13).

Auch die Unterschiede für die verwendeten Materialien (Perichondrium, Knorpel-Insel-Perichondrium-Transplantat, Palisadentechnik) sind nicht signifikant verschieden (Tabelle in Abb. 16). Im einzelnen ergeben sich folgende Werte:

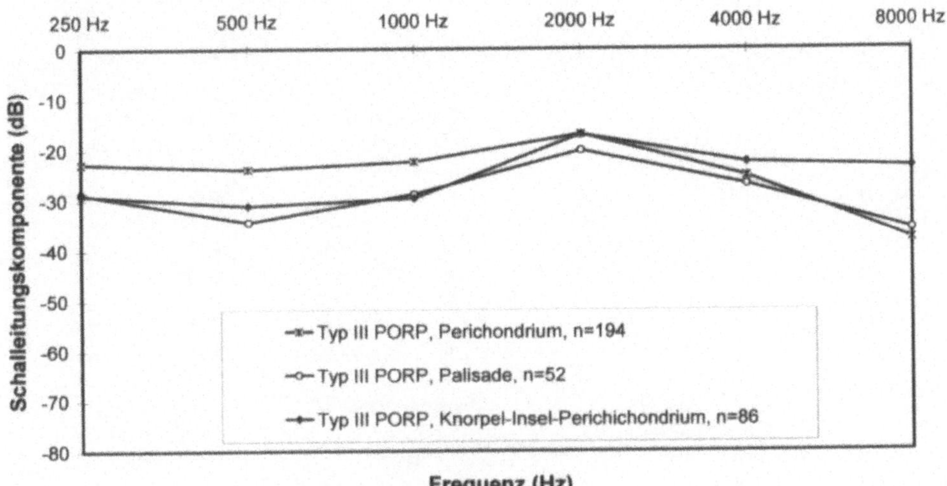

Abb. 10. Postoperative Schalleitungskomponente 6 Monate nach Tympl. Typ III PORP für verschiedene Trommelfellersatzmaterialien bei Kindern. Knochenleitung auf Null normiert

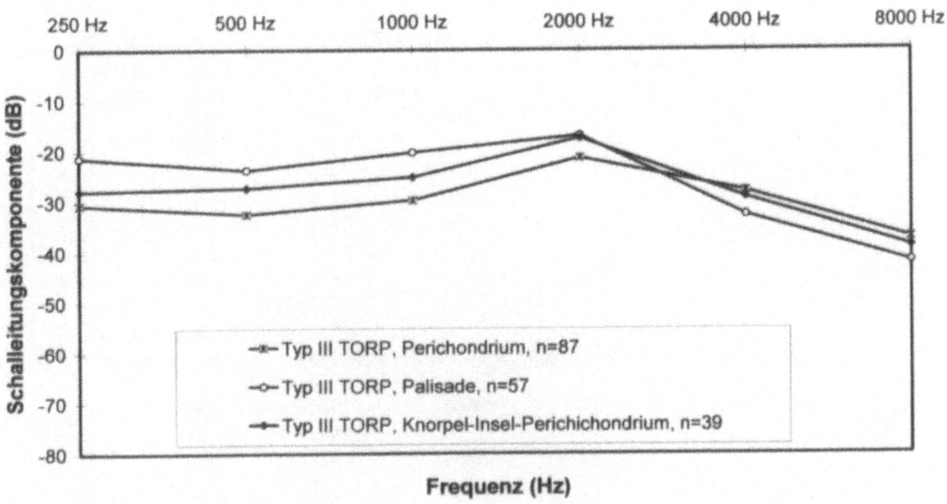

Abb. 11. Postoperative Schalleitungskomponente 6 Monate nach Tympl. Typ III TORP für verschiedene Trommelfellersatzmaterialien bei Kindern. Knochenleitung auf Null normiert

Schalleitungskomponente, Mittelwert und Standardabweichung

	Typ I Perichondrium n=223		Typ III PORP Perichondrium n=194		Typ III TORP Perichondrium n=87	
Frequenz	MW	Std	MW	Std	MW	Std
250 Hz	-13.2	14.72	-22.8	15.10	-30.6	14.97
500 Hz	-15.2	13.51	-23.9	14.16	-32.5	15.17
1000 Hz	-13.5	11.23	-22.4	12.31	-29.7	13.83
2000 Hz	-11.4	9.97	-17.0	10.37	-21.4	11.34
4000 Hz	-13.7	12.05	-25.3	13.17	-28.0	12.36
8000 Hz	-22.0	15.4	-37.9	15.22	-37.3	14.06

	Typ I Palisade n=7		Typ III PORP Palisade n=57		Typ III TORP Palisade n=52	
Frequenz	MW	Std	MW	Std	MW	Std
250 Hz	-14.1	13.6	-28.8	13.3	-21.3	15.0
500 Hz	-15.7	12.6	-34.4	12.9	-23.8	15.7
1000 Hz	-16.6	11.3	-28.9	12.4	-20.3	14.7
2000 Hz	-12.9	14.2	-20.2	12.7	-17.0	12.2
4000 Hz	-20.3	14.0	-26.9	14.3	-32.7	13.3
8000 Hz	-26.7	19.6	-35.9	15.0	-41.9	14.6

	Typ I Knorpel-Insel n=60		Typ III PORP Knorpel-Insel n=39		Typ III TORP Knorpel-Insel n=86	
Frequenz	MW	Std	MW	Std	MW	Std
250 Hz	-15.7	16.5	-29.0	15.7	-27.8	14.3
500 Hz	-17.4	14.0	-31.1	14.4	-27.3	14.7
1000 Hz	-17.8	12.0	-29.7	12.6	-25.1	13.6
2000 Hz	-14.3	10.5	-22.6	10.3	-17.5	10.8
4000 Hz	-20.1	11.7	-17.1	13.2	-29.2	12.6
8000 Hz	-25.9	16.2	-23.5	15.7	-38.9	13.8

	Typ I andere Knorpeltechniken n=124		Typ III PORP andere Knorpeltechniken n=112		Typ III TORP andere Knorpeltechniken n=158	
Frequenz	MW	Std	MW	Std	MW	Std
250 Hz	-14.66	16.6	-29.4	15.3	-24.14	15.2
500 Hz	-15.80	14.4	-32.2	14.2	-25.34	14.9
1000 Hz	-14.94	11.9	-28.9	12.3	-23.49	14.4
2000 Hz	-13.00	11.2	-21.0	10.9	-17.18	11.9
4000 Hz	-17.10	12.5	-26.3	13.8	-29.23	13.1
8000 Hz	-23.54	17.1	-39.9	15.1	-38.91	14.1

Abb. 12. Tabellarische Zusammenstellung der postoperativen Schalleitungskomponente (Mittelwert) für verschiedene Trommelfellersatzmaterialien. *MW*: Mittelwert, *Std:* Standardabweichung

Unter der 10 dB-Grenze bleiben bei Verwendung von Perichondrium 44 % der Patienten, bei den verschiedenen Knorpeltechniken um die 35 %, unter der 20 dB-Grenze bleiben bei Perichondrium 77 % und für die verschiedenen Knorpeltechniken 65 % bis 70 % der Patienten.

Auch für die Tympanoplastik Typ III PORP zeigen sich keine signifikanten Unterschiede zwischen der Verteilung bei Kindern und bei Erwachsenen (Abb. 14).

Hier unterschreiten die 10 dB-Grenze 22 % der Patienten bei Verwendung von Perichondrium und bei Verwendung der Knorpeltechniken 16 % bis 23 %. Für die 20 dB Grenze ergeben sich analog für Perichondrium 65 %, für die Knorpel-Insel-Technik ebenfalls 65 % und für die Palisadentechnik 48 %. (Tabelle in Abb. 16).

Wie für die anderen Tympanoplastik-Typen lassen sich auch für die Tympanoplastik Typ III TORP in der Verteilungsfunktion keine Unterschiede zwischen Kindern und Erwachsenen aufzeigen (Abb. 15).

Darüberhinaus wurden verschiedene Altersklassen, nämlich bis 8 Jahre, 8–12 Jahre, 12–16 Jahre sowohl untereinander als auch mit dem Erwachsenen verglichen. Der Vergleich erfolgte in jeder Altersklasse getrennt für die verschiedenen Operationsarten (Tympl. Typ I, Typ III PORP und Typ III TORP) und die verschiedenen Transplantatmaterialien. Auch hier wurden keine statistisch signifikanten Unterschiede sichtbar.

Bei der Tympanoplastik Typ III TORP verdient die Betrachtung der verwendeten Transplantatmaterialien jedoch besondere Beachtung. Während sich bei der Tympanoplastik Typ I und Typ III PORP Perichondrium und verschiedene Knorpeltechniken nicht wesentlich unterscheiden, stellt sich die Situation bei der Tympanoplastik Typ III TORP anders dar (Abb. 16). Hier wird bei Verwendung von Perichondrium eine Schallleitungskomponente von unter 10 dB nur bei 10 % der Patienten, bei Verwendung der verschiedenen Knorpeltechniken aber für 34 % bis 65 % der Patienten erreicht.

Die Unterschiede sind statistisch signifikant. Bei der Tympanoplastik Typ III TORP weisen die Knorpel-Techniken im Vergleich zum Perichondrium Vorteile auf.

4 Diskussion

Es ist eine gute, etablierte HNO-ärztliche Praxis, ein Cholesteatom im Kindesalter unmittelbar nach Diagnosestellung zügig zu operieren [30, 45, 50, 51, 56, 57, 69]. In der Ausdehnung unterscheidet sich das Cholesteatom des Kindes häufig von dem des Erwachsenen [51]. Deshalb kann die Operation, wie auch Kley betont, dem weniger Geübten Probleme bereiten. Die frühkindlichen Cholesteatome verbergen sich meist hinter einer kleinen, leicht zu übersehenden Perforation in der Shrapnell´schen Membran [69]. Dabei stellt das kindliche Cholesteatom mit zapfenförmigen Ausläufern in Nischen und Buchten bei häufig aus-

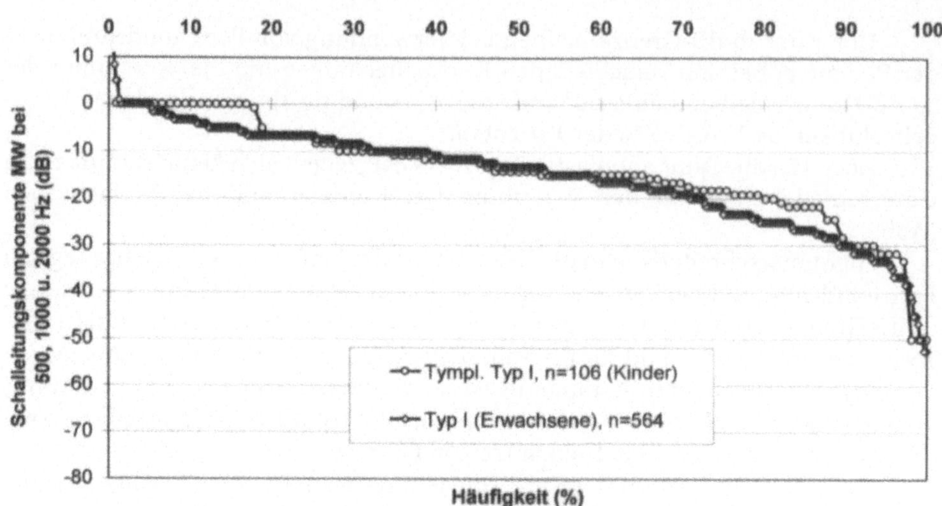

Abb. 13. Verteilungsfunktion der postoperativen Schalleitungskomponente für das "soziale Gehör" (Mittelwert bei 500 Hz, 1000 Hz und 2000 Hz). Vergleich zwischen Erwachsenen und Kindern. Tympl. Typ I

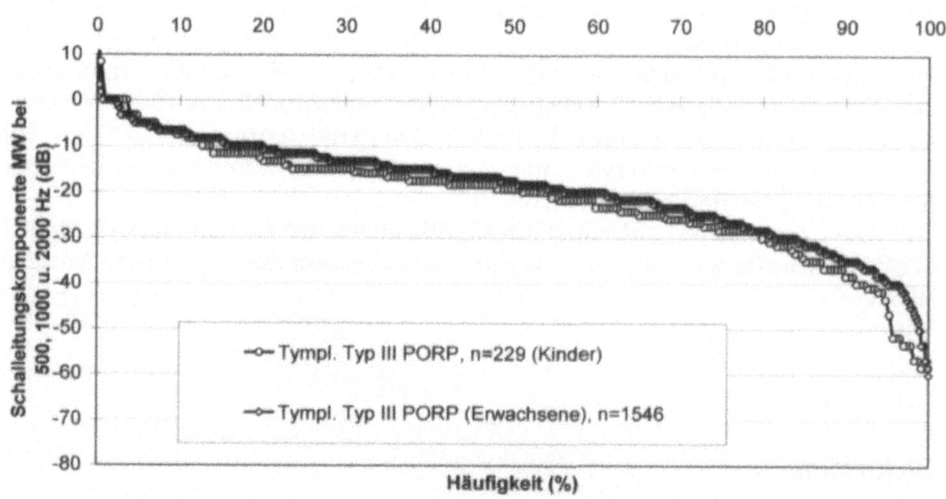

Abb. 14. Verteilungsfunktion der postoperativen Schalleitungskomponente für das "soziale Gehör" (Mittelwert bei 500 Hz, 1000 Hz und 2000 Hz). Vergleich zwischen Erwachsenen und Kindern. Tympl. Typ III PORP

gedehnt pneumatisiertem Warzenfortsatz eine besondere Herausforderung für den Operateur dar [69, 93]. Diesem, auch von anderen [2, 29, 33, 116] betonten Umstand des Cholesteatoms im Kindesalter wird an der Würzburger Univ. HNO-Klinik dadurch Rechnung getragen, daß die Tympanoplastik im Kindesalter von erfahrenen Ohrchirurgen durchgeführt wird.

4.1 Rezidivraten beim Cholestatom

Die Angaben zur Rezidivrate von Cholesteatomen schwanken je nach Patientengut und Technik zwischen 7 und 64 %. Die "Intact Canal Wall"-Technik mit Rezidiven von über 60 % erscheint dabei für Kinder nicht akzeptabel [45, 46, 51, 106].

Trotzdem favorisieren z. B. Sanna [104] oder Charachon [17] bei Rezidivraten von > 50 % in ihrem eigenen Krankengut die "Intact Canal Wall"- Tympanoplastik als Methode der Wahl bei Kindern. Aufgrund der hohen Rezidivrate planen sie einen zweiten "Kontrolleingriff" von vorneherein mit ein.

Im eigenen Krankengut beträgt die Rezidivrate nach früheren Untersuchungen bei Kindern 13 % und bei Erwachsenen 7 % [45, 46].

4.2 Vergleich der Ausdehnung des Krankheitsprozesses bei Kindern und Erwachsenen

Konsequenterweise wird ein Cholesteatom daher zunächst auf dem Wege seiner Entstehung verfolgt und nach vollständiger Darstellung entfernt. Bei kleineren Cholesteatomen kann die Gehörgangswand zu einem oder zwei Dritteln rekonstruiert werden. Ausgedehntere Prozesse erfordern die Anlage einer Radikalhöhle oder die vollständige Rekonstruktion der Gehörgangswand. Bleiben die notwendigen Maßnahmen am Gehörgang auf das Notwendigste beschränkt, so spiegelt sich in der Verteilungsfunktion der Gehörgangsrekonstruktionen bzw. der angelegten Radikalhöhlen (Abb. 2) auch die Inzidenz ausgedehnter Krankheitsprozesse wider. Interessant ist hier, daß Radikalhöhlen bei Kindern gleichhäufig wie bei Erwachsenen angelegt wurden. Auch entspricht die Häufigkeit einer Tympanoplastik Typ III TORP, bei der als Folge einer ausgedehnten Zerstörung der Kette lediglich die Fußplatte erhalten ist, mit 24 % der Häufigkeit im Erwachsenenalter (27 %). Insofern ist zwar die Tympanoplastik beim ausgedehnten kindlichen Cholesteatom jedem Ohrchirurgen als anspruchsvolle Operation in Erinnerung, sie kommt aber bei Kindern nicht notwendigerweise häufiger als bei Erwachsenen vor.

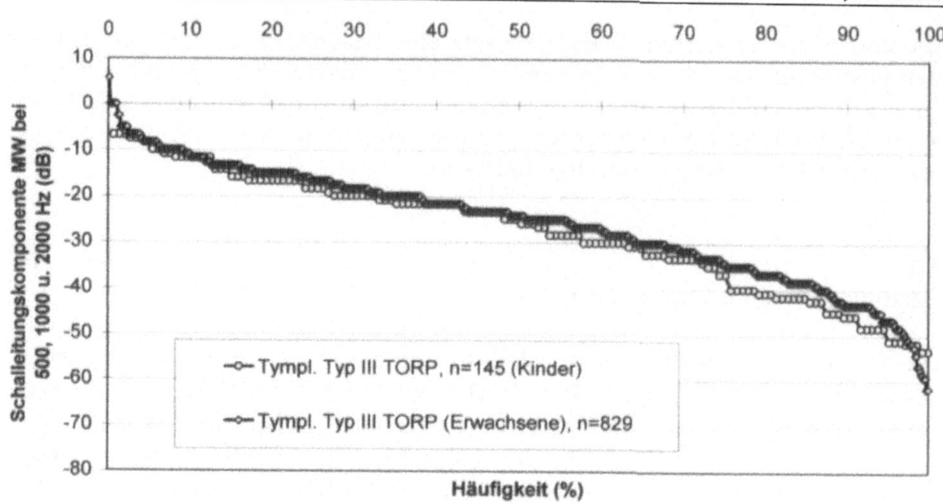

Abb. 15. Verteilungsfunktion der postoperativen Schalleitungskomponente für das "soziale Gehör" (Mittelwert bei 500 Hz, 1000 Hz und 2000 Hz). Vergleich zwischen Erwachsenen und Kindern. Tympl. Typ III TORP

Tympanoplastik	TF-Ersatz		postop. Schalleitungskomponente kleiner / gleich 10 dB	kleiner / gleich 20dB	kleiner / gleich 30dB	
Typ I	Perichondrium	n= 309	44.0	76.4	92.2	%
	Palisade	n= 23	34.8	65.2	91.3	%
	Insel	n= 93	35.5	69.9	89.2	%
	Knorpel	n= 139	36.7	67.6	88.5	%
Typ III PORP	Perichondrium	n= 631	22.0	65.0	86.2	%
	Palisade	n= 105	15.5	48.5	75.2	%
	Insel	n= 295	22.7	65.2	87.4	%
	Knorpel	n= 515	22.0	60.8	83.7	%
Typ III TORP	Perichondrium	n= 275	10.5	40.0	71.3	%
	Palisade	n= 115	34.4	37.9	41.9	%
	Insel	n= 123	48.5	53.7	58.3	%
	Knorpel	n= 316	65.6	75.8	87.8	%

Abb. 16. Verteilung der postoperativen Schalleitungskomponente für das "soziale Gehör" (Mittelwert der Schalleitungskomponenten bei 500 Hz, 1000 Hz und 2000 Hz) für Tympl. Typ I, Typ III PORP und Typ III TORP unter Berücksichtigung der verschiedenen Materialien zur Trommelfellrekonstruktion

4.3
Tubenfunktion und Tympanoplastik

Im allgemeinen wird ein Zusammenhang zwischen der Tubenfunktion und einer nicht ausheilenden Trommelfellperforation im Kindesalter angenommen [71]. Die Fähigkeit, mit dem Valsalva-Manöver das Mittelohr zu belüften, wird als bedeutender Faktor für eine komplikationslose Heilung nach der Operation angesehen [50, 57]. Leider mangelt es immer noch an einer für die klinische Routine tauglichen Tubenfunktionsprüfung [56, 71].

Plester und Kley befürworten bei entsprechender Klinik eine Sanierung des Nasenrachenraumes und ggf. eine Tonsillektomie vor einer Tympanoplastik [69, 93]. Hildmann weist in diesem Zusammenhang auf die kontroverse Diskussion zur Adenotomie bei der seromukösen Mittelohrentzündung hin. Er rät ebenfalls zur Nasenrachenraumkontrolle und ggf. Adenotomie vor einer Tympanoplastik [51]. Andererseits konnten Buchwald et al., genau wie Bluestone, keine Verbesserung der Ergebnisse der Tympanoplastik nach Adenotomie feststellen [11, 15]. Auch im eigenen Krankengut wurde bei entsprechender Symptomatik vor der Tympanoplastik eine Adenotomie und ggf. eine Tonsillektomie durchgeführt. Die Ergebnisse in der Altersgruppe bis 8 Jahre, bis 12 Jahre und bis 16 Jahre unterscheiden sich nicht von den Ergebnissen bei Erwachsenen. Wird über eine Adenotomie individuell entschieden, so sind die Ergebnisse nach Tympanoplastik bei Kindern nicht schlechter. Eine Forderung nach einer systematischen Entfernung der Rachenmandeln bei allen Kindern vor einer Tympanoplastik läßt sich jedoch daraus nicht ableiten. Eine Tympanoplastik und eine Adenotomie sollten aber nicht gleichzeitig durchgeführt werden, wie aus Untersuchungen von Becker und Opitz folgt [7].

4.4
Alter bei der Operation

Im Hinblick auf die Indikation zur Tympanoplastik bei der chronischen Schleimhauteiterung im Kindesalter wird das günstigste Operationsalter kontrovers diskutiert. Die Empfehlungen reichen von

- nicht vor dem 3 Lebensjahr (Glasscock, [39]),
- nicht vor dem 5. Lebensjahr (Paparella, [91]),
- nicht vor dem 6. Lebensjahr (Bailey, [6]),
- nicht vor dem 10. Lebensjahr (Dawes, [23]),
- nicht vor dem 12. Lebensjahr (Raine, [99]) (zit. nach Heumann [51, 52] und Lau [73]).

Für Plester spielt das Alter des Kindes für den Zeitpunkt der Operation eine untergeordnete Rolle, er rät aber vor dem 5. Lebensjahr wegen der wünschenswerten Kooperation bei der Nachsorge nur ausnahmsweise zur Operation [93]. Eine frühzeitige Operation verhindert aber möglicherweise eine weitergehende Zerstörung der Gehörknöchelchenkette [73].

Während Sheehy und Anderson [109], Smyth et al. [116]. sowie Lau et al. [75] keine Altersabhängigkeit bei den Ergebnissen fanden, konnte Tos [119] für Kinder unter 10 Jahren günstigere Ergebnisse als für ältere Kinder herausarbeiten.

Im eigenen Krankengut besteht ein Häufigkeitsgipfel für die Anzahl der Operationen um das 7. und um das 12. Lebensjahr. Die Zahl der Kinder unter 4 Jahren ist sehr klein. In diesen Daten spiegelt sich möglicherweise die Tatsache wider, daß ältere Kinder besser untersucht werden können, wodurch sich die diagnostische Sicherheit erhöht.

Für die postoperative Schalleitungskomponente, den Hörgewinn und die Häufigkeit von Rezidivperforationen ließen sich mit den Methoden der Varianzanalyse keine signifikanten Unterschiede für verschiedene Altersklassen herausarbeiten.

4.5 Wertung chirurgisch relevanter Einflußgrößen im Hinblick auf Literaturangaben und die Größe der Patientenkollektive

Zwar gibt es zahlreiche Mitteilungen über Ergebnisse der Tympanoplastik im Kindesalter, jedoch gestaltet sich die differenzierte Analyse der Ergebnisse aufgrund der oft recht unterschiedlichen Altersverteilungen und der kleinen Patientenkollektive schwierig. So schließt z. B. Friedberg [31] nur vierzehn Kinder unter 9 Jahren, davon vier unter 7 Jahren, in seine Auswertungen ein.

Beim Versuch, die Ergebnisse nach einzelnen Einflußgrößen zu differenzieren, stößt man wegen der exponentiell wachsenden Zahl von Untergruppen sehr schnell an praktische Grenzen. Auch bei sehr großen Datenbeständen von 10000 Patienten sinken die Zahlen in den einzelnen Gruppen auf einige wenige ab.

Gerade bei der Tympanoplastik im Kindesalter sollten die verschiedenen Operationstechniken und die verwendeten Materialien, auch im Hinblick auf das zu erwartende Hörergebnis, kritisch analysiert werden.

Eine einfache Abschätzung berücksichtigt die wichtigsten Faktoren, die zweifelsohne einen Einfluß auf das Ergebnis der Tympanoplastik haben [85]. Sie

* 3	Typen (Typ I, Typ III PORP, Typ III TORP)
* 4	Materialien (Perichondrium, Faszie, Knorpel-Insel, Palisaden)
* 2	Hammer fehlt / vorhanden
* 2	Diagnosen (Cholesteatom / Schleimhauteiterung)
* 4	Maßnahmen am Gehörgang (intakt, Rekonstruktion, Radikalhöhle, Höhlenverkleinerung)
192	**Untergruppen**

8086 / 192 = ~**42** Patienten pro Untergruppe zu erwarten

Wird zusätzlich der praeoperative Entzündungszustand des Ohres mit einbezogen, z.B. anhand der 4 Bellucci-Klassen, so verbleiben ca. **10** Patienten pro Untergruppe.

Abb. 17. Abschätzung zur Größe der zu erwartenden Untergruppen, wenn chirurgisch relevante Einflußgrößen bei der Auswertung berücksichtigt werden sollen

verdeutlicht, daß auch bei großen Ausgangskollektiven die Berücksichtigung chirurgisch relevanter Einflußgrößen schnell zu kleinen Untergruppen führt (Abb. 17).

Es wird klar, daß man große Patientenkollektive benötigt, falls man die oft nur gering differierenden Ergebnisse unterscheiden möchte. Es stellt sich daher naturgemäß die Frage, wie sinnvolle Einschränkungen gemacht werden können, um letztendlich klinisch relevante Schlußfolgerungen ziehen zu können.

4.6 Vergleich der audiologischen Ergebnisse bei Kindern mit den Ergebnissen bei Erwachsenen (Hörgewinn, Mittelwertaudiogramm und Verteilungsfunktion der Schalleitungskomponente)

Unter dieser Einschränkung soll zunächst diskutiert werden, ob sich die audiologischen Ergebnisse der Tympanoplastik im Kindesalter von den Ergebnissen der Tympanoplastik im Erwachsenenalter unterscheiden oder ob Gemeinsamkeiten bestehen.

Bei der Diskussion des Hörgewinns ist allerdings, wie schon erwähnt, zu bedenken, daß sich zwei Effekte überlagern. Die "Verbesserung" ist nicht allein der Güte der Trommelfell- und Kettenrekonstruktion zuzusprechen, sondern sie hängt auch vom präoperativ bestehenden Hörverlust ab. So kann bei einer großen präoperativen Schalleitungskomponente auch durch eine "schlechte" Rekonstruktion ein großer Hörgewinn erzielt werden, andererseits kann bei einer geringen präoperativen Schalleitungskomponente trotz optimaler Rekonstruktion kein großer Gewinn ausgewiesen werden.

Die Qualität einer Mittelohrrekonstruktion läßt sich daher besser an der postoperativ gemessenen Schalleitungskomponente ablesen. Die Verteilungsfunktion der postoperativen Schalleitungskomponente ist hier aussagekräftiger. Eine Wertung der funktionellen Ergebnisse macht aber nur Sinn, wenn sie die unterschiedlichen Tympanoplastik-Typen differenziert diskutiert. Ein Vergleich mit den in der Literatur publizierten Ergebnissen wird jedoch schwierig, weil sich die operativen Techniken unterscheiden und die Angaben zur postoperativen Schalleitungskomponente zwar nach Ausmaß und prozentualem Anteil aber oft nicht nach dem Operationstyp differenzieren. Wenn doch weiterführende Angaben gemacht werden, sind die Untergruppen sehr klein.

Erwartungsgemäß ist die Schalleitungskomponente im Mittelwertaudiogramm bei der Tympanoplastik Typ I am geringsten. Sie beträgt zwischen 11 dB und 18 dB im Hauptsprachbereich, je nach Material und Frequenz (Abb. 12). Beim Typ I unterscheiden sich Kinder nicht von Erwachsenen.

Auch die Verteilungsfunktionen für die Tympanoplastik Typ III PORP und Typ III TORP unterscheiden sich im Kindesalter nicht signifikant von denen im Erwachsenenalter (Abb. 13 bis 16). Wie schon erwähnt, war auch mit statistischen Methoden kein signifikanter Unterschied für die verschiedenen Tympanoplastiken im Hinblick auf das Alter der Patienten bei der Operation herauszuarbeiten.

Daraus folgt, daß die funktionellen Ergebnisse einer Tympanoplastik im Kindesalter mit denen einer Tympanoplastik im Erwachsenenalter vergleichbar sind.

4.7 Wertung der verschiedenen Transplantatmaterialien

Wegen dieser Gleichheit oder den möglicherweise vorhandenen, aber nur geringen Unterschieden zwischen Kindern und Erwachsenen wurde zur Beurteilung der verschiedenen Transplantat- und Prothesenmaterialien auf die Erfahrungen aus der Mittelohrchirurgie bei Erwachsenen zurückgegriffen. Hier ist an deutlich größeren Patientenkollektiven eine genauere Bewertung der Trommelfellersatzmaterialien möglich. Gerade bei Kindern möchte man eine Rezidivperforation möglichst vermeiden und eine Langzeit-stabile Situation erreichen. Das neu konstruierte Trommelfell muß sich darüber hinaus auch funktionell im Zusammenspiel mit einer eventuell notwendigen Kettenrekonstruktion bewähren. Daher ist bei Kindern das Trommelfellersatzmaterial besonders sorgfältig zu wählen.

Es erstaunt zunächst, daß die Rezidivperforationsrate bei der Tympanoplastik Typ I am größten ist. Die gefundene Einheilungsrate von 92 bis 98 % entspricht einer Rezidivperforationsrate von 4.5 % für Perichondrium bzw. 7.4 % für Palisaden und unter 2 % für die Knorpel-Insel-Technik. Diese Ergebnisse stehen im Einklang mit der Literatur. Tos gibt ohne Differenzierung des Op-Typs eine Einheilungsrate von 92 % an [119], Hildmann 91 % [56] und Heumann 85 % [51]. Die Rezidivraten von 7,4 % für Palisaden bzw. 1,3 % für die Knorpel-Insel erwecken zunächst den Eindruck, es bestünden Vorteile bei der Einheilung eines Knorpel-Insel-Transplantates. Leider sind die geringen Unterschiede bei den nur kleinen Fallzahlen nicht abzusichern. So reicht z.B. das Vertrauensintervall für die angegebene Rezidivperforationsrate von 7,4 % bei n = 27 von 0,9 % bis 24 %. Ein statistisch signifikanter Unterschied für die einzelnen Transplantatmaterialien läßt sich daher nicht zeigen.

Bekanntermaßen bewährt sich bei der Tympanoplastik Typ I Perichondrium als audiologisch günstiges Material. Ein Knorpel-Insel-Perichondrium-Transplantat ist dem Perichondrium beim Typ III PORP gleichwertig. Die Einordnung der Palisadentechnik im Kindesalter bleibt bei den geringen Fallzahlen schwierig.

Vorteile für die Palisadentechnik ergeben sich bekanntlich bei Erwachsenen, wenn die Knorpelstreifen parallel zum erhaltenen Hammergriff plaziert werden. Fehlt er jedoch, ist die Knorpel-Insel günstiger [88].

Ist eine Tympanoplastik Typ III TORP erforderlich, so weisen die Knorpeltechniken signifikante Vorteile auf. Eine Knorpel-Insel ermöglicht bei 48 % der Patienten eine Schalleitungskomponente von unter 10dB, bei Perichondrium wird dies nur bei 10 % der Patienten erreicht.

Insgesamt verwundern dennoch die oft nur geringen Unterschiede zwischen Perichondrium und den verschiedenen Knorpeltechniken. Die verwendeten Materialien weisen unterschiedliche Eigenschaften auf, die die Schallübertragung im Mittelohr nach der Wiederherstellung beeinflussen:

- Perichondrium ist zart, aber schwerer als die normale Trommelfellmembran und elastischer als andere verwendete Materialien.
- Knorpel-Insel-Transplantate mit über die Insel hinausragenden Perichondriumrändern sind schwerer als ein Perichondriumtransplantat. Sie weisen aber zwischen überstehendem Perichondrium und der Knorpel-Insel eine gewisse Elastizität und somit eine Art "Gelenkfunktion" im Trommelfelltransplantat selbst auf. Im Gegensatz dazu ist eine Knorpelscheibe ohne überstehende Perichondriumränder steifer, da sie eine solche "Elastizitätsfalte" nicht besitzt.
- Knorpel-Palisaden überspannen bogenförmig die Paukenhöhle. An den Enden sind sie am Trommelfellrahmen bzw. am Resttrommelfell fixiert. Das Transplantat ist in sich nachgiebiger als die Knorpel-Insel, da die einzelnen Knorpelstreifen untereinander elastisch verbunden sind.

Beim Typ I mit Perichondrium ist die Schalleitungskomponente am geringsten ausgeprägt. Perichondrium ist, wie erwähnt, im Vergleich zu Knorpel leichter. Es ist jedoch schwerer als das natürliche Trommelfell, dies erklärt einen Hochtonverlust durch die erhöhte Masse. Tieftonübertragungsverluste stehen mit verringerten elastischen Eigenschaften des neuen Trommelfells in Einklang. Möglicherweise spielt die veränderte Feinstruktur des neu eingeheilten Perichondrium-Transplantates hierbei mit eine Rolle.

Bei der Verwendung eines kombinierten Knorpel-Insel-Perichondrium-Transplantates ergibt sich ein ähnlicher Schalleitungsverlust. Das Knorpel-Insel-Transplantat zeigt für hohe Frequenzen eine größere Schalleitungskomponente als ein Perichondrium-Transplantat. Knorpel ist schwerer als die Trommelfellmembran, so daß man für hohe Frequenzen aufgrund der vergrößerten Masse eine zunehmende Schalleitungskomponente erwarten kann .

Die mit dünnen Knorpelstreifen (Palisaden) als Paukenabdeckung rekonstruierten Ohren weisen ebenfalls einen geringen Hörverlust auf. Die Übertragungsverluste im Tieftonbereich stellen sich wie beim Perichondrium-Transplantat dar. Knorpel-Palisaden sind ähnlich wie die Knorpel-Inseln am Trommelfellrahmen bzw. am Resttrommelfell befestigt. Ein überstehender Perichondriumsaum wird nicht präpariert. Das Transplantat ist aber in sich nachgiebiger als die Knorpel-Insel, da die einzelnen Knorpelstreifen untereinander elastisch verbunden sind. Durch die bogenförmige Vorspannung der Knorpelstreifen wird bei dieser Technik vorteilhafterweise eine Abschottung des tympanalen Tubenostiums verhindert. Auch hier macht sich der schwerere Knorpel durch eine zunehmende Schalleitungskomponente bei hohen Frequenzen bemerkbar.

Durch die chirurgische Rekonstruktion des Trommelfells werden aber nicht nur Masse und Steifigkeit beeinflußt, sondern eine Knorpel-Insel verändert die mechanischen Eigenschaften derart, daß ein ganz anderes mechanisches System entsteht. Während man das native Trommelfell als Membran mit einer ihm eigenen Mechanik ansehen kann, kommt ein steifes Knorpel-Insel-Transplantat einem Kolben gleich.

Trotz dieser Unterschiede gilt:

- Unterhalb der tiefsten Resonanzfrequenz sind die Systeme steifigkeitsbestimmt, und eine vergrößerte Steifigkeit führt zu einem Tieftonverlust.
- Oberhalb der Resonanzfrequenz dominiert die Masse die Bewegung, und eine vergrößerte Masse führt zu einem Hochtonverlust.

Knorpel-Insel-Perichondrium-Transplantate und Perichondrium-Transplantate unterscheiden sich im Mittel in der postoperativen Schalleitungskomponente nur unwesentlich. Es mag zunächst erstaunen, daß die in sich steiferen Knorpel-Transplantate im steifigkeitskontrollierten Tieftonbereich so gut sind, schwingen sie doch ganz sicher viel weniger als die flexibleren Trommelfelle.

Der im letzten Satz suggerierte Zusammenhang trifft aber so nicht zu. Bei der Schallübertragung kommt es letztlich nicht so sehr darauf an, wie weit das Trommelfell hin- und herschwingt, sondern wie effizient der Hammer zu Schwingungen angeregt wird. Das Trommelfell als nachgiebige Membran reagiert auf Druckschwankungen mit einer Durchbiegung. Stellt man sich das Trommelfell in unterschiedlichen geometrischen Formen vor, so werden die auf das Trommelfell wirkenden Druckkräfte abhängig von seiner Form in sehr unterschiedlichem Ausmaß auf den Hammer übertragen. Für den anzustellenden Vergleich zwischen den verschiedenen Transplantaten muß man eine plane Membran als Vergleichsobjekt mit in die Diskussion einbeziehen. Diese Konfiguration hat außerdem den Vorteil, daß die Zusammenhänge einfach zu überschauen sind. Eine planes Trommelfell würde die Druckkräfte teils auf den Hammer und teils auf die äußere Einspannung übertragen (Abb. 18).

Die Grenzlinie zwischen beiden Bereichen verläuft an den Stellen maximaler Auslenkung. Hier verläuft die Tangente des ausgelenkten Trommelfells waagrecht; der Spannungsvektor besitzt daher keine Aus-Einwärtskomponente. Das Trommelfell zerfällt dadurch in zwei Bereiche:

- eine innere, effektiv wirksame Trommelfellfläche und
- eine äußere Trommelfellfläche, die keinen Beitrag zum Antrieb des Hammers leistet.

Ein Kolben gleicher Fläche, der dem Hammer anliegt, würde die gesamten auf seine Fläche wirkenden Druckkräfte übertragen. Die übertragene Kraft wäre bei gleicher Fläche also größer. Am natürlichen Trommelfell wird dieser Effekt durch den schon von v. Helmholtz beschriebenen Transformationsmechanismus des Trommelfells durch seine Krümmung ausgeglichen.

Unter den erläuterten Gesichtspunkten erscheinen aber auch die Ergebnisse des Vergleiches von Perichondrium- und Knorpel-Transplantaten plausibel: Wenn eine gekrümmte Membran die Kraft genauso effektiv auf den Hammer überträgt wie ein Kolben, dann sollten Perichondrium-Transplantate ebenso effizient sein wie Knorpel-Insel-Transplantate und umgekehrt. Diese Betrachtung unterstellt natürlich, daß die Knorpel-Insel-Transplantate mit einer weichen Aufhängung in den Anulus eingefügt worden sind.

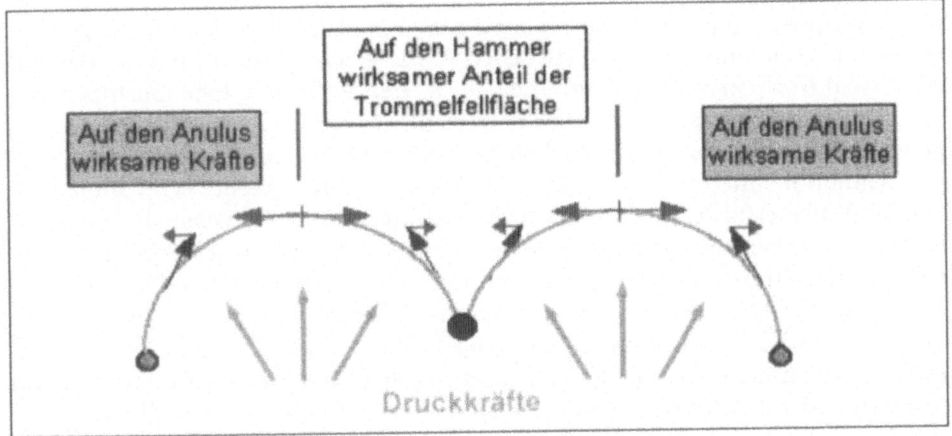

Abb. 18. Am als ebene Membran modellierten Trommelfell auftretende Kräfte und ihre Zerlegung (schematisch). Das Trommelfell zerfällt in zwei Bereiche, von denen ein Teil auf den Anulus und der andere auf den Hammer wirkt. Trommelfellmembran, tangential wirksame Kräfte, auf den Anulus wirksame Kräfte, auf den Hammer wirksame Kräfte, auf das Trommelfell wirksame Druckkräfte

5 Zusammenfassung und Schlußfolgerung

Die Entscheidung für oder gegen einen chirurgischen Eingriff bei Kindern gehört in der täglichen Praxis gewiß zu den schwierigsten Fragen [93]. Nach den hier vorliegenden Untersuchungen zur Tympanoplastik im Kindesalter ist dieser Eingriff in der Hand des erfahrenen Operateurs im Hinblick sowohl auf die Einheilungsrate des Trommelfelltransplantates als auch auf das postoperativ zu erzielende Hörergebnis mit den Tympanoplastiken bei Erwachsenen ähnlich. Unmittelbar nach Tamponadenentfernung ist nicht selten mit Granulationsbildung zu rechnen. Diese Granulationen heilen aber unter konservativer Behandlung rasch ab. Daher sollte die für die Nachsorge notwendige Kooperation des Kindes bei der Planung des Operationszeitpunktes mit bedacht werden.

Unbestritten ist, daß beim Cholesteatom unabhängig vom Alter zügig die operative Sanierung angestrebt werden sollte. Auch bei der chronischen Schleimhauteiterung sollte der Operationszeitpunkt so früh wie möglich gewählt werden, da weitergehende Zerstörungen der Ossikelkette vermieden werden können.

Die postoperativen Ergebnisse zeigen keine Abhängigkeit vom Alter des Patienten bei der Operation. Für die Tympanoplastik Typ I lassen sich bei 44 % der Betroffenen eine postoperative Schalleitungskomponente von unter 10 dB, bei 76 % eine Schalleitungskomponente von unter 20 dB erzielen. Auch Knorpel bewährt sich bei der Tympanoplastik bei Kindern und unterscheidet sich in den audiologischen Ergebnissen nur geringfügig vom Perichondrium.

Nicht ganz so günstig wie bei der Tympanoplastik Typ I sind die Ergebnisse bei der Tympanoplastik Typ III PORP. Wird Perichondrium zur Trommelfellrekonstruktion verwendet, kann bei 65 % der Patienten eine postoperative Schalleitungskomponente von 20 dB erreicht werden. Die verschiedenen Knorpeltechniken variieren hier zwischen 48 und 65 %. Macht die ungünstige Ausgangssituation mit weitreichender Zerstörung der Kette eine Tympanoplastik Typ III TORP erforderlich, so bewähren sich in besonderer Weise die Knorpeltechniken. Immerhin wird bei 54 % der Patienten mit einem Knorpel-Insel-Perichondrium-Transplantat eine Schalleitungskomponente von 20 dB erreicht.

In vielen Fällen ist also eine Hörverbesserung möglich. Mit einer Einheilungsrate von 92 % bis zu 98 % kann eine Tympanoplastik auch bei der chronischen Schleimhauteiterung zur Verbesserung der Lebensqualität beitragen und Kindern beliebte Aktivitäten, wie z. B. Sport und Schwimmen ermöglichen.

Literatur

1. Adkins W Y, White B (1984) Type I tympanoplasty: influencing factors. Laryngoscope 94(7): 916-8
2. Alva A, Karma G, Kergeä J (1977) Cholesteatoma in Children. Archives Otorhinolaryngology 103 74;
3. Armstrong B W (1965) Tympanoplasty in children. Laryngoscope 75: 1062
4. Avraham S, Luntz M Sade J (1991) The influence of ventilating tubes on the surgical treatment of atelectatic ears. Eur-Arch-Otorhinolaryngol 248(5): 259-61
5. Baumann I, Diedrichs H W, Plinkert P K, Zenner H P (1997) Autologous tissue in initial type I and type III tympanoplasty operations in chronic suppurative otitis media HNO 990-6
6. Bailey H A (1976) Symposium: contraindications to tympanoplasty. I. Absolute and relative contraindications. Laryngoscope 86 67
7. Becker W, Opitz H J (1978) Zur Frage der gleichzeitigen Durchführung von Tympanoplastik und Adeno- Tonsillektomie. Laryngol-Rhinol-Otol-Stuttg 57(3): 203-9
8. Bellucci R J (1973) Dual classification of tympanoplasty. Laryngoscope 83 1754-8
9. Bellucci R J (1969) Basic considerations for success in tympanoplasty. Arch-Otolaryngol 90(6): 732-41
10. Berger G, Shapira A, Marshak G (1983) Myringoplasty in children. J-Otolaryngol 12(4): 228-30
11. Bluestone C D, Cantekin E I, Beery Q C, Stool S E (1978) Function of the Eustachian tube related to surgical management of acquired aural cholesteatoma in children. Laryngoscope 88(7 Pt 1): 1155-64
12. Bluestone C D, Cantekin E I, Douglas G S (1979) Eustachian tube function related to the results of tympanoplasty in children. Laryngoscope 89(3): 450-8
13. Bluestone C D, Klein J O, McCracken G H Jr, Wald E, Nelson J D (1984) Panel discussion: management of children with recurrent or chronic otitis media with effusion. Pediatr-Infect-Dis 3(4): 397-400
14. Brackmann D E (1993) Tympanoplasty with mastoidectomy: canal wall up procedures. Am-J-Otol 14(4): 380-2
15. Buchwach K A, Birck H G (1980) Serous otitis media and type 1 tympanoplasties in children. A retrospective study. Ann-Otol-Rhinol-Laryngol-Suppl 89(3 Pt 2): 324-5
16. Chandrasekhar S S, House J W, Devgan U (1995) Pediatric tympanoplasty. A 10-year experience. Arch-Otolaryngol-Head-Neck-Surg 121(8): 873-8
17. Charachon R, Gratacap B (1985) The surgical treatment of cholesteatoma in children. Clin-Otolaryngol 10(4): 177-84

18. Charachon R, Gratacap B (1988) Tympanoplasty as surgical treatment of cholesteatoma in children. Adv-Otorhinolaryngol 40: 149-55
19. Charachon R, Gratacap B, Fillatre B (1992) Les cholesteatomes congenitaux de l'oreille moyenne chez l'enfant.Rev-Laryngol-Otol-Rhinol-Bord 113(1): 7-10
20. Chiossone E (1995) Preventive tympanoplasty in children: a new approach. Rev-Laryngol-Otol-Rhinol-Bord 116(2): 137-9
21. Cole J M (1970) Reconstructive middle ear surgery for children. Otolaryngol-Clin-North-Am 3(2): 319-37
22. Contencin P, Bassereau G, Chabardes E, Manach Y, Narcy P (1988) Cholesteatoma in children. Adv-Otorhinolaryngol 40: 131-7
23. Dawes J D K (1972) Myringoplasty J Laryngol Otol 86: 141
24. Denoyelle F, Roger G, Ducroz V, Escudier E, Fauroux B, Garabedian E N (1998) Results of tympanoplasty in children with primary ciliary dyskinesia. Arch, Otolaryngol-Head-Neck-Surg 124(2): 177-9
25. Desaulty A, Masteau L, Nguyen K T, Velly B (1994) Cholesteatoma in children. Apropos of 104 cases Ann-Otolaryngol-Chir-Cervicofac 111(7): 371-6
26. Douglas M (1979) Eustachian tube function related to the results of tympanoplasty in children. Laryngoscope 89: 1
27. Dobrowolski A (1987) Zmiany atelektatyczno-retrakcyjne w obrebie ucha srodkowego u dzieci. Otolaryngol-Pol 41(5): 351-3
28. Edelstein D R, Parisier S C, Ahuja G S, Juarbe C, Chute P, Wenig S, Kaye S M (1988) Cholesteatoma in the pediatric age group. Ann-Otol-Rhinol-Laryngol 97(1): 23-9
29. Escher F (1959) Klinische Beobachtungen zum Cholesteatomproblem. Prakt. Otorhinolaryng 21
30. Feilen S E, Federspil P (1996) Langzeitergebnisse der Tympanoplastik bei der chronischen Mittelohrschleimhauteiterung im Kindesalter. HNO 44(3): 143-7
31. Friedberg J, Gillis T (1980) Tympanoplasty in childhood. J-Otolaryngol 9(2): 165-8
32. Fonlupt B, Disant F (1988) Le cholesteatome de l'oreille moyenne chez l'enfant. Pediatrie 43(3): 235-9
33. Ganz H (1963) Tympanoplasty in Children. Archives Otorhinolaryngology 77 350;
34. Geyer G (1991) Glasionomerzement als Knochenersatzmaterial in der Ohrchirurgie – Tierexperimentelle und klinische Untersuchungen Habilitationsschrift Würzburg,
35. Geyer G (1993) Materialien zur Trommelfellrekonstruktion HNO aktuell 1 311-318
36. Geyer G (1992) Implantate in der Mittelohrchirurgie European Arch. Oto-Rhino-Laryngol. Suppl
37. Geyer G, Helms J (1990) Reconstructive measures in the middle ear and mastoid using a biocompatible cement – preliminary clinical experience in: Heimke, G., Soltez, U., Lee, C. (Hrsg.): Advances in biomaterials: Elsevier, Amsterdam 529-535
38. Glasscock M E, Dickins J R, Wiet R (1981) Cholesteatoma in children. Laryngoscope 91(10): 1743-53
39. Glasscock M E (1976) Symposium: contraindications to tympanoplasty. II. An exercise in clinical judgement. Laryngoscope 86 70
40. Goodey R J, Smyth G D (1972) Combined approach tympanoplasty in children. Laryngoscope 82(2): 166-71
41. Gross C W, Bassila M, Lazar R H, Long T E, Stagner S (1989) Adipose plug myringoplasty: an alternative to formal myringoplasty techniques in children. Otolaryngol-Head-Neck-Surg 101(6): 617-20
42. Gyo K, Sasaki Y, Hinohira Y, Yanagihara N 1996 Residue of middle ear cholesteatoma after intact canal wall tympanoplasty: surgical findings at one year. Ann-Otol-Rhinol-Laryngol 105(8): 615-9
43. Hamans E P, Govaerts P J, Somers T, Offeciers F E (1996) Allograft tympanoplasty type 1 in the childhood population. Ann-Otol-Rhinol-Laryngol 105(11): 871-6
44. Heermann J (1970) Fascia and Cartilage palisade tympanoplasty Arch. Otolaryngol 79 228
45. Helms J, Müller J (1994) Surgery for Cholesteatoma in Children Otolaryngology 23: 12-13
46. Helms J, Müller J (1994) Open or Closed Surgery for Cholesteatoma in Children in: Infections in Childhood, Ed. J. Sadé, Elsevier Science B.V.

47. Helms J, Müller J (1998) Indikationen für gehörverbessernde Ohroperationen bei Kindern in: Hörgeräte und Cochlea Implantate für Kinder, Herausgeber: M. Groß, Median Verlag Heidelberg, in Vorbereitung
48. Helms J (1983) Die Wiederherstellung der Schalleitungskette HNO 31, 37-41,
49. Helms J (1977) Gehörverbessernde Operationen Dtsch. Ärzteblatt 41, 2433-2437,
50. Helms J, pers. Mitteilung
51. Heumann H (1987) Das Cholesteatom im Kindesalter. Operative Behandlung und Ergebnisse. Laryngol-Rhinol-Otol-Stuttg 66(1): 21-4
52. Heumann H (1987) Die chronische Schleimhauteiterung beim Kind. Behandlung und Ergebnisse Laryngol-Rhinol-Otol-Stuttg 66(1): 19-20
53. Hildmann H, Luckhaupt H, Schmelzer A (1996) Die Verwendung von Knorpel in der Mittelohrchirurgie HNO 44 597-603
54. Hildmann H, Hildmann A (1993) Der Paukenerguß. HNO 41(9): 455-64
55. Hildmann H, Scheerer W D, Meertens H J (1985) Tympanoplasty in children and anatomical variations of the epipharynx. Am-J-Otol 6(3): 225-8
56. Hildmann H (1989) Chirurgie der chronischen Schleimhauteiterung im Kindesalter. Laryngorhinootologie 68(4): 193-200
57. Hildmann H, pers. Mitteilung
58. Hüttenbrink K B (1988) Die Mechanik der Gehörknöchelchen bei statischen Drucken II. Behinderte Gelenkfunktion und operative Kettenrekonstruktion Laryngol. Rhinol. Otol. 67, 100-105
59. Hüttenbrink K B (1988) Die Mechanik der Gehörknöchelchenkette bei statischen Drucken I. Normales Mittelohr Laryngol. Rhinol. Otol. 67, 45-52
60. Hüttenbrink K B (1992) Die Mechanik und die Funktion des Mittelohres. Teil 1: Die Ossikelkette und die Mittelohrmuskeln Laryngol. Rhinol. Otol. 71, 545-551
61. Hüttenbrink K B (1992) Die Mechanik und die Funktion des Mittelohres. Teil 2: Hörphysiologische Anmerkungen zu Mittelohroperationen Laryngol. Rhinol. Otol. 71, 626-631
62. Hüttenbrink K B (1994) Die operative Behandlung der chronischen Otitis media. HNO 42, 582-593
63. Hüttenbrink K B, Hudde H (1994) Untersuchungen zur Schalleitung durch das rekonstruierte Mittelohr mit einem Hydrophon. Erste Ergebnisse. HNO 42, 49-57
64. Hüttenbrink K B (1996) Ein Vergleich von Säugetier- und Vogel-Gehörknöchelchen und Überlegungen zur asymmetrischen Form des menschlichen Steigbügels Laryngol. Rhinol. Otol. 75, 123-128
65. Isaacson G (1994) Tympanoplasty in children. Otolaryngol-Clin-North-Am. 27(3): 593-605
66. Jahnke V, Falk W (1976) Zur Klinik, Pathologie und Behandlung des Cholesteatoms im Kindesalter. Laryngol-Rhinol-Otol-Stuttg 55(7): 556-60
67. Jansen C (1978) Cholesteatoma in Children. Clinical Otolaryngology 3 349
68. Kessler A, Potsic W P, Marsh R R (1994) Type 1 tympanoplasty in children. Arch-Otolaryngol-Head-Neck-Surg 120(5): 487-90
69. KleyW (1983) Tympanoplastik im Kindesalter. HNO 31(12): 429-31
70. Klos J (1969) Long term results of tympanoplasty in children. Eye-Ear-Nose-Throat-Mon 48(4): 238-46
71. Koch W M, Friedman E M, McGill TJ, Healy G B (1990) Tympanoplasty in children. The Boston Children's Hospital experience. Arch-Otolaryngol-Head-Neck-Surg 116(1): 35-40
72. Koivunen P, Alho O P, Uhari M, Niemela M, Luotonen J (1997) Minitympanometry in detecting middle ear fluid. J-Pediatr 131(3): 419-22
73. Lau T, Tos M (1988) When to do tympanoplasty in children? Adv-Otorhinolaryngol 40: 156-61
74. Lau T, Tos M (1987) Cholesteatoma in children: recurrence related to observation period. Am-J-Otolaryngol 8(6): 364-75
75. Lau T, Tos M (1986) Tympanoplasty in children. An analysis of late results. Am-J-Otol 7(1): 55-9
76. Levenson M J, Michaels L, Parisier S (1989) Congenital cholesteatomas of the middle ear in children: origin and management. Otolaryngol-Clin-North-Am 22(5): 941-54

77. Levine S, Daly K, Giebink G S (1994) Tympanic membrane perforations and tympanostomy tubes. Ann-Otol-Rhinol-Laryngol-Suppl 163: 27-30
78. Luetje C M (1994) Prevention of sinus tympani retraction following tympanoplasty. How I do it.Arch-Otolaryngol-Head-Neck-Surg 120(12): 1395-6
79. Luntz M, Avraham S, Sade J (1991) The surgical treatment of atelectatic ears and retraction pockets in children and adults. Eur-Arch-Otorhinolaryngol 248(7): 400-1
80. Manning S C, Cantekin E I, Kenna M A, Bluestone C D (1987) Prognostic value of eustachian tube function in pediatric tympanoplasty. Laryngoscope 97(9): 1012-6
81. Mahler K F, Gerhardt H J (1971) Myringoplasty in children Otorinolaringologie 16(3): 213-7
82. Milewski Ch, Gianakopoulos N, Müller J, Schön F (1996) Das Perichondrium-Knorpelinsel-Transplantat vom Tragus in der Mittelohrchirurgie HNO 44: 235-241
83. Mitrovic M, Haralampiev K, Dzinic M (1991) Problems in diagnosis and treatment of cholesteatoma in children. Int-J-Pediatr-Otorhinolaryngol 21(2): 149-53
84. Müller J, Geyer G, Helms J (1994) Die Wiederherstellung der Schallübertragung im Mittelohr durch Rekonstruktion der Gehörknöchelchenkette in ihrem physiologischen Verbund. Erste Ergebnisse der Amboßrekonstruktion mit Ionomerzement Laryngorhinootologie 73: 160-163
85. Müller J, Schön F, Helms J (1997) Realities in tympanoplasty in: Middle Ear Mechanics in Research and Otosurgery: Proceedings of the international workshop "Middle Ear Mechanics in Research in Otosurgery", Herausgeber: K.-B. Hüttenbrinck, UniMedia GmbH, Dresden S. 151-157
86. Müller J, Schön F (1993) Die Bewegungen des Trommelfells und der Gehörknöchelchen im normalen und rekonstruierten Mittelohr – Erste Ergebnisse einer laservibrometrischen Untersuchung am Felsenbein European Archives of Otorhinolaryngology S. 33
87. Müller J (1994) Über die Stapesbewegungen im normalen und rekonstruierten Mittelohr European Archives of Otorhinolaryngology S. 103
88. Müller J (1997) Ergebnisse nach Tympanoplastik Vortrag, Operationskurs Mikrochirurgie des Mittelohres, Bochum
89. Müller J, Milewski Ch, Helms J Evaluation of a new titanium prosthesis based on the analysis of more than 7200 cases of middle ear surgery Vortrag und Panel discussion on "Ossicular Reconstruction" XXI Annual Meeting of the Politzer Society
90. Müller J (1997) Untersuchungen zum Bewegungsablauf von Trommelfell und Gehörknöchelchen im normalen und rekonstruierten Mittelohr Habilitationsschrift Würzburg
91. Paparella M M (1977) Otologic surgery in children Otolaryngol. Clin. North Am 10 145
92. Pfalz R (1995) Eignung verschiedener Laser für Eingriffe vom Trommelfell bis zur Fußplatte (Er:YAG-, Argon-, CO2 s.p.-, Ho:YAG-Laser). Laryngorhinootologie 74(1): 21-5
93. Plester D (1992) Operationen am kindlichen Ohr HNO-Leitlinien 10
94. Podoshin L, Fradis M, Malatskey S, Ben-David (1996) Type I tympanoplasty in children. Am-J-Otol 17(2): 293-6
95. Potsic W P, Winawer M R, Marsh R R (1996) Tympanoplasty for the anterior-superior perforation in children. Am-J-Otol 17(1): 115-8
96. Proctor B (1975) Tympanoplasty in children: some considerations of the pathology encountered. Mich-Med 74(21): 375-7
97. Proschel U, Eysholdt U, Mussig D, Grabowski R (1993) Ohrbefunde bei Jugendlichen nach Verschluß einer Lippen-Kiefer-Gaumen- oder isolierten Gaumenspalte. Laryngorhinootologie 72(10): 497-501
98. Pyman C (1968) Seven years experience in tympanoplasty with special reference to children and the use of free temporal fascia grafts. J-Otolaryngol-Soc-Aust 2(3): 55-76
99. Raine C H, Singh S D (1983) Tympanoplasty in children. A review of 114 cases. J-Laryngol-Otol 97(3): 217-21
100. Rigner P, Renvall U, Tjellstrom A (1991) Late results after cholesteatoma surgery in early childhood. Int-J-Pediatr-Otorhinolaryngol 22(3): 213-8
101. Riley D N, Herberger S, McBride G, Law K (1997) Myringotomy and ventilation tube insertion: a ten-year follow-up. J-Laryngol-Otol 111(3): 257-61
102. Roger G, Denoyelle F, Chauvin P, Schlegel N, Garabedian E N (1997) Predictive risk factors of residual cholesteatoma in children: a study of 256 cases. Am-J-Otol 18(5): 550-8

103. Roger G, Tashjian G, Roelly P, Rahmi H, Lacombe H, Garabedian E N (1994) Fixed retraction pockets and cholesteatoma in children. Authors' experience with 199 cases Ann-Oto-laryngol-Chir-Cervicofac 111(2): 103-9
104. Sanna M, Zini C, Gamoletti R, Delogu P, Russo A, Scandellari R, Taibah A (1987) The surgical management of childhood cholesteatoma. J-Laryngol-Otol 101(12): 1221-6
105. Sanna M, Zini C, Gamoletti R, Russo A, Scandellari R, Taibah A (1988) Surgery for congenital and acquired cholesteatoma in children. Adv-Otorhinolaryngol 40: 124-30
106. Sanna M, Zini C, Scandellari R, Jemmi G (1984) Residual and recurrent cholesteatoma in closed tympanoplasty. Am-J-Otol 5(4): 277-82
107. Schön F, Müller J, Schede B (1997) Vibrations of the ossicular chain in: Middle Ear Mechanics in Research and Otosurgery: Proceedings of the international workshop "Middle Ear Mechanics in Research in Otosurgery", Herausgeber: K.-B. Hüttenbrinck, UniMedia GmbH, Dresden S. 158-161
108. Schön F, Müller J (1992) Die innere Mechanik des Trommelfells European Archives of Otorhinolaryngology S. 358
109. Sheehy J L, Anderson R G (1980) Myringoplasty review of 472 cases. Am. Otol. Rhinol 89 331-334
110. Sheehy J L (1980) Cholesteatoma surgery in children. Acta-Otorhinolaryngol-Belg 34(1): 98-106
112. Sheehy J L (1978) Management of cholesteatoma in children. Adv-Otorhinolaryngol 23: 58-64
113. Sheehy J L (1980) Cholesteatoma surgery in children. Acta-Otorhinolaryngol-Belg 34(1): 98-106
114. Schmid H, Dort J C, Fisch U (1991) Long-term results of treatment for children's cholesteatoma. Am-J-Otol 12(2): 83-7
115. Smyth G D (1976) The surgical treatment of chronic otitis media in children. J-Otolaryngol 5(6): 446-52
116. Smyth G D, Hassard T H (1980) Tympanoplasty in children. Am-J-Otol 1(4): 199-205
117. Smyth G D (1976) The surgical treatment of chronic otitis media in children. J-Otolaryngol 5(6): 446-52
118. Spahr I, Schopfer A, Lerman J, Sikich N, Palmer J, Jorch U (1995) Pharmacokinetics of intravenous ondansetron in healthy children undergoing ear, nose, and throat surgery. Clin-Pharmacol-Ther 58(3): 316-21
119. Tos M (1972) Tympanoplasty and Age Arch. Otolaryngol 96 493-498
120. Tos M, Lau T (1989) Stability of tympanoplasty in children. Otolaryngol-Clin-North-Am 22(1): 15-28
121. Tos M. Lau T (1988) Treatment of cholesteatoma in children. Residual cholesteatoma related to observation time. Adv-Otorhinolaryngol 40: 142-8
122. Tos M (1983) Treatment of cholesteatoma in children. A long-term study of results.Am-J-Otol 4(3): 189-97
123. Triglia J M, Gillot (1993) .C, Giovanni A, Cannoni M Cholesteatoma of the middle ear in children. Apropos of 80 cases and review of the literature Ann-Otolaryngol-Chir-Cervicofac 110(8): 437-43
124. Valtonen H, Qvarnberg Y, Puhakka H, Nuutinen J (1997) Early post-tympanostomy otorrhea in children under 17 months of age. Acta-Otolaryngol-Stockh 117(4): 569-73
125. Vartiainen E (1992) Results of surgical treatment for chronic noncholesteatomatous otitis media in the pediatric population. Int-J-Pediatr-Otorhinolaryngol 24(3): 209-16
126. Vartiainen E, Nuutinen J (1992) Long-term results of surgery for childhood cholesteatoma. Int-J-Pediatr-Otorhinolaryngol 24(3): 201-8
127. Weber P C, Adkins W Y Jr (1997) Congenital cholesteatomas in the tympanic membrane. Laryngoscope 107(9): 1181-4
128. Yanagihara N, Gyo K, Sasaki Y, Hinohira Y (1993) Prevention of recurrence of cholesteatoma in intact canal wall tympanoplasty. Am-J-Otol 14(6): 590-4
129. van-Zanten M E (1991) No reason to set an age limit on tympanic membrane closure in children Ned-Tijdschr-Geneeskd 23; 135(12): 511-4

Nasenchirurgie im Kindesalter

W. Stoll

	Einleitung	59
	Operationsindikationen	60
1	Funktionelle Behinderung durch angeborene Fehlbildungen	60
1.1	Ektodermale Fehlbildungen	61
1.1.1	Nasale Fisteln	62
1.1.2	Dermoide, Epidermoidzysten	62
1.2	Neurogene Fehlbildungen	64
1.2.1	Meningoenzephalozelen	64
1.2.2	Gliome	64
1.3	Mesenchymale Fehlbildungen	66
1.4	Choanalatresie	67
2	Funktionelle Behinderungen durch traumatische Erkrankungen	70
2.1	Traumafolgen an der Nasenscheidewand	70
2.1.1	Zusätzliche Eingriffe an der Nasenpyramide (Septorhinoplastik)	75
2.2.1	Offene Septorhinoplastik	76
2.3	Septumhämatom, Septumabszeß	77
3	Funktionelle Behinderung durch Nasenmuschelhypertrophie	78
3.1	Operative Maßnahmen	79
3.1.1	Streifenconchotomie	80
3.1.2	Submuköse Muschelplastik	80
3.1.3	Anteriore Turbinoplastik	82
3.1.4	Laserchirurgie	82
3.1.5	Elektrostichkoagulation, Diathermie, Kryotherapie	82
3.1.6	Conchotomie der mittleren Muschel	83
4	Funktionelle Behinderung durch Tumoren	84
	Literatur	84

Einleitung

Literaturangaben über die Nasenchirurgie bei Kindern finden sich bereits im 16. und 17. Jahrhundert [20, 43].

In den letzten 30 Jahren ist die Anzahl der Publikationen sprunghaft angestiegen. Dies ist vor allem auf neue Instrumente sowie endoskopische und mikroskopische Techniken zurückzuführen. Infolge dieser Entwicklung läßt sich ein euphorisierender Trend erkennen, sich zunehmend operativ an kindlichen Nasen zu betätigen. Die meisten Autoren sind sich jedoch darüber einig, daß die Indikationen für chirurgische Manipulationen sehr streng gestellt werden müssen, um operationsbedingte Entwicklungsstörungen zu vermeiden.

Die Nasenchirurgie bei Kindern sollte daher ausschließlich von sehr erfahrenen HNO-Chirurgen ausgeübt werden, die die Fehler und Gefahren genau kennen [8, 17].

Operationsindikationen

Die operativen Maßnahmen im Bereich der äußeren und inneren Nase zielen in der Regel auf die Beseitigung angeborener oder erworbener pathologischer Veränderungen.

Die Erhaltung oder Wiederherstellung der Nasenfunktion und die Vermeidung von Spätschäden müssen stets vorrangig in die Operationsplanung einbezogen werden.

Die nachfolgenden Erläuterungen beziehen sich auszugsweise auf Ursachen nasaler Obstruktionen, die in Tabelle 1 zusammengestellt sind:

1 Funktionelle Behinderung durch angeborene Fehlbildungen

Die Entwicklung des Gesichtsschädels vollzieht sich in der 3. bis 5. Embryonalwoche. In dieser Zeit können sich ektodermale, neurogene und mesenchymale Fehlbildungen im Bereich der Nase manifestieren. Das klinische Erscheinungs-

Tabelle 1. Ursachen nasaler Obstruktion im Kindesalter

häufig	selten	sehr selten
Septumpathologie	Dermoid	Mißbildungen
Nasendeformität (erworben)	Epidermoidzyste	z.B.
Muschelhypertrophie	Meningocele (-enzephalozele)	komplette Nasenspalten
adenoide Vegetation	Gliom	Rhinodymie
Hämangiom	Dysplasie	Proboszis lateralis
Choanalatresie		
anteriore Stenose		
Septumhämatom		
Septumabszeß		
Polyposis nasi und andere Tumoren		

bild ist meistens mit einer Symptomatik behaftet, die früher oder später eine operative Sanierung bzw. Korrektur erfordert.

Dies gilt auch für die verschiedenen Dysplasien, die als kranio-faziale Fehlbildungen während der Gewebsdifferenzierung und des Organwachstums entstehen. Typische „Nasenmerkmale“ sind beim Meckel-Syndrom, Franceschetti-Syndrom, Goldenhaar-Syndrom, Apert-Syndrom etc. zu finden, werden aber an dieser Stelle nicht weiter abgehandelt [12, 57, 66].

1.1 Ektodermale Fehlbildungen

Pathogenese: Für die ektodermalen Fehlbildungen sind verschiedene Mechanismen der Epitheleinschließung bzw. Epithelversprengung bekannt. Anfang des 2. Embryonalmonats wachsen die medialen und lateralen Nasenfortsätze sowie Oberkieferfortsätze in Richtung Gesichtsmitte. Bei den Verschmelzungsvorgängen können ektodermale Strukturen eingeschlossen werden, die später als Fisteln, Zysten, Dermoide und Epidermoidzysten meist in der Mittellinie, aber auch über der lateralen Nasenwand, in Erscheinung treten.

Im Bereich des Stirnfortsatzes ist für die Entstehung ektodermaler Fehlbildungen eine Entwicklungsphase von Bedeutung, während der Ektoderm und Dura nur von einer Membran getrennt im Bereich des Fonticulus frontonasalis, einer knochenfreien Brücke zwischen frontalem und nasalem Knochen, aneinander liegen. Durch intramembranöses Knochenwachstum kann Ektoderm eingeschlossen werden, das sich später im pränasalen Raum als Fehlbildung bemerkbar macht (Abb. 1).

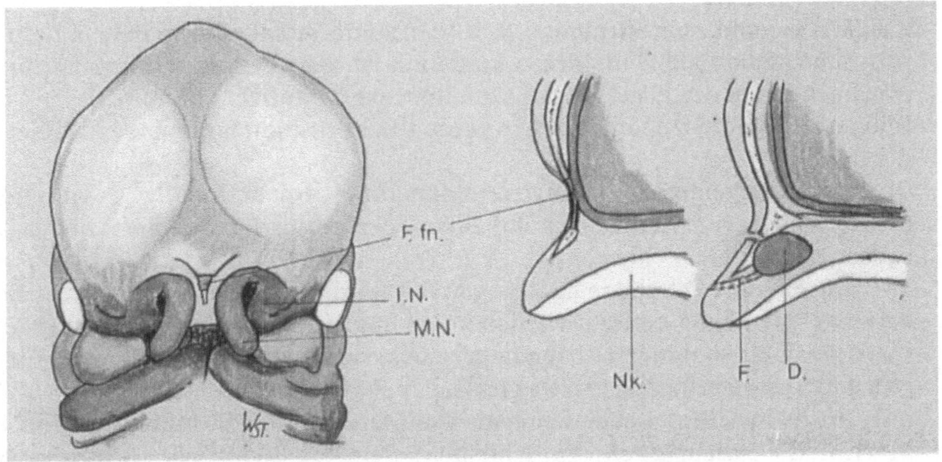

Abb. 1. Entwicklungsstadium in der ca. 5. Woche

F.fn. = Fonticulus frontonasalis
M.N. = mittlerer Nasenfortsatz
L.N. = lateraler Nasenfortsatz
D. = Dermoidzyste
F. = Fistelgänge
Nk. = Nasenkapsel

1.1.1 Nasale Fisteln

Klinik: Sie liegen meist in der Mittellinie und fallen oft nach einer entzündlichen Exacerbation auf. Es entstehen kleine Öffnungen,aus denen sich milchiges Sekret entleert. Die Fisteln sind häufig entzündet und führen zur Rötung und Schwellung des Nasenrückens. Abszedierungen sind nicht selten.

Die Fisteln enden meist subkutan, können aber auch bis in die Nasenscheidewand, unter das Nasenbein und entlang der Schädelbasis bis in den intrakraniellen Raum ziehen. Eine familiäre Disposition ist bekannt [66].

Diagnostik: Inspektion, Sondierung, eventuell Darstellung mit Röntgenkontrast, bei größeren Befunden koronares NNH-CT und Kernspintomographie.

Operatives Vorgehen: Das chirurgische Ziel muß stets die komplette Excision sein. Die Fistelöffnung wird ovalär umschnitten und der Gang in die Tiefe verfolgt. Eine evtl. notwendige Zugangserweiterung empfiehlt sich lateral über einen Killian-Schnitt im medialen Augenwinkel. Ein vertikales Auftrennen des Nasenrückens wird von uns wegen der starken Narbenbildung und des schlechten postoperativen kosmetischen Ergebnisses vermieden. Stattdessen empfehlen wir einen Zugang wie bei einer offenen Rhinoplastik über eine Butterfly-Inzision im Columellabereich (Abb. 2c). Dieser Zugang ist für eine vollständige subkutane und ggf. intraseptale Ausräumung geeignet. Das Septum selbst sollte dabei so wenig wie möglich traumatisiert werden. Sofern es die Pathologie der Fistel erfordert, kann die offene Rhinoplastik mit einer lateralen Rhinotomie kombiniert werden [49, 63, 74].

1.1.2 Dermoide, Epidermoidzysten

Klinik: Dermoide unterscheiden sich von Epidermoidzysten durch Einschluß von Hautanhangsgebilden. Ihre Lokalisation ist dem Entstehungsmechanismus entsprechend in der Regel auf die Mittellinie beschränkt (Abb. 2a).

Diagnostik: Computertomographie (Abb. 2b), Kernspintomographie und Nativ-Röntgen.

Operatives Vorgehen: Die operative Maßnahme wird notwendig, wenn ausgedehnte knöcherne Arrosionen auffallen oder rezidivierende Infektionen zu beobachten sind.

Die operative Methode muß so gewählt werden, daß die Zyste bzw. das Epidermoid vollständig entfernt werden kann. In gleicher Sitzung sind evtl. rekonstruierende Maßnahmen notwendig, um bestehende knöcherne Defekte auszugleichen. Der externe Zugangsweg hat sich bewährt (Abb. 2c).

Im frühen Kindesalter kann man allerdings mit der Rekonstruktion im Bereich des Nasenrückens zurückhaltend sein, da sich viele Defekte durch Wachstumsschübe von alleine decken. Am fast ausgewachsenen Schädel empfehlen wir autologe Knorpel- bzw. Knochentransplantate. Zur Defektdeckung und Septumstütze steht bei kleineren Kindern der handelsübliche dehydrierte gammabestrahlte Knorpel (Firma Biodynamics) zur Verfügung.

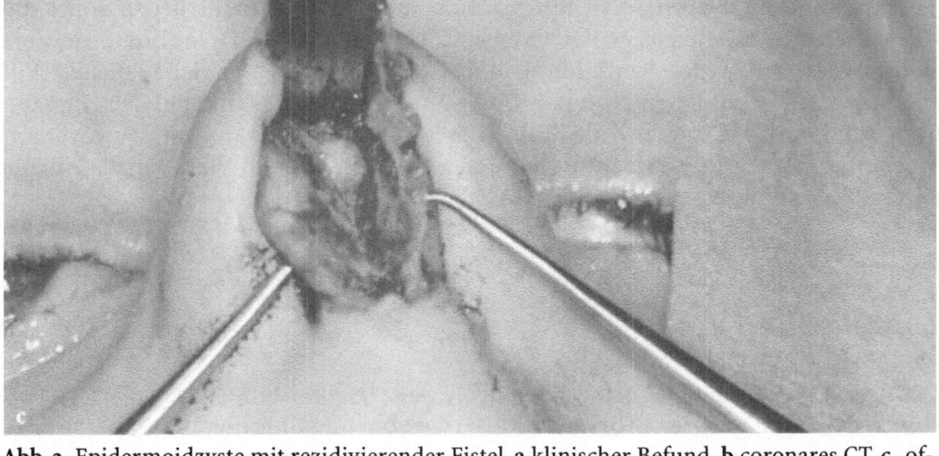

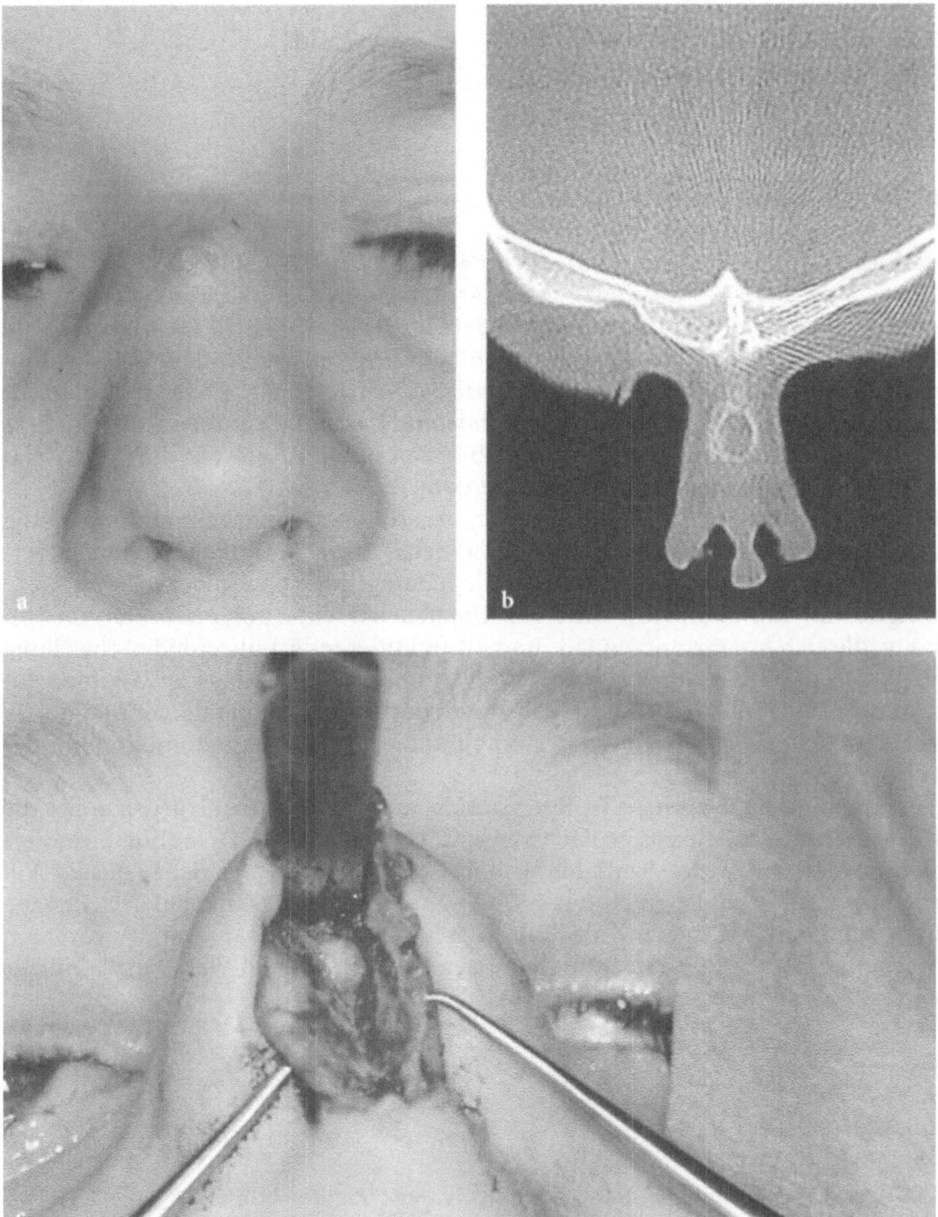

Abb. 2. Epidermoidzyste mit rezidivierender Fistel. **a** klinischer Befund, **b** coronares CT, **c** „offener“ Zugang

1.2 Neurogene Fehlbildungen

1.2.1 Meningoenzephalozelen

Pathogenese: Meningozelen bzw. Meningoenzephalozelen sind als liquorgefüllte Hernien definiert. Sie entstehen durch unvollständige Obliteration des Foramen caecum. Während bei den Meningoenzephalozelen zusätzlich Hirnsubstanz im Bruchsack zu finden ist, enthalten Meningozelen lediglich Liquor. Die Fehlbildungen können im gesamten Schädelbasisbereich auftreten. Daher werden okzipitale, kraniale, frontoethmoidale, orbitale und basale Zelen unterschieden. Eine intra- und extranasale Ausdehnung ist bekannt und muß stets in differentialdiagnostische Erwägungen einbezogen werden [12, 77, 79].
Klinik: Anamnestisch finden sich neben der Nasenatmungsbehinderung häufig Kopfschmerzen, Schwindel, Übelkeit und Sehstörungen. Unter Umständen werden Rhinoliquorrhoe und rezidivierende Meningitiden angegeben.
Diagnostik: Endoskopisch sieht der Untersucher eine polypenartige Vorwölbung, die sich komprimieren läßt und als fluktuierende, pulsierende Schwellung imponiert, die insbesondere beim Schreien und in Kopftieflage an Volumen zunimmt. Eine Probeexcision ist kontraindiziert. Zur präoperativen Diagnostik gehören unbedingt die Computertomographie und Kernspintomographie des Schädels.
Therapeutisches Vorgehen: In Kooperation mit dem Neurochirurgen sollte die Revision der Schädelbasis geplant werden. Das Ausmaß der Operation orientiert sich an der Größe der Fehlbildung und dem Defekt in der Schädelbasis. Ein endoskopisches Vorgehen ist nur bei Minimaldefekten praktikabel. Der Zugang über den medialen Augenwinkel mit Darstellung und Präparation der vorderen Siebbeinregion bietete eine gute Übersicht und ausreichend Platz für die Anlage einer „wasserdichten Duraplastik“ [62].

1.2.2 Gliome

Pathogenese: Glioma nasi sind seltene Fehl- bzw. Neubildungen [12, 57, 65, 77, 79]. Ihre Entstehung wird kontrovers diskutiert, wobei folgende Hypothesen vorherrschen:

1. Versprengung von Hirnsubstanz, die eigenständig proliferiert.
2. Blastomatöser Ursprung
3. Entstehung aus Neurogliazellen der Mukosa in der Umgebung des Bulbus olfactorius.

Nasale Gliome haben keine familiäre Disposition. 60 % der Tumoren wachsen extranasal, 30 % intranasal und 10 % extra- und intranasal [2, 50].

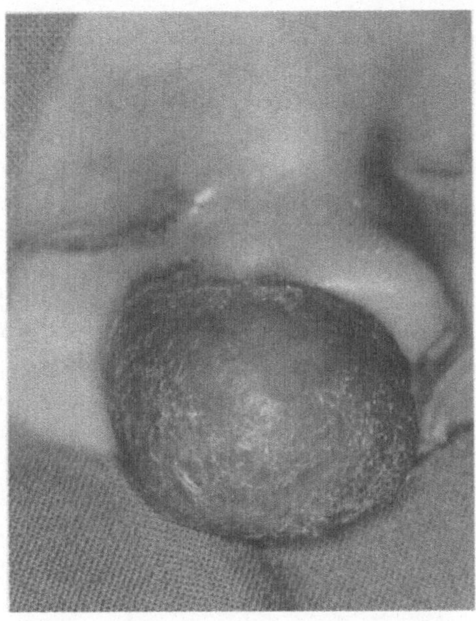

Abb. 3. Extranasales Gliom (2. postnataler Tag)

Klinik: Sichtbare Tumoren (Abb. 3) fallen als solide, feste, nicht komprimierbare Neubildungen auf. Durch ihre Morphologie unterscheiden sie sich schon durch die Inspektion von den Meningozelen, zumal sie auch in der Regel nicht pulsieren und nicht anschwellen, auch nicht in Kopftieflage oder beim Schreien.

Abb. 4. a Intranasales Gliom endoskopisch, **b** Intranasales Gliom im coronaren CT (6. postnataler Tag)

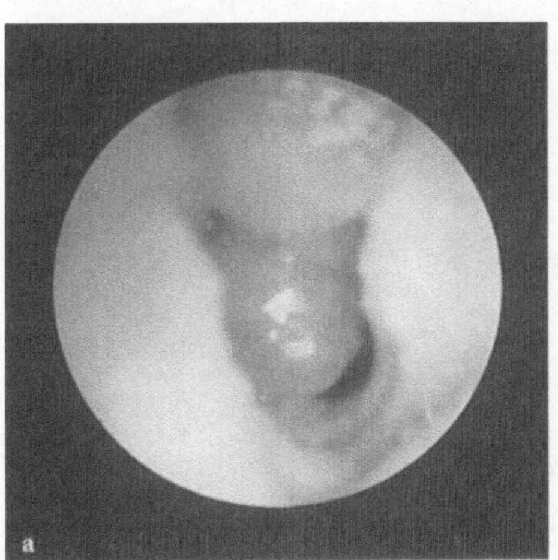

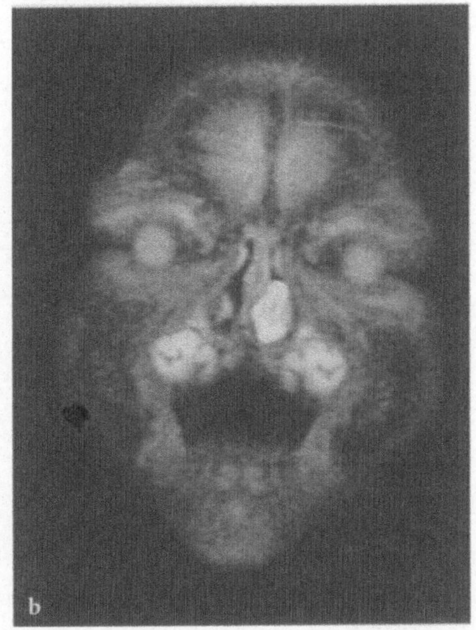

Die nicht sichtbaren Gliome verursachen Nasenatmungsbehinderung, Nasenbluten und unter Umständen eine Rhinoliquorrhoe.

Diagnostik: Endoskopisch ist die tumoröse Vorwölbung meist mit einem Stiel, der bis in den pränasalen Raum reicht, gut zu identifizieren (Abb. 4a). Die diagnostische Abklärung mit einem Computertomogramm und Kernspintomogramm ist unbedingt erforderlich (Abb. 4b).

Operatives Vorgehen: Ist aufgrund der bildgebenden Verfahren eine Verbindung zum intrakraniellen Raum ausgeschlossen, d.h. kein knöcherner Schädelbasisdefekt nachweisbar, und besteht kein Hinweis auf eine Meningitis oder Rhinoliquorrhoe, so ist die endoskopische Abtragung der erste therapeutische Schritt. Nachkontrollen sind aber unbedingt erforderlich, da 10 % der Gliome eine Verbindung zum intrakraniellen Raum aufweisen, die sich auch unter Umständen nicht auf bildgebenden Befunden abzeichnet [2, 12, 50, 63, 65]. Eine primäre Kraniotomie ist aber in der Regel nicht notwendig.

Anmerkung: Auf die histologische Abklärung kann nicht verzichtet werden, da differentialdiagnostisch an Lymphangiome, Neuroblastome, Neurofibrome, Rhabdomyosarkome, Papillome etc. gedacht werden muß.

1.3 Mesenchymale Fehlbildungen

Hämangiome treten in einer Häufigkeit von ca. 3 % bei Kindern auf. Als kapilläre oder kavernöse Hämangiome sowie Mischformen sind sie in der Nase ausgesprochen selten. Das Mukosahämangiom sitzt bevorzugt im Cavum nasi, im Nasenvorhof (Abb. 5) und im Bereich der Muscheln, seltener im Bereich des hinteren Septums oder des Siebbeins.

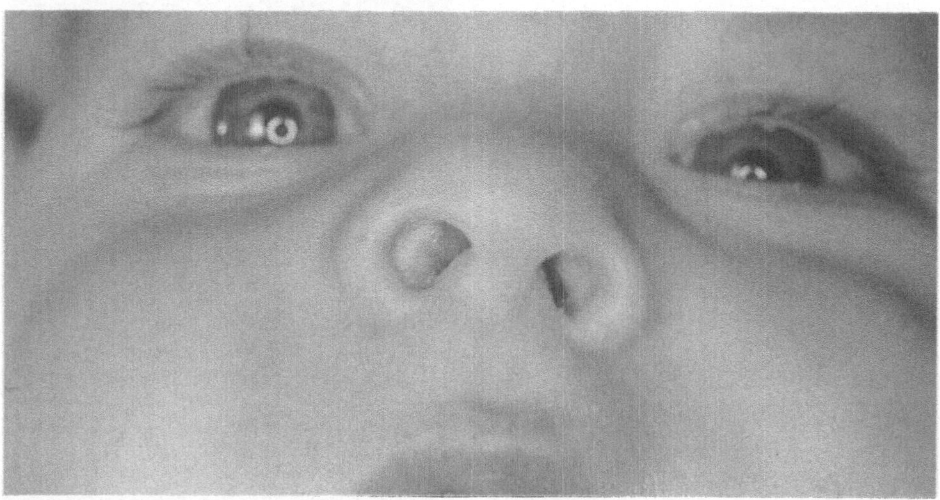

Abb. 5. Hämangiom im rechten Nasenvorhof (Keine Therapie, spontane Rückbildung nach 14 Monaten)

Klinik: Der weiche Tumor fällt durch seine livide Verfärbung und ggf. durch rezidivierende Blutungen auf.

Die Ausdehnungsbestimmung schließt die endoskopische Inspektion, Computertomographie, Kernspintomographie und Angiographie ein.

Therapie: Ein invasives Vorgehen ist in der Regel nicht erforderlich, da sich die Hämangiome meist spontan zurückbilden. Behandlungsbedarf besteht ausschließlich bei destruktivem Wachstum und bei erheblichen funktionellen und ästhetischen Behinderungen. Bei mittelgroßen Tumoren wird der Einsatz von Magnesium seeds und von Corticosteroiden sowie Fibrinkleber propagiert [56,59].

Sollte die Entfernung eines größeren Tumors notwendig sein, so hilft u.U. ca. 24 Stunden vor dem geplanten Eingriff eine Embolisation, die im Rahmen der anstehenden Angiographie durchgeführt werden sollte.

1.4 Choanalatresie

Pathogenese: Für die Entstehung der Choanalatresie werden ein Persistieren der Membrana buccopharyngea, der Membrana bucconasalis, Vorwachsen der Processus palatini zum Keilbein (hoher Gaumen) oder eine Dysgenese der Choanenwand mit Exostosenbildung diskutiert.

Entsprechend der Lokalisation der Atresieplatte unterscheidet man eine intranasale, marginale und retronasale Atresie. 10 % der Atresieplatten sind membranös, 90 % knöchern. Die doppelseitige Choanalatresie ist ca. 5 mal seltener als die einseitige [76, 77].

Klinik: Eine doppelseitige Choanalatresie ist lebensgefährlich, da eine Atmung nur während des Schreiens möglich ist. Bei den betroffenen Kindern tritt bei dem Versuch, durch die Nase zu atmen, eine Zyanose auf. Ruckartige stridoröse arrhythmische Inspirationen folgen Ausatmungsphasen mit Aufblasen der Wangen ohne Nasenflügelbewegung. Es droht der Erstickungstod. Andere Kinder werden durch eine Störung der Nahrungsaufnahme sowohl beim Stillen als auch bei der Fütterung mit der Flasche auffällig, da sie versuchen, durch den Mund gleichzeitig zu atmen und zu saugen [14, 55]. Aspirationsneigung, Husten und Erstickungsanfälle sind richtungsweisend.

Diagnostik: In der Münsteraner Neugeborenenabteilung wird unmittelbar nach der Geburt die Spiegelprobe durchgeführt. Ist sie unauffällig, so besteht kein Anlaß, das Neugeborene, das ein obligater Nasenatmer ist, mit anderen Maßnahmen zu behelligen. Fällt die Spiegelprobe negativ aus, so folgt das transnasale seitengetrennte Absaugen.

Trifft der Sauger beidseits nach 3–4 cm auf ein unüberwindliches Hindernis, so ist die Wahrscheinlichkeit einer Choanalatresie groß, und es werden Sofortmaßnahmen eingeleitet. Dazu zählen vor allem die Einlage eines Güdeltubus oder die Intubation und das Legen einer Magensonde.

Zur Sicherung der Diagnose folgen dann endoskopische Untersuchungen mit starren oder flexiblen Optiken transnasal bzw. transoral (Abb. 6a).

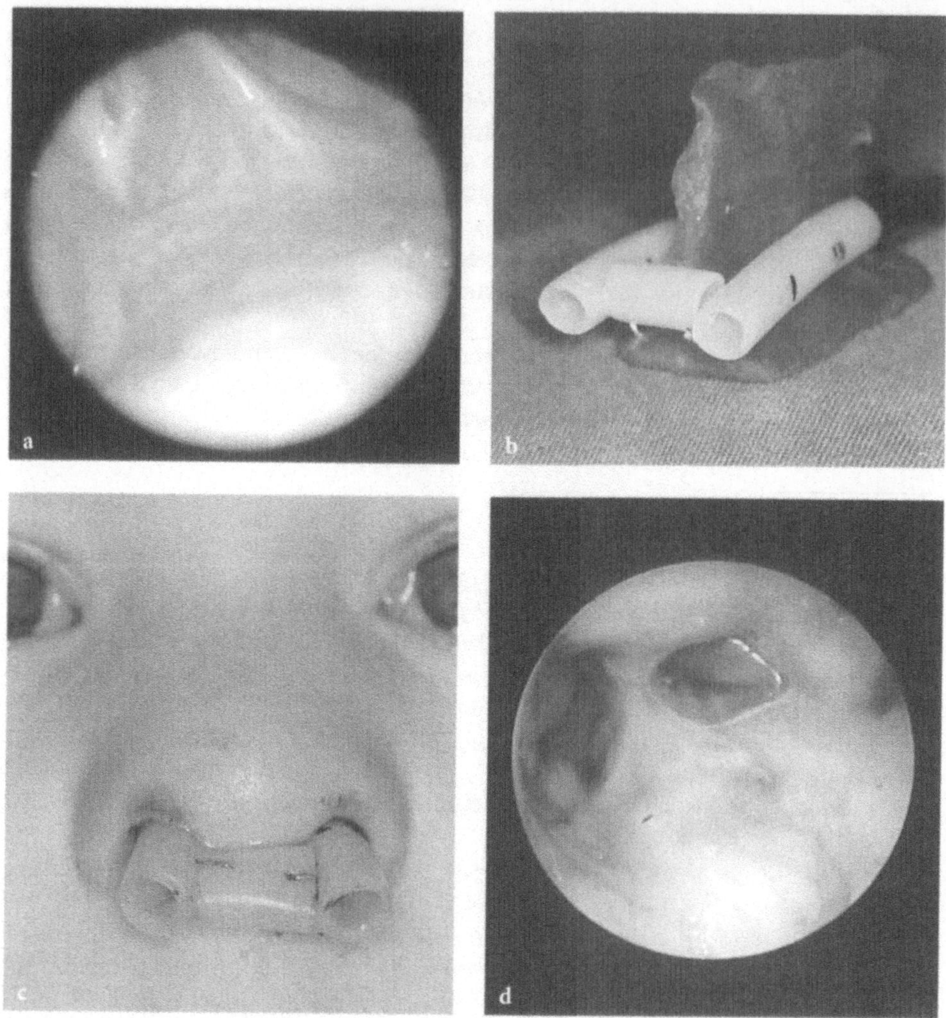

Abb. 6. Doppelseitige Choanalatresie. **a** Aufnahme durch den Nasenrachenraum, **b** Platzhalteranordnung am Modell, **c** Columellaschutz durch Distanzscheibe, **d** Eröffnete Choane (6 Wochen postoperativ)

Auf die Röntgendiagnostik kann bei Neugeborenen in der Regel verzichtet werden.

Operatives Vorgehen: Nach Sicherung der Diagnose erfolgt am ersten oder folgenden Lebenstag der Perforationsversuch.

Als Zugangsweg ist eine Zwei-Wege-Technik am hängenden Kopf transnasal und transoral am besten geeignet, wobei der Einsatz von Mikroskop und Endoskop hilfreich sein kann. Zur Perforation eignen sich Kieferhöhlenbougies, Trokarstanzen, Diamantbohrer und bei dünnen membranösen Verschlüssen auch der CO_2-Laser. Die Öffnungen müssen so dimensioniert sein, daß beidseits ein 4er-Kindertubus mühelos eingepaßt werden kann. Um ein Herausrutschen der Platzhalter zu verhindern, werden diese über den transoralen Zugang miteinander vernäht (Abb. 6b). Wichtig ist die Sicherung der Tuben vor der Columella mit Einpassen einer Distanzscheibe, um spätere Columellaläsionen zu verhindern (Abb. 6c). Nach ein bis zwei Wochen werden die Platzhalter gewechselt und durch größere ersetzt.

Bei unauffälligem Verlauf ohne Rezidivneigung (Abb. 6d) kann nach 4–6 Wochen auf eine Bougierungsbehandlung übergegangen werden, die die Eltern eigenständig zu Hause mit gesalbten Wattetupfern durchführen.

Neigt die Atresieregion zur Restenosierung, so ist ein transpalatinales Vorgehen indiziert. Dieses Verfahren ist auch bei schweren einseitigen Stenosen und bei älteren Kindern (Abb. 7) indiziert.

Transpalatinale Atresieplattenoperation: Ein bogenförmiger Schnitt, der ca. 0,5 cm hinter der Kante des knöchernen Gaumens angelegt wird, ist ebenso geeignet wie eine Längsinzision. In jedem Fall darf der Schnitt nicht zu weit nach lateral gezogen werden, um eine Schädigung der A. palatina descendens und des N. palatinus major zu verhindern. Nach Perforation des weichen Gaumens wird die Nasenschleimhaut möglichst lappenförmig präpariert und zur Seite geschoben. Danach erfolgen die Darstellung der Atresieplatte und die Abtragung mit kleinen Stanzen und Bohrern. Die untere Vomerkante wird ausreichend abgetragen, d.h. eine Resektion der sog. Mittelliniendeformität vorgenommen [75]. Die Tubenwülste müssen geschont werden. Wachstumsstörungen nach Vomerresektion sind nicht zu befürchten [33]. Auch nach Abschluß der transpalatinalen Atresieplattenentfernung werden Platzhalter über mehrere Wochen eingelegt.

Anmerkung: Das transseptale Vorgehen [69] wird fast regelmäßig in Operationslehren beschrieben, findet aber in der Praxis wenig Anhänger, da die Übersicht ausgesprochen schwierig ist [17] und die Indikation sicherlich nur auf

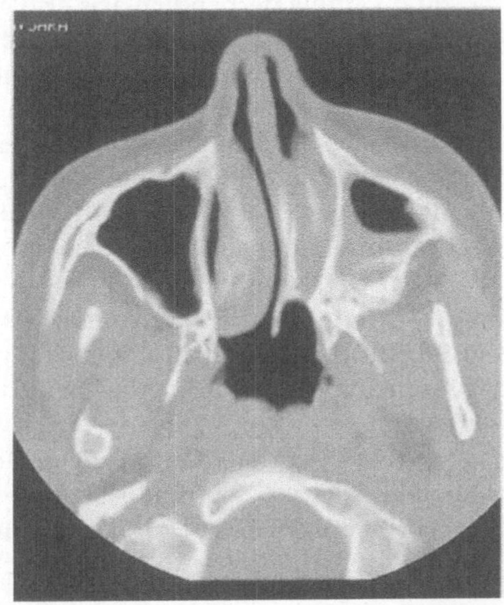

Abb. 7. Einseitige Choanalatresie rechts mit Septumdeviation im 8. Lebensjahr

dünnwandige Platten beschränkt werden muß. Eigene Erfahrungen mit dieser Technik liegen nicht vor.

2 Funktionelle Behinderungen durch traumatische Erkrankungen

2.1 Traumafolgen an der Nasenscheidewand

Die Indikation zur Chirurgie an der kindlichen Nasenscheidewand unterliegt den in der Einleitung genannten Kriterien. Bei einer starken Nasenatmungsbehinderung aufgrund einer massiven Septumpathologie und/oder Nasendeformität ist eine Septumplastik oder Septorhinoplastik durch einen erfahrenen Chirurgen nicht zu umgehen.

Grundkenntnisse über den Mechanismus des Nasenwachstums sind allerdings die Voraussetzung für eine altersbezogene adäquate Operationsplanung. Die wichtigsten Fakten werden kurzgefaßt rekapituliert.

Entwicklung der Nase im Kindesalter

- Bei der Geburt besteht das Septum (Septum-Ethmoidsegment) bis auf 2 kleine Knochenbälkchen im Vomerbereich und der Prämaxille aus Knorpel. Durch Ossifikation des Siebbeins (Mittelstück = Lamina perpendicularis), der Keilbeinregion, der Oberkiefer- und Gaumenplatte wird der Septumknorpel bis auf die Lamina quadrangularis reduziert. Die Fusion von Vomer und Lamina perpendicularis erfolgt im 6. bis 8. Lebensjahr.
- Septum- und Seitenknorpel sind eine anatomische Einheit. Als dorso-septaler Knorpel bilden sie die wesentliche Stütze der kindlichen Nasenpyramide. Die Trennung von Seitenknorpel und lateralem Flügelknorpel vollzieht sich langsam bis zum 6. Lebensjahr.

Vergleichende tierexperimentelle Studien haben gezeigt, daß eine willkürliche Schädigung des dorsoseptalen Knorpels zu massiven Veränderungen und Wachstumshemmungen im Bereich der Nase führt [31, 70, 71].

Klinische Langzeitbeobachtungen bestätigen diese Experimente [72, 80]. Defekte in der Zone, die das Nasengerüst stützt, verursachen eine Entwicklungsstörung mit Verkürzung und Abflachung der Nasenspitze. Defekte an der Nasenbasis indizieren eine Rückverlagerung der Spina nasalis mit eingezogener Columella.

- Septumdeviationen im vorderen Drittel sind überwiegend traumatisch. Die Häufigkeit der Septumdislokation infolge des Geburtsaktes wird dabei auf 3 bis 15 % geschätzt [19, 39, 48]. Vomerleisten und Spornbildung am mittleren und hinteren Septum sind wachstumsbedingt, da sich Lamina perpen-

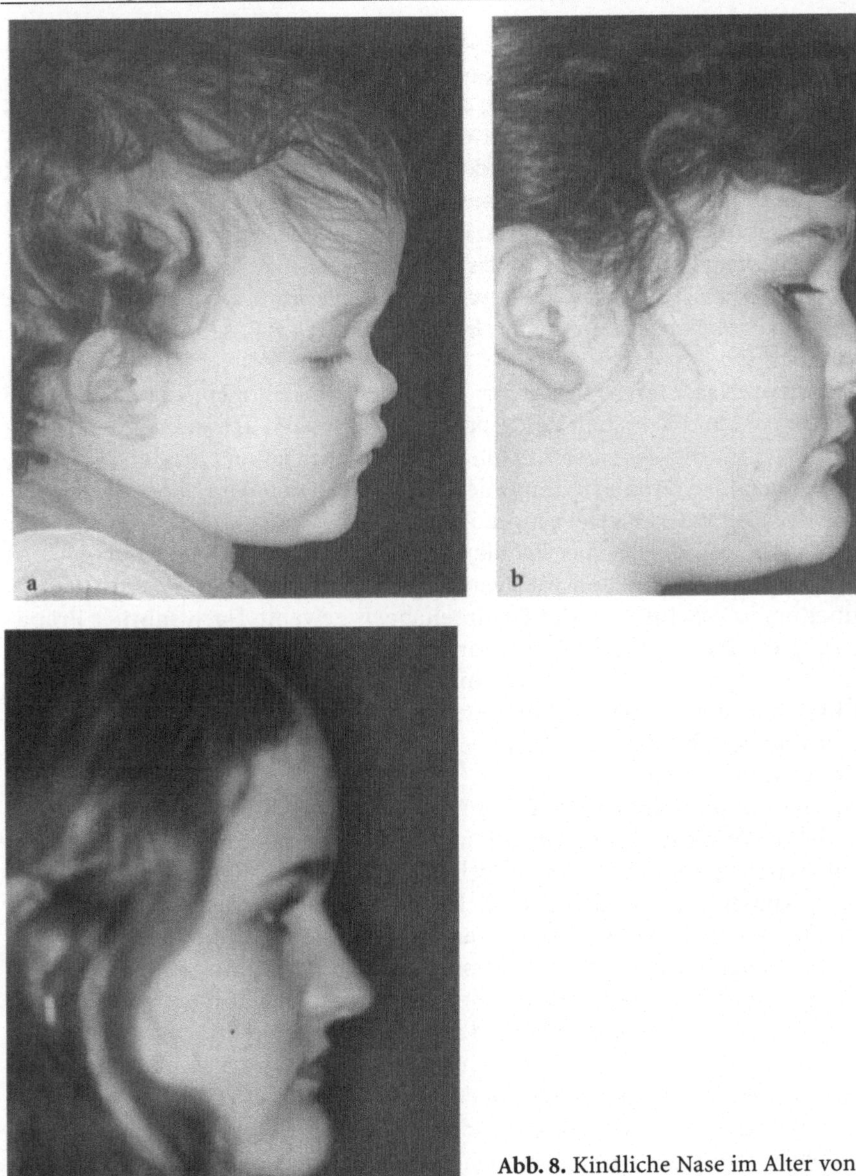

Abb. 8. Kindliche Nase im Alter von **a** 15 Monaten **b** 6 Jahren **c** 14 Jahren

dicularis und bilaterale Vomeranlage zwischen 10. und 17. Lebensjahr phasenweise überlappen.

- Die kindliche Nase ist äußerlich gegenüber der eines Erwachsenen durch eine verminderte frontale Projektion, kleineren nasofacialen Winkel, zurückliegende flache Ossa nasalia, kürzeres Septum, flachere abgerundete Spitze, kürzere Columella und rundere Nares gekennzeichnet (Abb. 8a).

- Über die Pubertät hinaus richtet sich bis zum 20. Lebensjahr bei Männern und bis zum 18. Lebensjahr bei Frauen die Nasenpyramide auf, der nasofaciale Winkel erreicht 30–40 Grad, der nasolabiale 90–100 Grad. Die Nares werden ovalär gestreckt, und die Columella verlängert sich. Die Ossa nasalia wachsen über die Knorpelstruktur. Der darüberliegende Knorpel wird resorbiert und die Lamina perpendicularis im ersten Lebensjahr aus dem septoethmoidalen Segment ersetzt. Es bleibt eine stabilisierende Überlagerung von einigen Millimetern zwischen Ossa nasalia und Seitenknorpeln, die sog. K-Area [46]. Das Wachstum der Nase verläuft nicht kontinuierlich, sondern schubweise mit einem pubertären Spurt [45] (Abb. 8b+c).

Eine besondere Nasenform tritt nach Traumen im Bereich der Grenzzone zwischen Knorpel und Knochen des Septums bei frontalen Traumen auf. Ein Beispiel für die Hemmung des nasomaxillären Komplexes ist das Binder-Syndrom, das als nasomaxilläre Dysplasie imponiert. Die knorpelige Nase bleibt hypoplastisch, und die Columella ist tief eingezogen.
Kasuistik (s. Abb. 9a-c): Da das Problem der 15-jährigen Patientin primär im prämaxillären Raum zu suchen war, wurde als Zugang eine offene Septorhinoplastik über einen V-Schnitt an der Columellabasis gewählt. Nach subtiler Präparation gelang es, den dorsoseptalen Knorpel vollständig auszulösen und vorzuverlagern. Die Prämaxille selbst wurde mittels autologem Knorpelstreifen erhöht und das knöcherne Nasengerüst über eine laterale und transversale Osteotomie mobilisiert und angehoben. Zur Verlängerung der Columella diente die VY-Plastik an der Columellabasis.
Klinik der Septumpathologie: Die Erstuntersuchung der Nase sollte unmittelbar nach der Geburt erfolgen. Septumluxationen bei Neugeborenen werden mit einer Häufigkeit zwischen 3 und 15 % angegegeben [48]. Einfache Repositionen werden oftmals von Kinderärzten und Geburtshelfern vorgenommen [58]. Grundsätzlich ist aber zu empfehlen, daß ein HNO-Facharzt diese Manipulationen vornimmt, zumal in ca. 50 % auch nach Repositionsversuchen die Subluxation bestehen bleibt.

Nur in Ausnahmesituationen wie bei einem septumbedingten „respiratory distress syndrom" ist eine Operation in der ersten Lebenswoche zu vertreten [11].

Grundsätzlich sollte in jedem Kindesalter die traumatische Deformität durch eine eingehende Inspektion gesichert und fotodokumentiert werden. Der endonasale Befund bedarf der eingehenden Endoskopie. Die Rhinomanometrie ist zur Objektivierung der Nasenatmungsbehinderung geeignet, aber im Kindesalter mit besonderen Ableitungsproblemen behaftet [3, 4, 24, 27, 38]. Für die Indikation zur Operation ist sie nicht zwingend erforderlich. Besteht anamnestisch ein Hinweis auf eine Begleiterkrankung im Nasennebenhöhlenbereich, so ist eine Röntgendiagnostik nativ oder durch koronare Computertomographie angezeigt.

Die präoperative Beurteilung des Zahnstatus ist angezeigt, da Kinder mit Septumschiefstand eine höhere Wahrscheinlichkeit zur Entwicklung einer Malokklusion haben [13].
Operatives Vorgehen: Nach Anlage der Hemitransfixion erfolgt die Tunnelung in bekannter Weise. Das Ausmaß der Tunnelung richtet sich nach der Pathologie.

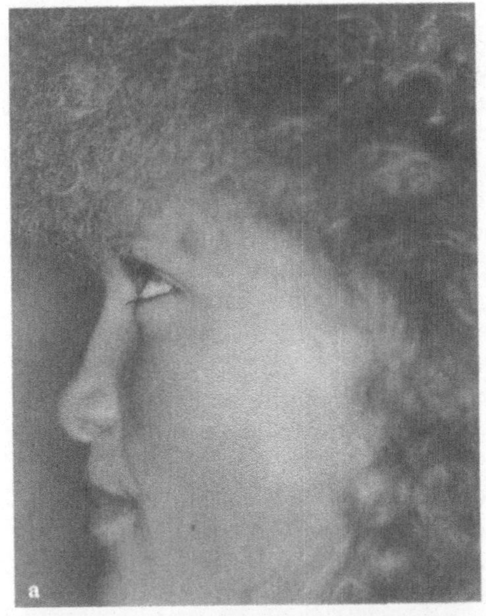

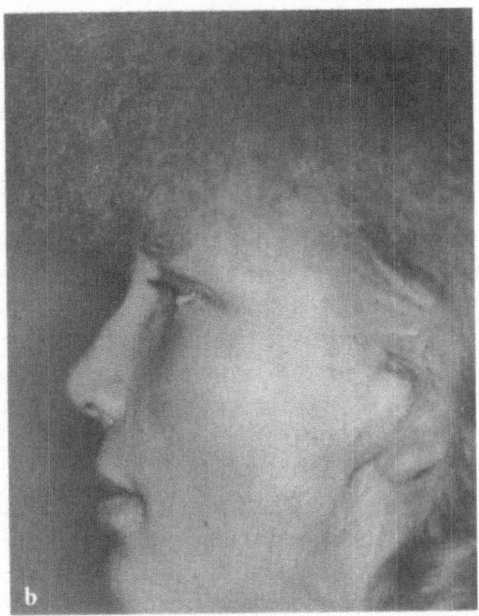

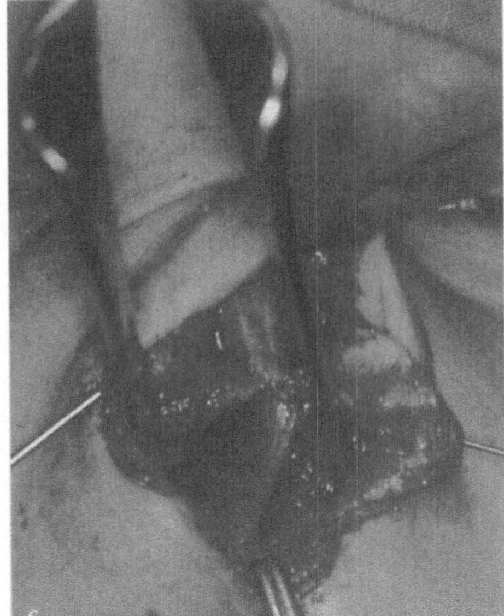

Abb. 9. Binder-Syndrom. **a** präoperatives Profil, **b** postoperatives Profil (siehe Kasuistikbeschreibung), **c** dorsoseptaler Knorpelblock, **d** Nasenbasis nach VY-Plastik

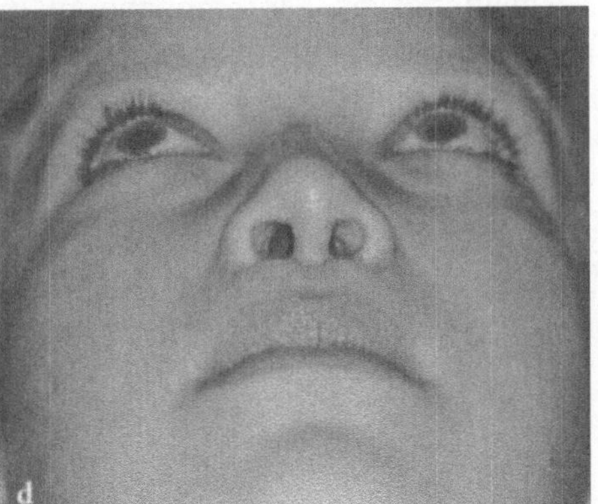

Die Elevation des Mucoperichondriums – ein- oder beidseitig – hat keinen Nachteil bezüglich des Wachstums. Allerdings darf diese Schicht intraoperativ nicht unnötig traumatisiert werden. Die Anlage der unteren Tunnel ist möglichst zu unterlassen.

Isolierte Leisten und Sporne lassen sich minimalinvasiv über einen kleinen lokalen Tunnel abtragen anstatt über eine groß angelegte beidseitige Tunnelung. Das septospinale Ligament ist möglichst zu belassen.

Merke: Prinzipiell sind die Hauptwachstumszonen und Proliferationszentren der Nasenscheidewand im Bereich der kaudalen Septumkante, der vomeroprämaxillären Sutur und der Ossifikationslinie zwischen Lamina quadrangularis und Lamina perpendicularis zu schonen. Aus diesem Grunde sollte möglichst auf eine posteriore Chondrotomie verzichtet werden (Abb. 10) [31, 42, 53]. Sofern die freie Septumvorderkante in sich nicht verbogen ist, sollte sie auch nicht durch grobe Manipulationen geschädigt werden [72]. Korrekturen am Vomerknochen bleiben wahrscheinlich ohne Folgen für das spätere Wachstum [45,70].

Eine Abtrennung der Seitenknorpel vom Septumknorpel ist nur ausnahmsweise zu vertreten und sollte tunlichst vermieden werden – auch bei Durchführung eventuell notwendiger Osteotomien [42, 44].

Da sich Seitenknorpel und Septumknorpel nur langsam in den ersten 6 Lebensjahren differenzieren, sind Eingriffe in dieser Altersperiode an der knorpeligen Nase nicht ratsam [11].

Prinzipiell ist nach jeder Korrektur der Nasenscheidewand die Rekonstruktion anzustreben. Die Reimplantation der begradigten Knorpelstückchen hilft einer Septumperforation vorzubeugen und verhindert excessive Narbenbildungen. Zum Teil ist der Knorpel zur Regeneration befähigt, eine restitutio ad integrum findet aber nicht statt [45].

Knöcherne Defekte – auch nach Osteotomien – werden durch Knochenneubildung verschlossen, bleiben aber auch mitunter fibrös.

Die postoperative Fixation des Septums erfolgt nach bekannten Grundsätzen. Transpexienähte können helfen, die reimplantierten Knorpelstücke richtig zu fixieren. Außerdem ist die Einlage von Kunststoffolien über ca. 8–10 Tage zur Vermeidung von Septumhämatom und Infekten geeignet. Eine perioperative Antibiotikatherapie ist bei umfangreichen Operationen angezeigt.

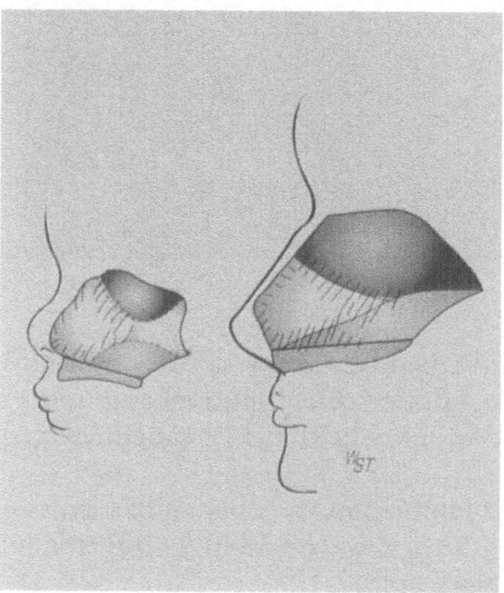

Abb. 10. Hauptwachstumszonen und Proliferationszentren im Bereich der Nasenscheidewand im Alter von 1 Jahr und von ca. 15 Jahren

2.1.1 Zusätzliche Eingriffe an der Nasenpyramide (Septorhinoplastik)

Schiefnase: Die Indikation zur Septorhinoplastik ergibt sich oftmals aus der Tatsache, daß eine ausgeprägte Septumpathologie mit einer Schiefstellung der knöchernen Nasenpyramide kombiniert ist. Bei ausgeprägten Deformitäten ist daher eine isolierte Septumkorrektur für eine Öffnung der Atemwege nicht ausreichend [47, 48].

In solchen Fällen ist eine Osteotomie nicht zu umgehen. Dabei unterscheidet sich die Durchführung der medianen, paramedianen, intermediären, lateralen und transversalen Osteotomie nicht von den gleichnamigen Maßnahmen bei Erwachsenen. Da es in den meisten Kliniken kein spezielles Kinderinstrumentarium und insbesondere auch keine speziellen Kindermeißel gibt, so muß das gängige Instrumentarium eingesetzt werden. Der Operateur sollte sich aber stets vergegenwärtigen, daß die kindliche Anatomie sehr viel kleiner und zarter ausgeprägt ist, so daß die kleinsten zur Verfügung stehenden Instrumente zu bevorzugen sind.

Im Rahmen der Schiefnasenkorrektur ist es ratsam, nach der Septumkorrektur und Untertunnelung des Nasenrückens beidseits eine paramediane Osteotomie anzulegen. Zusätzlich kann eine intermediäre Osteotomie auf der sog. Breitseite durchgeführt werden. Dadurch wird ein Verschieben der dorsalen Knochenfragmente gegeneinander möglich. Dies hilft, Septum und Nasenpyramide in die richtige Position zu bringen.

Höckernase: Bei älteren Kindern kann die massive Schiefstellung schon präpubertär mit einer starken Höckerbildung kombiniert sein. In diesen Fällen wäre eine Nasenkorrektur ohne Abtragung des Höckers praktisch nicht möglich. Aus diesem Grunde muß in solchen Sonderfällen auch mit einer besonderen Maßnahme geantwortet werden. Ansonsten gilt der Grundsatz, daß eine Höckerabtragung, die überwiegend aus ästhetischen Indikationen abgeleitet wird, nach Abschluß der Pubertät und Beginn der Volljährigkeit durchgeführt werden soll.

Das genannte Behandlungskonzept schließt auch die Nasenkorrektur bei Lippen-Kiefer-Gaumenspalte ein. Grundsätzlich sollten im Kindesalter nur Verbesserungen der Atemfunktion mit Septumkorrektur und Muschelverkleinerung angestrebt werden. Alle Eingriffe zur Verbesserung der Ästhetik der Nase sollten nach Abschluß der Wachstumsperiode des Gesichtes vorgenommen werden.

Sattel- und Breitnase: Eine Sattel-und Breitnase, meistens Folge eines Mittelgesichtstraumas oder einer Fehlbildung, sollte wie die Höckernase erst nach Abschluß der Pubertät durchgeführt werden, da erfahrungsgemäß Korrekturen an der wachsenden Nase keine befriedigenden bleibenden Resultate liefern. Dies ist insbesondere bei der Operation der Sattelnase zu berücksichtigen, da die Korrektur dieser Deformität in der Regel mit sehr umfangreichen Maßnahmen verbunden ist. Nicht selten wird für den Aufbau der Nasenpyramide dazu autologer Rippenknorpel benötigt, der erst nach Abschluß der Pubertät komplikationslos in ausreichendem Maß zur Verfügung steht.

Zugangswege: In der Regel läßt sich über eine erweiterte Hemitransfixion und seitliche Vestibuluminzisionen eine vollständige Mobilisation der Pyramide und des Septums erreichen.

Aus den wachstumsphysiologischen Erwägungen sind bei Kindern Flügelknorpelrandschnitte und intrakartilaginäre (transkartilaginäre) Inzisionen zu vermeiden. Der interkartilaginäre Schnitt (Zwischenknorpelschnitt) ist allerdings, ohne Spätfolgen befürchten zu müssen, gut praktikabel. Dieser Zugang bietet eine gute Übersicht, wenn paramediane und intermediäre Osteotomien notwendig sind.

Die seitlichen Vestibuluminzisionen werden lateral vom Kopf der unteren Muschel angesetzt und dienen als Zugang für die lateralen Osteotomien.

Orale Vestibuluminzisionen sind grundsätzlich möglich. Sie werden in der Umschlagfalte der Mundschleimhaut angelegt. Es gehört allerdings einige Erfahrung dazu, von der Mundhöhle aus die laterale Osteomie sicher zu führen [15].

2.2.1 Offene Septorhinoplastik

Die Indikation für eine offene Septorhinoplastik im Kindesalter besteht bei nasalen Fisteln, Dermoiden und Epidermoidzysten sowie bei schweren Deformitäten im Bereich der Nasenspitze und des Nasenrückens, die mit einer geschlossenen Technik nicht beherrscht werden können [49, 60, 61, 74]. Grundsätzlich sollte sich die Indikation auf Eingriffe, die keinerlei Manipulationen im Bereich des dorsoseptalen Knorpels und der Flügelknorpel beinhalten, beschränken.

In der internationalen Literatur wird die Indikation der offenen Rhinoplastik für die Korrektur schwerer nasaler Obstruktionen im Kindesalter kontrovers diskutiert. Wegen der massiven Traumatisierung, deren Folgen im Kindesalter nicht absehbar sind, beschreiben einige Autoren die Technik als „experimentell“ [68, 71]. Im Gegensatz dazu vertreten andere die Ansicht, daß aus den zitierten Tierversuchen keine Rückschlüsse auf den Menschen gezogen werden könnten. Aus anthropometrischen Messungen, die allerdings z.T. schon zwei Jahre nach der Operation durchgeführt wurden, schlossen sie, daß mit der offenen Technik keine wesentlichen Wachstumsschäden gesetzt würden [5, 6, 22, 73]

Nach unserer Ansicht muß, solange keine umfangreichen Langzeitstudien vorliegen, bei chirurgisch ausgedehnten Manipulationen am dorsoseptalen Knorpel sowie an den beschriebenen Wachstums- und Proliferationszentren mit einer entsprechenden späten Komplikation in Form von Deformationen gerechnet werden. Diese Ansicht wird auch dadurch gestützt, daß von einigen Operateuren bereits nach zwei Jahren ein negativer Einfluß auf das Wachstum des Dorsums nach offener Rhinoplastik beschrieben ist [1].

In Ausnahmefällen mit schweren ventrokranialen und ventrokaudalen Deformitäten ist allerdings auch nach Abwägen aller Vor- und Nachteile eine offene Technik unter Umständen sinnvoller als eine geschlossene, wenn es darum geht, die Pathologie übersichtlich darzustellen [22].

Schnittführung: Sollte bei den entsprechenden Indikationen die offene Rhinoplastik gewählt werden, so empfehlen wir die vom „Midcolumella point" ausgehende. Auch andere W- und V-förmige Schnittführungen sind geeignet, verboten ist allerdings die horizonale, glatte, ungebrochene Inzision. Lateral münden die Columellainzisionen in die vertikalen Vestibuluminzisionen. Wird eine Verlängerung der Columella gewünscht, so empfiehlt sich eine V-förmige Inzision an der Columellabasis, die bei Bedarf in eine VY-Plastik umgewandelt werden kann.

Resümee: Bei richtiger Indikation und kompetenter Durchführung der Operation wird das Wachstum der kindlichen Nase kaum gehemmt. Da die unbehandelte Pathologie natürlich auch erhebliche negative Auswirkungen hat, kann durch die Korrektur sogar ein günstiger Wachstumsimpuls gesetzt werden [49]. Nachkorrekturen bei überschießendem postoperativen Wachstum müssen einkalkuliert werden [42].

2.3 Septumhämatom, Septumabzseß

Klinik: Ein Septumhämatom tritt als Folge einer frischen Nasenverletzung oder nach Nasenoperation auf. Die subperichondrale Blutansammlung kann zu einer Sekundärinfektion mit Abszeßbildung führen. Der unbehandelte Abszeß zerstört in wenigen Stunden die Knorpelstruktur des Septums und geht dann auf die Gegenseite über.

Die traumatisierte Nase ist in der Regel geschwollen und weist Prellmarken oder andere äußere Verletzungen auf. Die Nasenatmung ist infolge der Hämatombildung behindert. Bei Abszedierung ist die Nase äußerst schmerzempfindlich. Fieber und eine Leukozytose werden als Begleitreaktionen beobachtet. Das Allgemeinbefinden ist in der Regel reduziert. Unbehandelt besteht die Gefahr der Meningitis und der Zerstörung des knorpeligen Gerüstes mit Ausbildung einer Sattelnase sowie Schrumpfung der Klappenregion [43].

Operatives Vorgehen: Nach Sicherung der Diagnose sollte möglichst bald über eine Hemitransfixion die Abszeßhöhle geöffnet und ausgeräumt werden. Bei bestehendem Knorpeldefekt ist trotz vorausgegangener Infektion die Sofortrekonstruktion indiziert.

Im Rahmen der Septumabszeßbehandlung hat sich der Einsatz von cialitkonserviertem Bankknorpel über Jahrzehnte bewährt. Dies wird z.T. auf die bakteriostatische Wirkung von Cialit zurückgeführt. Abstoßungsreaktionen wurden kaum beobachtet.

In den letzten Jahren ist die Chirurgie mit Bankknorpel unberechtigterweise in Mißkredit geraten, obgleich kein Fall von HIV- oder Hepatitisinfektion nach Septumabszeßbehandlungen mit konserviertem Bankknorpel beschrieben worden ist [16,18,43, 49, in dieser Aussage stimmten die zitierten Autoren nach einer Befragung 1998 überein).

Solange keine fundierte wissenschaftliche Arbeit den risikolosen Einsatz von konserviertem Bankknorpel belegt hat, muß das Minimalrisiko der Infektionsübertragung mit dem Patienten besprochen werden.

Die daraus resultierenden Schwierigkeiten und die Auflagen durch die Transplantationsgesetze dürften derzeit dazu führen, den Einsatz des handelsüblichen dehydrierten und gammabestrahlten Knorpels vorzuziehen. Durch eine Anzahl von Aufbereitungsmaßnahmen haben die Hersteller die Möglichkeit der Infektionsübertragung auf ein Minimum reduziert. Allerdings liegen Langzeitbeobachtungen mit diesem Material noch nicht vor.

Die Transplantation von autologem Conchaknorpel ist bei kleinen Defekten möglich. Der Conchaknorpel ist aber nicht stabilisierend und steht erst ab dem 10./12. Lebensjahr ausreichend zur Verfügung.

Durch eine sog. Austauschplastik mit Verlagerung hinterer Septumanteile nach vorne in den defekten Bezirk sollte unseres Erachtens das chirurgische Problem nicht gelöst werden, da mit dieser Maßnahme zusätzlich Wachstumszonen geschädigt werden können.

3 Funktionelle Behinderung durch Nasenmuschelhypertrophie

Pathogenese: Die pathologische Muschelhypertrophie basiert auf exogenen und endogenen Ursachen. Klinisch konzentriert sich bei Kindern das Problem auf Asthmapatienten mit schwerer Reduktion des Allgemeinbefindens sowie Corticosteroidresistenz, auf unilaterale Pathologien, vasomotorische Rhinitis und „Privin-Abusus“ [9, 10]. Fehlstellungen und genetische Veränderungen fnden sich besonders zahlreich bei sog. Syndromkindern. Zu den selteneren Ursachen gehören die Auswirkungen dentogener Fehlentwicklungen [37, 42, 80].

Das „stuffy nose syndrom“ ist eine sekundäre Muschelhypertrophie bei Neugeborenen unklarer Ätiologie. Die daraus resultierende nasale Obstruktion ist mit respiratorischen Problemen kombiniert und dauert einige Tage bis Wochen. Unter abschwellenden Maßnahmen tritt normalerweise eine Rückbildung ein [55].

Beim Einsatz von abschwellenden Nasentropfen muß aber auch differentialdiagnostisch an eine Rhinitis medicamentosa gedacht werden, da prädisponierte Neugeborene auf Nasentropfen paradoxerweise mit einem Ödem der Nasenmuscheln reagieren können. Dieser Reaktionsmechanismus ist noch nicht genau erforscht [35].

Die Intumescentia septi nasi anterior, die sog. Septummuschel, spielt bei Kindern bezüglich der Ursachen nasaler Obstruktion eine untergeordnete Rolle [7].

Klinik: Im Vordergrund der Beschwerden stehen die behinderte Nasenatmung, rezidivierende Kopfschmerzen und die Neigung zu Infektionen. Differentialdiagnostisch muß an eine vergrößerte Rachenmandel und Septumpathologie gedacht werden. In den meisten Fällen dürfte es sich aber um eine Kombination von pathologischen Veränderungen handeln. Insofern ist auch die multilokuläre Therapie oftmals gerechtfertigt.

Neben dem klinischen Aspekt sollte die Diagnose dadurch gesichert werden, daß Muschelgewebe auf abschwellende Maßnahmen anspricht. Vorübergehend muß die Nasenatmung frei werden, dies ist unter Umständen rhinomanometrisch zu dokumentieren.

3.1 Operative Maßnahmen

Vor Anwendung einer operativen Technik sollte der Operateur bedenken, daß die Concha nasalis inferior bei Neugeborenen nur 20,5 mm, bei Dreijährigen 30 mm und bei Erwachsenen 35 bis 50 mm beträgt. Entsprechende Vorsicht ist bei sämtlichen Manipulationen angezeigt. Der Abstand zum Nasenboden beträgt bei Neugeborenen 1,35 mm, nach einem Jahr 4 mm und bei Erwachsenen 6,8 mm [25].

Zur Verkleinerung der Muscheln stehen mehrere Techniken zur Verfügung. Bei der Wahl seiner Methode muß der Chirurg sich darüber im Klaren sein, daß es für keine einzige Operationstechnik Langzeitstudien gibt. Die Manipulationen an den kindlichen Nasenmuscheln sind bis heute wissenschaftlich nicht untermauert. Die Rechtfertigung für die Manipulationen leitet sich aus Einzelbeobachtungen und Fallstudien ab.

Bezüglich der Literatur ist kritisch anzumerken, daß Muschelteilresektionen mit Adenotomien und Septumplastik kombiniert werden, das postoperative Resultat aber irreführend nur auf eine Maßnahme konzentriert wird [34, 40, 67]. Der Wert der Muschelchirurgie läßt sich damit natürlich nicht belegen.

Bei zahlreichen Arbeiten wird das postoperative Absinken des nasalen Widerstandes als Erfolgsparameter der Muscheloperation zugeschrieben [24, 34, 38]. Bei solchen Aussagen muß man kritisch einräumen, daß der nasale Widerstand mit zunehmendem Wachstum auch ohne chirurgische Manipulationen physiologischerweise sinkt. Bei einer dentogenen Indikation zur Muschelchirurgie hat der rhinomanometrische Befund ebenfalls wenig Aussagekraft, da der nasale Widerstand in Jahren der Zahnentwicklung ohnehin am höchsten ist.

Angesichts dieser Tatsache sind, solange wissenschaftliche Grundlagen fehlen, umfangreiche Resektionen forensisch kaum zu vertreten. Die vollständige Resektion der unteren Muschel gilt hierzulande als Kunstfehler und wird auch im angelsächsischen Schrifttum von den meisten Autoren verworfen [32, 33, 41, 52, 59].

Die Strategie muß darin bestehen, normale anatomische Verhältnisse zu schaffen, um die physiologische Funktion wiederherstellen zu können. Unter Umständen sind wiederholt kleinere Resektionen in Kauf zu nehmen. Stets ist zu bedenken, daß eine radikale Resektion evtl. später bitter bereut werden kann, da eine Rekonstruktion der unteren Muscheln und der mittleren Muscheln praktisch nicht möglich ist.

Grundsätzlich ist auch einzukalkulieren, daß die Erfolgsquote im Laufe von 10 bis 15 Jahren von ca. 90 % auf 40 % abfällt [76].
Anmerkung: Der Begriff „turbinectomy" ist im angelsächsischen Schrifttum nicht immer eindeutig definiert. In zahlreichen Arbeiten wird er für eine kleine partielle Resektion gebraucht und darf nicht als vollständige Muschelresektion verstanden werden

3.1.1 Streifenconchotomie

Bei Kindern unter 10 Jahren ist es ratsam, Manipulationen an den Nasenmuscheln in Vollnarkose durchzuführen. Zusätzlich erfolgt präoperativ durch Einlage von z.B. Otriven®-getränkten Streifen ein 5–10 minütiges Abschwellen der Nasenschleimhaut. Danach ist endoskopisch der Schleimhautüberschuß gut zu erkennen. Tangential lassen sich mit der Schere Excisionen durchführen, wobei die Schnittfläche dem Boden und der medialen Kieferhöhlenwand zugekehrt sein soll, da eine Traumatisierung der Septumschleimhaut wegen der Möglichkeit der späteren Synechiebildung umgangen werden muß (Abb. 11). Auch ist das Periost des Os turbinale zu schonen.

Die hinteren Enden lassen sich mit der Conchotomieschere besonders nach Lateralisierung des Os turbinale meistens gut abtragen, u.U. ist der Einsatz der Drahtschlinge gerechtfertigt.

Die Streifenconchotomie ist nach Ansicht mehrerer Autoren bei Kindern gut vertretbar, da Einzelbeobachtungen zeigen konnten, daß sich die Schleimhaut nach einer gewissen Zeit wieder aufbaut [9,10, 52]. Aus diesem Grunde sind auch Dauererfolge nicht zu erwarten. Häufig genügt es aber, Beschwerdefreiheit in einer bestimmten Wachstumsphase zu erzielen.

3.1.2 Submuköse Muschelplastik

Die Indikation zu dieser Technik stellt sich besonders bei massiver knöcherner, spongiöser Verdickung des Os turbinale sowie bei ausgeprägter Schleimhauthyperplasie mit Nasenbodenkontakt.

Nach Schleimhautspaltung über der Vorderkante der unteren Muschel wird ein subperiostaler Tunnel angelegt, wobei die Schleimhaut vom Os turbinale abgeschoben wird. Anschließend erfolgt die Resektion der überschießenden Schleimhaut lateral (Abb. 11). Nach vorsichtiger tangentialer Verkleinerung des Os turbinale wird der gebildete Schleimhautlappen lateral um das neue Muschelende herumgelegt und durch Tamponade fixiert [37, 40, 44, 54, 64].

Es hat sich bewährt, diese Technik, ebenso wie die Streifenconchotomie mit einer Lateralisierung des Os turbinale, d.h. einer Infraktion nach Osteotomie mit dem kleinen Meißel, zu kombinieren [26,37]. Die Technik der Infraktion ist aber nur dann effizient, wenn sie nicht stumpf zu einem Bruch im Bereich der

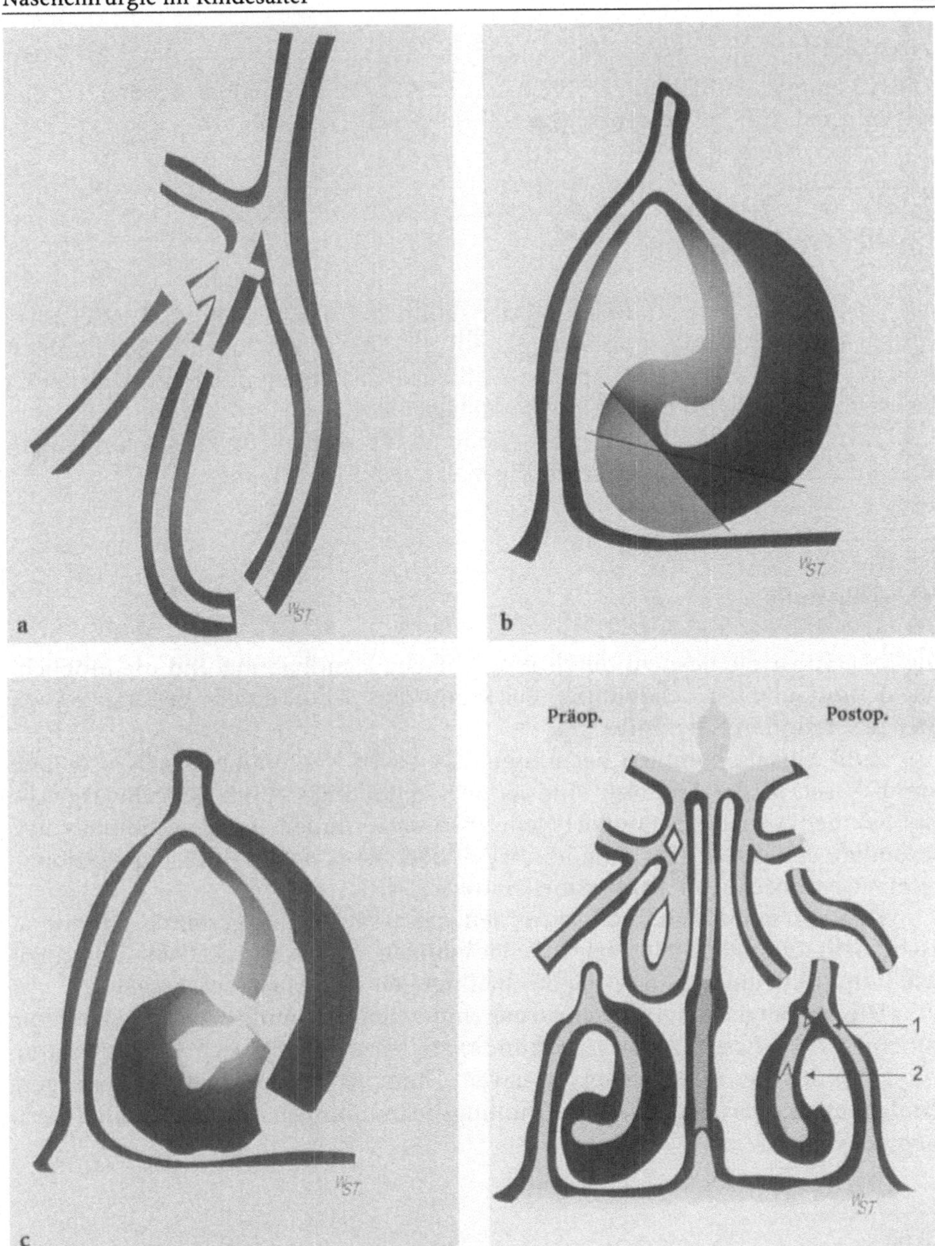

Abb. 11. Muschelteilresektionen: **a** Laterale Teilresektion bei Concha bullosa, **b** Streifenconchotomien, **c** Plastische submuköse Muschelplastik (anteriore Turbinoplastik) *1.* Infraktion des Os turbinale – Richtig ! *2.* Infraktion des Os turbinale – Falsch !

Muschelkrümmung führt, sondern entlang der lateralen Nasenwand zieht. Mit einem kleinen Meißel kann submucös der Knochen gespalten werden, so daß eine optimale Lateralverlagerung gewährleistet ist (vgl. Abb. 11).

3.1.3 Anteriore Turbinoplastik

Diese Technik ist eine Modifikation der submukösen Muschelplastik. Allerdings werden der knöcherne Muschelkopf und die lateral anhängende Schleimhaut reseziert. Der zuvor gebildete mediale Mukoperiostlappen dient zur Abdeckung des Defektes und wird nach lateral geschlagen [27].

Auch diese Technik ist relativ schonend und kann auch bei Kindern eingesetzt werden, ohne erhebliche Spätfolgen erwarten zu müssen.

3.1.4 Laserchirurgie

Die Laserchirurgie besticht durch ihre einfache Handhabung und die Möglichkeit der ambulanten Behandlung. Bei Klein- und Schulkindern bevorzugen wir aber die stationäre Therapie.

Zum Einsatz kommen bevorzugt CO_2-Laser, Neodynium: YAG-Laser und Argon-Laser. In der Literatur sind jedoch Mitteilungen über laserchirurgische Maßnahmen bei Kindern unter 15 Jahren kaum zu finden. Bei Anwendung – insbesondere der YAG-Lasertherapie –, ist zu bedenken, daß breitflächige Läsionen gesetzt werden, die u.U. irreversibel sind [21, 54].

Dagegen kann argumentiert werden, daß natürlich die gesamte symptomatische Behandlung darauf abzielt, Schädigungen gezielt einzusetzen. Zum jetzigen Zeitpunkt sind zumindest Spätschädigungen nicht ausgeschlossen.

Die Anhänger der Laserchirurgie empfehlen die punktuelle Lasertherapie mit einem CO_2-Laser (1 Watt / 1 Sekunde) an der unteren Muschel [23, 28, 29, 30, 36, 51, 78, 81]. Bei einer wenig invasiven Therapie ist natürlich der passagere Erfolg einkalkuliert, so daß Wiederholungsbehandlungen durchaus zum Therapieplan gehören [51].

3.1.5 Elektrostichkoagulation, Diathermie, Kryotherapie

Die genannten Behandlungsmethoden sind bei Erwachsenen ausgiebig erprobt und größtenteils wieder verlassen worden. Das Prinzip besteht darin, den Muschelkörper von innen heraus oder auch von außen so zu traumatisieren, daß er eine narbige Schrumpfung erfährt und sich dadurch das Lumen der Nase erweitert. Der Effekt ist weitgehend passager. Lasertechniken haben diese Verfahren weitgehend abgelöst.

3.1.6 Conchotomie der mittleren Muschel

Die mittlere Muschel kann als Concha bullosa bereits im Schulalter und in der präpubertären Phase ein deutliches Atemhindernis darstellen. Die Beseitigung dieser Pathologie dürfte das Gesichtswachstum kaum beeinflussen und ist auch als Maßnahme bei Kindern gut zu vertreten. Nach Abschwellung der Nasenschleimhaut wird die mittlere Muschel gespalten. Das laterale Blatt der pneumatisierten Muschel wird abgetragen, wobei sich mitunter eine Siebbeineröffnung nicht vermeiden läßt (Abb. 11). Die Riechspalte wird hierdurch eröffnet. Sollten Blutungen eintreten, so ist die Tamponade zuerst in den oberen Nasengang zu legen, damit die mittlere Muschel nicht aus Versehen an das Septum gedrückt wird. Dies hilft Synechien zu vermeiden [41].

Bei Syndromkindern ist unter Umständen die mittlere Muschel massiv spongiös verdickt. In dieser Situation empfehlen wir, wie bei der unteren Muschel, eine submuköse Muschelplastik.

Tabelle 2. Tumoren im Bereich der kindlichen Nase

Benigne Tumoren	**Maligne Tumoren**
Hämangiome	Rhabdomyosarkome
Lymphangiome	Maligne Fibroxanthome
Nasaler Polyp (Choanalpolyp)	Melanotisch neuroektodermale Tumoren
Fibröse Dysplasien	Ewing-Sarkome
Neurofibrome	
Zysten, Zelen	
Fibromatosen	

Behandlungsprinzip:
- Histologie sichern
- Ausdehnung bestimmen (Endoskopie, bildgebende Verfahren)
- interdisziplinäres Behandlungskonzept mit Nachbardisziplinen
- vor allem mit Kinderonkologen – absprechen.

4 Funktionelle Behinderung durch Tumoren

Entzündliche, gut- und bösartige Tumoren der äußeren Nase sind in der einschlägigen Literatur ausgiebig beschrieben [12]. Meistens steht noch nicht einmal die funktionelle Behinderung im Vordergrund der Beschwerden. Die nachfolgende Tabelle dient lediglich der Abrundung des Themas der Nasenchirurgie im Kindesalter und beschränkt sich auf endonasale Erkrankungen in Ergänzung zu den bereits vorgestellten angeborenen Fehlbildungen.

Bei der chirurgischen Behandlung von Tumoren unterliegt die Operationsstrategie den im Referat aufgezählten Prinzipien.

Das Schlußwort schließt den Bogen zur Einleitung; d.h. die Nasenchirurgie im Kindesalter muß möglichst so geplant und angelegt sein, daß Entwicklungsstörungen weitgehend vermieden werden.

Literatur

1. Bejar J, et al (1996) Nasal growth after external septoplasty in children. Arch Otolaryngol Head Neck 122:816-821
2. Bradley PD, Singh SO (1985) Nasal glioma. J Laryngol Otol 99:247-252
3. Buenting JE, Dalston RM, Drake AF (1994) Nasal cavity area in term infants determined by acoustic rhinometry. Laryngoscope 104:1439-1445
4. Cauwenberge van PB, deSchynkel K, Kluyskars PM (1984) Clinical use of rhinomanometry in children. Int J Ped Otorhinolaryngol 8:163-175
5. Crysdale WS, Walker PJ (1994) External septorhinoplasty in children: patient selection and surgical technique. J Otolaryngol 23:28-31
6. Crysdale WS (1996) External septoplasty in children. J Otolaryngol 25: 257-260
7. Delank KW, Keller R, Stoll W (1993) Morphologie und rhinologische Bedeutung der Intumescentia septi nasi anterior. Laryngo Rhino Otol 72:242-246
8. Denecke JH, Meyer R (1964) Plastische Operationen an Kopf und Hals. Springer, Berlin
9. Ducroz U, Girschig H, Roger G (1997) Inferior turbinectomy in asthmatic children. Ann Otolaryngol Chir Cervicofac 114:36-40
10. Elwany S, Harrison R (1990) Inferior turbinectomy: comparison of four techniques. J Laryngol Otol 104:206-209
11. Emarni AJ, Brodsky L, Pizzerto M (1996) Neonatal septoplasty: case report and review of the literature. Int J Pediatr 35:271-275
12. Ganzer U, Donath K, Schmelzle R (1992) Geschwülste der inneren Nase, der Nasennebenhöhlen, des Ober- und Unterkiefers. In: Naumann, Helms, Herberhold, Kastenbauer (Hrsg.) Oto-Rhino-Laryngologie in Klinik und Praxis, Bd.2 , Thieme, Stuttgart New York, S 312-359
13. Gray LP, Dillon PI, Brogan WF, Henry PJ (1982) The development of septal and dental deformity from birth. Angle Orthod 52:265-278
14. Harding R (1986) Nasal obstruction in infancy. Aust Paediatr J, [Suppl 1] 22:59-61
15. Healy GB (1986) An approach to the nasal septum in children. Laryngoscope 96: 1239-1242
16. Hellmich S (1974) Die Therapie des frischen Septumabszesses. HNO 22:278-281

17. Herrmann A (1969) Gefahren bei Operationen an Hals, Ohr und Gesicht und die Korrektur fehlerhafter Eingriffe. Springer, Berlin Heidelberg New York, S 418-425
18. Huizing FH (1984) The management of septal abscess in children. Rhinology 22:55-63
19. Jeppesen F, Windfeld J (1972) Dislocation of the nasal septal cartilage in the newborn. Acta obstet gynec scand 51:5-9
20. Joseph J (1931) Nasenplastik und sonstige Gesichtsplastik. Kabitzsch, Leipzig
21. Jovanovic S, Dokic D (1996) Does laser turbinectomy influence local allergic inflammation in the nose? Rhinology 34:46-49
22. Jugo SB (1987) Total septal reconstruction through decortication (external) approach in children. Arch Otolaryngol Head Neck Surg 113:173-178
23. Lachiven X, Blondel J et al (1995) Ambulatory laser and turbinectomy in the treatment of nasal obstruction. Ann Otolaryngol Chir Cervicofac 112:285-292
24. Laine-Alava MT, Minkkinen UK (1997) Variation of nasal respiratory pattern with age during growth and development. Laryngoscope 107:386-390
25. Lang J, Baumeister R (1982) Über das postnatale Wachstum der Nasenhöhle. Gegenbaurs Morphol Jb 128:354-493
26. Legler V (1970) Die Lateroposition der unteren Muschel. Z Laryng Rhinol 49:386-391
27. Lenders H, Pirsig W (1990) Wie ist die hyperreflektorische Rhinopathie chirurgisch zu beeinflussen? Laryng Rhinol Otol 69:246-254
28. Lenz H (1987) Argon-ion laser treatment on the lower turbinates for improvement in nasal breathing in case of allergic rhinitis resistant to therapy. Allergology 1:195-201
29. Lippert BM, Werner JA (1995) Reduction of hyperplastic turbinates with the Co2-Laser. In: Rudert H, Werner JA (Hrsg) Lasers in Otorhinolaryngology and in Head and Neck Surgery. Adv Otorhinolaryngol Karger, Basel 49:118-121
30. Lippert BM, Werner JA (1997) Comparison of carbon dioxide and neodynium-yttrium-Aluminium garnet lasers in surgery of the inferior turbinate. Ann Otol Rhinol Laryngol 106:1036-1042
31. Loosen van J, Verword-Verhoef HL, Verwoerd CD (1988) The nasal septal cartilage in the newborn. Rhinology 26:161-165
32. Mlynski G, Grutzemacher S, Mlynski B, Koch B (1993) Modelluntersuchungen zur Nasenmuschelchirurgie. Laryng Rhinol Otol 72:414-417
33. Moore GF, Freeman TJ, Ogren FP, Yonkers AJ (1985) Extended follow-up of total inferior turbinate resection for relief of chronic nasal obstruction. Laryngoscope 95:1095-1099
34. Ophir D, Schindel D, Halperin D, Marshak G (1992) Long-term follow-up of the effectiveness and safety of inferior turbinectomy. Plast Reconstr Surg 90:980-984
35. Osquthorpe JD, Shirley R (1987) Neonatal respiratory distress from rhinitis medicamentosa. Laryngoscope 97:829-831
36. Pang, YT, Willat DJ (1995) Laser reduction of inferior turbinates in children. Singapore Med J 36:514-516
37. Passali D et al (1995) Comparative study of most recent surgical techniques for the treatment of the hypertrophy of inferior turbinates. Acta Otolaryngol Ital 15:219-228
38. Parker LP, Crysdale WS, Cole P, Woodside D (1989) Rhinomanometry in children. Int J Ped Otorhinolaryngol 17:127-137
39. Pentz S, Prisig W, Lenders H (1993) Long term results of neonates with nasal deviation: a prospective study over 12 years. Int J Ped Otorhinolaryngology 28:183-191
40. Pecodani J, Nicollas R, Dessi P et al (1996) Partial lower turbinectomy in children: indications, technique, results. Rev Laryngol Otol Rhinol Bord 117:175-178
41. Pirsig W (1972) Reduction of the middle turbinate. Rhinol 10:103-108
42. Pirsig W, Knahl R (1974) Rhinoplastische Operationen bei Kindern: Erfahrungen in 92 Fällen. Z Laryngol Rhinol 53:250-265
43. Pirsig W (1977) Operative Eingriffe an der kindlichen Nase. In: Berendes, Link, Zöllner (Hrsg.) Hals-Nasen-Ohren-Heilkunde in Praxis und Klinik. Thieme, Stuttgart 28:1-28;39
44. Pirsig W (1984) Zur Chirurgie der Nase im Kindesalter: Wachstum und Spätergebnisse. Laryng Rhinol Otol 63:170-180

45. Pirsig W (1992) Growth of the deviated septum and its influence on midfacial development. Facial Plast Surg 8:224-232
46. Poublon RM, Verwoerd CD, Verwoerd-Verhoef HL (1990) Anatomy of the upper lateral cartilages in the human newborn. Rhinology 28:41-45
47. Rettinger G (1992) Nasenseptumpathologie. In: Naumann, Helms, Herberhold, Kastenbauer (Hrsg.) Oto-Rhino-Laryngologie in Klinik und Praxis. Thieme, Stuttgart New York, S 369-373
48. Rettinger G (1996) Eingriffe an der Nase. In: Theissing J (Hrsg.) HNO-Operationslehre. Thieme, Stuttgart New York, S 50-115
49. Rettinger G (1998) Persönliche Mitteilung
50. Ross DE (1966) Nasal glioma. Laryngoscope 76:1602-1611
51. Rudert R, Werner JA (1995) Lasers in Otorhinolaryngology and in Head and Neck Surgery. Adv Otorhinolaryngol 49, Karger, Basel
52. Rudert H (1998) Persönliche Mitteilung
53. Schultz-Coulon HG, Eckermeier L (1976) Postnatal growth of nasal septum. Acta Otolaryngol 82:131-142
54. Serrano E, Percodam J et al (1998) The Holmium: YAK laser for treatment of inferior turbinate hypertrophy. Rhinology 36:77-80
55. Shott SR, Myer CM, Willis R, Cotton RT (1989) Nasal obstruction in the neonate. Rhinology 27:91-96
56. Sloan GM, Reinisch J, Nichter L, Saber W et al. (1989) Intralesional corticoid therapy for infantile hemangiomas. Plast reconstr Surg 83:459-466
57. Smith KR, Schwartz HG, Luse A, Ogura JH (1963) Nasal gliomas. Neurosurg 20:968-982
58. Sooknundun M, Kacker SK, Bhatia R, Deka RC (1986) Nasal septal deviation: effective intervention and long term follow up. Int J Pediatr Otorhinolaryngol 12:65-72
59. Staindl O (1989) Treatment of hemangiomas of the face with magnesium seeds. Arch Oto Rhino Laryngol 246:213-217
60. Stoll W (1991) 5 Jahre Erfahrung mit der offenen Septorhinoplastik. Laryng Rhino Otol 70: 171-176
61. Stoll W (1991) Functional and cosmetic aspects of nasal tip deformities. In: Stucker FJ (Hrsg.) Plast Recon Surg on the Head and Neck. Decker, Philadelphia Hamilton, S 33-35
62. Stoll W (1993) Operative Versorgung frontobasaler Verletzungen (inkl. Orbita) durch den HNO-Chirurgen. Oto Rhino Laryngolgy Supp I:288-307
63. Stoll W (1996) Kongenitale Fehlbildungen des pränasalen Raumes: Gliome, Fisteln, Epidermoidzysten. Laryngo Rhino Otol 75:739-744
64. Sulsenti G, Palma P (1996) Tailored nasal surgery for normalization of nasal resistance. Facial Plast Surg 12:333-345
65. Swift AC, Ssingh SG (1985) The presentation and management of the nasal glioma. Int Ped Otorhinolaryngol 10:253-261
66. Templer J, Davis WE (1979) Congenial tumors of the nose. Ear Nose and Throat Journal 58:481-487
67. Thompson AC (1989) Surgical reduction of the inferior turbinate in children: extended follow-up. J Laryngol Otol 103:577-579
68. Trenité NGJ (1998) Rhinoplasty. Kugler, The Hague Netherlands
69. Uffenorde W (1909) Ein Fall von Choanalatresie mit Demonstration. Z Laryng Rhinol 1:475-478
70. Verwoerd CD, van Loosen J, Schulte HE, Verwoerd-Verhoef HL, van-Uelzen D (1989) Surgical aspects of the anatomy of the vomer in children and adults. Rhinol [Suppl 9]:87-96
71. Verwoerd CDA, Verwoerd-Verhoef HL (1998) Rhinosurgery in children. In: G.J. Nolst Trenité: Rhinoplasty. Kugler Publ, Amsterdam New York
72. Vetter V, Pirsig W, Helbing G, Heit W, Heinze E (1984) Patterns of growth in human septal cartilage: a review of new approaches. Int J Ped Otorhinolaryngol 7:63-74
73. Walker PJ, Crysdale WS, Farkas LG (1993) External septorhinoplasty in children: Outcome and effect on growth of septal excision and reimplantation. Arch Otolaryngol Head Neck Surg 119:984-989

74. Walter C (1977) Plastische Chirurgie im Bereich des Gesichts und des Halses. In: Berendes, Link, Zöllner (Hrsg.) Hals-Nasen-Ohrenheilkunde Bd. 2. Thieme, Stuttgart, S 2501-2546
75. Wang TD, Bryan Neel H (1995) Chirurgie des Nasopharynx. In: Kastenbauer ER, Tardy ME (Hrsg.) Kopf- und Hals-Chirurgie Bd. 1, Teil II Thieme, Stuttgart New York, S 695-710
76. Warwick-Brown NP, Marks NJ (1987) Turbinate surgery: how effective is it? A long-term assessment. ORL J Otorhinolaryngol Relat Spec 49/6:314-320
77. Weerda H (1992) Klinik der Nase, der Nasennebenhöhlen und des Gesichts. In: Naumann, Helms, Herberhold, Kastenbauer (Hrsg.) Oto-Rhino-Laryngologie in Klinik und Praxis. Band 2: 125-137, Thieme, Stuttgart New York, S 125-137
78. Werner JA, Rudert H (1989) Co2- und Nd-YAG-Laser: Beschreibung und Vergleich ihres Wirkungsgrades am biologischen Gewebe. Arch Otorhinolaryngol [Suppl II], S 214-215
79. Whitaker SR, Sprinkle PM, Chou SM (1981) Nasal glioma. Arch Otolaryngol 107:550-554
80. Willemot J, Pirsig W (1984) Indications, technique, and long-term results of surgery of the nasal pyramid and septum in children. Acta Otorhinolaryngol Belg 38:427-432
81. Wolfson S, Wolfson LR, Kaplan J (1996) CO2 laser inferior turbinectomy: a new surgical approach. J Clin Laser Med Surg 14:81-83

Indikationen und Kontraindikationen der Nasennebenhöhlenchirurgie im Kindesalter

I. Haas

1	Einleitung	89
2	Allgemeine Vorbemerkungen	91
3	Operationsstrategische Gesichtspunkte beim Kind	96
4	Operationsindikationen	97
4.1	Akute Rhinosinusitis ohne Komplikation	98
4.1.1	Akute Rhinosinusitis mit Komplikation	98
4.2	Chronische Rhinosinusitis	100
4.2.1	Chronische Rhinosinusitis ohne nachweisbare Begleiterkrankung	104
4.2.2	Chronische Rhinosinusitis bei chronischen Erkrankungen der unteren Atemwege	104
4.2.3	Chronische Rhinosinusitis bei systemischen, auch die Sinus betreffenden Erkrankungen	105
4.3	Nicht-neoplastische sinunasale Läsionen	106
4.3.1	Nasenpolypen	106
4.3.1.1	Choanalpolyp	107
4.3.2	Mukozelen und Pyomukozelen	107
4.3.3	Heterotopes Gewebe des Zentralnervensystems	108
4.4	Neoplasien	108
4.4.1	Benigne Neoplasien	108
4.4.2	Maligne Neoplasien	109
4.5	Trauma	109
4.6	Mukoviszidose	109
4.7	Pilzsinusitis	111
4.8	Chronischer Kopfschmerz durch Kontaktpunkte	112
5	Kontraindikationen	112
6	Ausblick	114
	Literatur	115

1 Einleitung

Jahrzehntelang war die Behandlung der Erkrankungen des Nasennebenhöhlensystems (NNH) im Kindesalter eine Domäne der Pädiatrie und des konservativ tätigen Oto-Rhino-Laryngologen. Der HNO-Chirurg wurde nur dann hinzugezogen, wenn orbitale und endokranielle Komplikationen drohten oder eine Tumorkrankheit vermutet wurde. Dieses Konzept war einerseits Folge der unzureichend bekannten Physiologie der Nebenhöhlen und andererseits Ausdruck der berechtigten Furcht vor Komplikationen und späteren Wachstumsstörungen des Gesichtsschädels als Folge der osteoklastischen Operationsverfahren.

Mittlerweile ist jedoch eine ausgesprochen gegenteilige Entwicklung zu beobachten: Ebenso wie beim Erwachsenen tritt auch beim Kind die chirurgische Behandlung der NNH zunehmend in den Vordergrund, und im klinischen Alltag kann man sich gelegentlich des Eindrucks nicht erwehren, daß sie immer häufiger als Therapie der ersten Wahl angesehen wird.

Entscheidend beeinflußt wurde dieser Paradigmenwandel vor allem durch die von Messerklinger [71, 72] und Stammberger [98, 99], Wigand [112, 113] und anderen [45] auf der Basis neuer pathophysiologischer Erkenntnisse entwickelte (funktionelle) endonasale Chirurgie unter Zuhilfenahme von Endoskopen und/oder des Mikroskops. Mit der Verbreitung dieser Operationstechnik häuften sich die Berichte, daß die chronische Sinusitis auch bei Kindern in 80% der Fälle operativ geheilt werden könne und gaben ihrerseits wiederum Anlaß zu einer nicht immer kritischen Ausweitung der Operationsindikationen [2, 7, 25, 31, 33, 35, 38, 50, 53, 55, 56, 61, 69, 73, 79, 90, 102, 105, 117, 120].

Diese Entwicklung verwundert allerdings nicht, denn bei intensiver Beschäftigung mit der Literatur wird folgendes rasch deutlich (vgl. Tab. 1): In vielen Publikationen wird als Operationsgrund zum Beispiel die Diagnose „chronische Sinusitis" angegeben, eine Definition des Krankheitsbildes und die Kriterien, anhand derer diese Diagnose gestellt wurde, fehlen aber. Desweiteren berichten die Autoren zwar übereinstimmend, dem Eingriff sei eine erfolglose konservative Therapie vorausgegangen, deren Beschreibung ist jedoch vage, und sie beruht ebenso wenig auf einem einheitlichen Konzept wie die postoperative Nachsorge. Hinzu kommt, daß die „Erfolgsraten" an der Beurteilung des Symptomrückgangs durch die Eltern gemessen und klinische Kontrollbefunde nicht regelmäßig erhoben wurden. Außerdem sind die publizierten Patientenkollektive sehr heterogen, namentlich im Hinblick auf die für Therapie und Prognose möglicherweise entscheidenden Begleiterkrankungen wie allergische Diathese, Mukoviszidose, Immundefekte und Asthma bronchiale. Gern übersehen wird auch, daß hohe Erfolgsraten meist nur von Operateuren erzielt werden, deren Schwerpunkt die Chirurgie der NNH im Kindesalter ist. Und schließlich werden mit Ausnahme einer Pilotstudie [90] ausschließlich retrospektiv gewonnene, unkontrollierte Behandlungsresultate publiziert. Es fehlt an prospektiven randomisierten Untersuchungen, in denen die medikamentöse mit der operativen Therapie verglichen wird, um herauszufinden, ob eine alleinige konservative Behandlung von Kindern mit vergleichbaren NNH-Erkrankungen nicht zu demselben Ergebnis geführt hätte wie der chirurgische Eingriff. Eine Metaanalyse der Literatur, aus der sich einigermaßen gesicherte Rückschlüsse auf Operationsindikationen ziehen ließen, ist demzufolge nicht möglich.

Trotz dieser Schwierigkeiten soll im folgenden versucht werden, unter Berücksichtigung im wesentlichen der neuesten Literatur und des eigenen Krankengutes von insgesamt 160 Kindern, die in den vergangenen siebeneinhalb Jahren wegen einer Nasennebenhöhlenerkrankung operiert wurden (Tab. 2), eine Standortbestimmung hinsichtlich Indikation und Kontraindikation zur NNH-Chirurgie im Kindesalter vorzunehmen. Es wird sich dabei nicht vermeiden lassen, auch auf längst Bekanntes einzugehen, weil sich zwar die Nosologie, nicht jedoch die rationalen Grundlagen der endonasalen Operationsverfahren im

Kindesalter grundlegend von denen beim Erwachsenen unterscheiden; und hierüber ist in den vergangegenen zwanzig Jahren eine kaum noch zu übersehende Flut von Einzelmitteilungen und Übersichtsartikeln publiziert worden. Im Bedarfsfall wird darauf verwiesen. Obgleich Einzelheiten der Diagnostik und die chirurgischen Eingriffe nicht Thema dieses Referates sind, müssen den weiteren Ausführungen zunächst einige allgemeine, für alle Operationen an den Nebenhöhlen beim Kind gültige Gesichtspunkte vorangestellt werden.

2 Allgemeine Vorbemerkungen

Erkrankungen der Nasennebenhöhlen beruhen im wesentlichen auf Belüftungsstörungen und Entzündungen unterschiedlicher Ursache, auf Neubildungen und Traumafolgen. Die Diagnose wird aufgrund der Anamnese, des endoskopischen Befundes und gegebenenfalls zusätzlicher bildgebender Verfahren gestellt. Eine exakte Diagnostik insbesondere bei entzündlichen Erkrankungen ist beim Kind allerdings nicht immer einfach, weil man dabei nicht nur auf die Kooperation der Kinder, sondern oft auch auf die Mitarbeit der Eltern angewiesen ist. Desweiteren ist es gelegentlich schwierig zu entscheiden, ob die klinische Symptomatik tatsächlich auf einen speziellen endoskopischen oder radiologischen Befund zurückzuführen ist. Hinzu kommt, daß die Symptome einer Sinusitis nicht immer von denen abgegrenzt werden können, die durch mögliche Begleiterkrankungen wie allergische Rhinitis, Asthma bronchiale, Nasopharyngitis oder Atemwegsinfektionen hervorgerufen werden [110]. Insofern relativieren sich bei Kindern manche im Schrifttum gegebenen Empfehlungen zur konservativen bzw. operativen Sinusitisbehandlung, weil sie zwar theoretisch einleuchtend, in der Praxis oft jedoch nicht umsetzbar sind.

Worauf soll sich die Indikation also stützen, auf die subjektiven, nicht immer leicht nachvollziehbaren Beschwerden des Kindes, auf den endoskopischen Befund oder das Ergebnis beispielsweise eines Computertomogramms? Jedenfalls ist ein endoskopisch oder radiologisch krankhafter Befund ohne entsprechende klinische Symptomatik nicht operationsbedürftig. Vice versa gilt dies natürlich auch für subjektive Beschwerden ohne nachweisbare Sinuspathologie. Desweiteren sollte abgesehen von den absoluten Indikationen unseres Erachtens eine Sinusitis auf keinen Fall prophylaktisch, d.h. zur Vorbeugung eventueller späterer Komplikationen operiert werden, wie dies bei Erwachsenen nicht selten der Fall ist. Grundsätzlich ist beim Kind ein chirurgischer Eingriff an den Nasennebenhöhlen *nur dann* indiziert, wenn entweder die Art der Erkrankung eine konservative Therapie von vornherein ausschließt oder die Symptome mit dem *klinischen*, gegebenenfalls auch radiologischen *Befund* in Einklang zu bringen sind (vgl. Tab. 3). In allen anderen Fällen sollte einer konservativen (Langzeit-) Behandlung der Vorzug gegeben werden (vgl. S. 102). Wünschenswert wäre außerdem eine prospektive, wenn möglich randomisierte Überprüfung der

Tabelle 1. Ergebnisberichte zur NNH-Chirurgie im Kindesalter 1989-1998; Literaturübersicht (nach Hosemann 1996 [38], erweitert und aktuell ergänzt)

Publikations-Jahr und Autor	Diagnose	Studien-dauer in Monaten	CF oder PZD	ID (Siche-rung)	Asthma bronch. (Chron. AWE)	Allergiker (Siche-rung)	präop. Therapie (AB, TKS, ODC u.a.)	CT	Kriterien für OP-Indikation	Ergebnisse	Ergebnis-beurteilung
1989 Gross et al. [31]*	54 x CS oder CRS; 3 x orbitale oder endokranielle Komplikation bzw. Nasopharynxkarzinom	13	2/54 CF; 2/54 PZD	?	?	28/50 Symptome 39/50 Test (32/50 pos. Test) AB + TKS + ODC + ggfs. TH d. Allergien	„Versagen extensiver medikament. Th auswärts zusätzl. 3 Wo.	nach AB	CT	92% hilfreich (64% gebessert, 28% beschwerde-frei	Fragebogen (Eltern)
1990 Luks u. Muntz [61]	31/168 x CS	10	2/168 CF	?/168 (23%) „some"	43/168	23% „hatten „Allergien"	1-2 x 4 Wo. AB + TKS	nach AB	S. + CT	71% (22) im wesentlichen beschwerdefrei: 23% (7) gebessert 6% (2) Versager	Fragebogen (Eltern)
1991 Duplechain et al. [25]	32 x RS oder Sinusitiden, die zu einer Exazerbation pulmonaler Symptome (bei CF, allerg. AWE, Asthma bronch. oder ID führen)	24	14/32 CF	?	?	?	„erschöpfend nicht-chirurgisch zusätzlich 2 Wo. AB	nach AB	?	57-75% Symptome gebessert; 25-43% S. nicht gebessert; 88% weniger Fehltage in der Schule	„Fehltage in der Schule"; Fragebogen (Eltern)
1992 Küttner et al. [50]	12 x RS oder CS; 25 x CS bei Asthma br.; 11 x CS bei chron. Bronchitis; 4 x beg. orbitale Komplikation; 5 x NNH-Aff. bei CF; (keine diff. PN, aber 3/57 x Choanalpolyp)	12	5/57 CF	?	25/57	„bei Allergie Testung nahezu alle mono- oder polyvalent"	„AB, NT, Inhalationen bei den meisten Erfolg"	?	Anamn., S., Endoskopie + Allergie-test, und CT	89% (51) pos; 12% /6) keine Veränderg. der S.; schlecht bei CF u. Allergikern, [vereinzelt Synechien]	Endoskopie; Rhinomano-metrie; Fragebogen (Eltern + Kind + Pädiater)
1992 Lazar et al. [53]*	210 x CS oder RS	36	2/210 CF; 1/210 PZD	6% (Ig-Subkl.)	45/210	97/196 pos. (Prick f. inhalat. und Nahrungs-mittel Allergene)	3 Wo. AB + TS (z.T. auch NT, ML und ODC, bei Besserg. auch 6 Wochen AB; ggfs. Th der Allergie	3-4 Wo. nach AB	S. + CT	79% (165) beschwerdefrei 88% der Eltern empfehlen OP	Fragebogen (Eltern)

1993 Lazar et al. [56]*	260 x CS oder RS	44	?	?	52/260	49% pos. Test	s. 1992 Lazar al.	nach AB	S. + CT	81% Symptome gebessert	Fragebogen (Eltern + Kind)
1993 Haltom und Cannon [33]	58 x CSD	27	0	0	14/44	31/44 pos. (Prick f. inhalat. Allergene	mehrfach AB + ODC (38 x > 10 Wo., 6 x 5-10 Wo., 24/44 x TKS + ggfs. Th der Allergien	präop	S. + CT	86% gebessert 75% empfehlen OP	Fragebogen (Eltern)
1993 Parsons und Phillips [79]	52 x CS	?	?	?	24/52	31/52 pos. (Prick)	mehrmals länger AB und ggfs. Th. von Asthma br., Allergien u. ID	?	S. + CT	83% empfehlen OP	Fragebogen (Eltern)
1994 Manning et al. [69]	14 x CS	?	0	6/14 (5 x allg., 1 x Ig-Subkl.)	14/14	13/14 dokumentiert	mehrf. 3-4 Wo. AB + AB Proph. f. 4-8 Wo., TKS + NaCl	nach AB-Prophylaxe	S. + CT	13/14 gebessert LuFu gleich, 12/14 weniger KS	Lufu, KS-verbraucht; Fragebogen (Eltern)
1994 Michel [73]	112 x CS und RS	72	?	?	6/112 (3/112)	20/112 (nachgewiesen)	⊇ 2 x 14 Tage AB + DC + ggfs. Antihistaminika und TKS	präop.	CT ?	94 (96%) erfolgreich 4 nicht erfolgreich	Fragebogen (Eltern)
1995 Wolf et al. [117]	71 x CRS ohne PN, 53 x CRS mit PN u./o. Choanalpolyp	132	3/124 CF; 2/124 PZD	4/124 (Ig- u. T-Zell-Subkl.)	5/124	31/124 pos. für inhalat. Allergene	extensiv	präop.	Klinik + Tomographie oder CT	87% sehr zufrieden oder zufrieden	Fragebogen
1995 Bolt et al. [7]	21 x PN	72	2/21 CF		6/21 chr. AWE oder ASA	5/21 pos. (=Sympt. und IgE/RAST oder Prick)	67% > 5 J. Sympt., in 57% TKS	?	Klinik + Tomographie oder CT	subjekt Erfolg bei 77%, objekt. Erfolg bei 52%	Endoskopie Fragebogen
1995 Stankiewicz [102]	45 x CS 9 x CS mit PN 29 x RS 3 x AS 4 x th. ref. AS (2 x S. sphen., 2 x Pilz-S.) 1 x Choanalpolyp	72	5/83 CF	6/83 ID (Ig-Subklasse)	14/77	22/77 pos. f. inhal. Allergene	⊇ 2 Mon. AB und NT bei CS oder RS, bei RS zus. AB-Proph. + ggfs. Th der Allergien (AH, TKS, IT)	nach AB	Klinik + CT	93% geheilt oder gebessert;	wahrscheinlich Fragebogen

Tabelle 1. (Fortsetzung)

Publikations-Jahr und Autor	Diagnose	Studien-dauer in Monaten	CF oder PZD	ID (Siche-rung)	Asthma bronch. (Chron. AWE)	Allergiker (Siche-rung)	präop. Therapie (AB, TKS, ODC u.a.)	CT	Kriterien für OP-Indikation	Ergebnisse	Ergebnis-beurteilung
1995 Stankiewicz [102]	45 x CS 9 x CS mit PN 29 x RS 3 x AS 4 x th. ref. AS (2 x S. sphen., 2 x Pilz-S.) 1 x Choanalpolyp	72	5/83 CF	6/83 ID (Ig-Sub-klasse)	14/77	22/77 pos. f. inhal. Allergene	⊇ 2 Mon. AB und NT bei CS oder RS, bei RS zus. AB-Proph. + ggfs. Th der Allergien (AH, TKS, IT)	nach AB	Klinik + CT	93% geheilt oder gebessert;	wahrschein-lich Fragebogen
1995 Rosenfeld [90]	18 x CS oder RS	10	00*	0	9/18	9/18	⊇ 3 Wo. AB vorher, anschl. 3 Wo. AB weiter, ggfs. auch TKS, bei RS ⊇ 2 Mon. AB-proph.	nach AB	S. + CT	in 89% Erwartung erfüllt und weniger körperl. Ausfälle	Fragebogen (Eltern
1996 Younis und Lazar* [120]	500 x CS oder CRS	60	s. 1992 Lazar et al.		s. 1992 Lazar et al.	219/413 pos.	s. 1992 Lalzar et al.	s. 1992 Lazar et al.	s. 1992 Lazar et al.	88% gebessert	Fragebogen (Eltern + Arzt)
1997 Triglia und Nicollas [105]	14 x PN; 5 x PN bei Asthma bronchiale; 27 x PN bei CF	132	27/46 CF		5/46	1/10 pos. 4/5 pos. 5/23 pos.	AB und KS	nach AB u. KS	S. + CT	12% sowohl subj. als auch obj. nicht gebessert, bei CF in 48% Rezidiv	Endoskopie; Asthma-anfalls-frequenz LuFu
1998 Hebert und Bent [35]	50 x CS	72	0**	00**	28/50	?	?	?	?	92% gebessert	Fragebogen
eigene Ergebnisse	118 x CS oder RARS (andere Sinus-erkrankungen nicht berücksichtigt)	78	3/118	12/118	8/118	Prick (+ RAST 43/118 pos.; 45/118 neg.; 30/118 kein Test	AB, ML und ggfs. antiallergische Therapie	nach AB	Anamnese S., Endoskopie + CT	subj. Erfolg 78%, objekt. Erfolg 43% (Nachunter-suchung noch nicht beendet	Endoskopie Rhinomano-metrie; Fragebogen (Eltern + Kind)

* Studie fortgeführt, ** Ausschlußkriterium; AB=Antibiotika; ASA= Asthma-Sinusitis-Allergie, (chron.) AWE=(chronische) Atemwegserkrankungen; CF=Cystische Fibrose; CRS= Chronisch rezidivierende Sinusitis; CS=chronische Sinusitis; CSD=„chronic sinus disease"; CT= Computertomographie; ID=Immundefekt, KS=Kortikosteroide; LuFu=Lungenfunktions-Test; ML=Mukolytika; NT=Nasentropfen; (O)DC=(oral) decongestants; PN=Polyposis nasi; PZD=Primäre Ziliendyskinesie; RAS= Rezidivierende akut Rhinosinusitis, RS=Rezidivierende Sinusitis; S.=Symptome; TKS=Topische Kortikosteroide

Tabelle 2. Nasennebenhöhlen-Operationen im Kindesalter (n = 160) der HNO-Klinik der Heinrich-Heine-Universität Düsseldorf vom 01.01.1991 – 30.06.1998

	Operierte Kinder zwischen 01.01.1991 und 30.06.1998
Endokranielle Komplikation	4
Orbitale Komplikation	30
Therapieresistente akute Sinusitis frontalis u./o. sphenoidalis	4
CRS und RARS bei Mukoviszidose	3
CRS und RARS bei primärem Immundefekt	3
CRS und RARS bei sekundärem Immundefekt	9
CRS und RARS ohne Immundefekt und ohne Mukoviszidose	93
Revisions-OP bei CRS und RARS ohne Immundefekt und ohne Mukoviszidose	10
Primäre Mukozele	4

CRS = Chronische Rhinosinusitis; RARS = Rezidivierende akute Rhinosinusitis

Tabelle 3. Operationsindikationen der Nasennebenhöhlenchirurgie im Kindesalter

- Endokranielle Komplikation
- Orbitale Komplikation (Stadium III-V)
- Orbitale Komplikation (Stadium II nach 48 Stunden i.v. Antibiose)
- Trotz adäquater konservativer Therapie protrahiert verlaufende ARS frontalis oder sphenoidalis
- CRS mit persistierender behandlungsbedürftiger Belüftungsstörung nach ineffektiver konservativer Therapie und Ausschluß sowie gegebenenfalls Behandlung mechanischer Atemhindernisse wie große Adenoide oder Septumdeviation und/oder einer Begleiterkrankung wie Allergie oder Immundefekt
- CRS bei schwerem, konservativ unbefriedigend beherrschbarem oder durch die Sinusitis exazerbierendem Asthma bronchiale oder chronischer Bronchitis
- Totale oder subtotale nasale Obstruktion durch sinunasale Läsionen wie Polyposis, Medialisation der lateralen Nasenwände oder Muschelhyperplasie
- Muko- und Pyomukozelen
- Heterotopes Gewebe des Zentralnervensytems
- Mykotische Sinusitiden
- Benigne Neoplasien
- Maligne Neoplasien, sofern kurativ möglich
- Trauma mit Verlegung der Sinusostien oder Mitbeteiligung angrenzender Strukturen
- Schwerste Kopfschmerzen, erwiesenermaßen durch Kontaktpunkte zwischen Nasenmuscheln und Septum verursacht

ARS = Akute Rhinosinusitis, CRS = Chronische Rhinosinusitis

Therapieoptionen, nicht nur hinsichtlich ihrer Effektivität, sondern auch zur Klärung der Frage, ob der subjektiv empfundene Behandlungserfolg von einem Abklingen der Symptome oder von der Wiederherstellung der physiologischen Verhältnisse in den NNH abhängig ist.

Und schließlich gibt es noch ein weiteres Problem: Zu welchem Zeitpunkt sollen bildgebende Verfahren zum Einsatz kommen? Im Hinblick auf die Diagnostik gehen die Ansichten hierüber weit auseinander. Unstrittig ist aber, daß zu einem operativen Eingriff eine *Computertomographie* vorliegen *muß*, und zwar weniger zur Bestätigung der Schleimhautpathologie als vielmehr als anatomische „Landkarte" für den Operateur [14, 95].

3 Operationsstrategische Gesichtspunkte beim Kind

Entsprechend den für das Erwachsenenalter beschriebenen Operationstechniken [99] muß gerade beim Kind der Eingriff „neben der weitgehenden Schleimhauterhaltung auch das Ziel einer möglichst sicheren Kommunikation zwischen Nasenhaupthöhle und Nasennebenhöhlen über die angestammten Transportwege" verfolgen [113]. Dieses Ziel ist nicht einfach zu erreichen, da einerseits die hohe Heilungstendenz im Kindesalter die operativ geschaffenen Abflußwege durch Vernarbung zu beseitigen versucht und eine intensive postoperative Nachsorge, die dem entgegenwirken könnte, in der Regel schwierig ist, andererseits jedoch die Forderung nach einer möglichst geringen operativen Radikalität nicht nachdrücklich genug betont werden kann, und zwar aus folgenden Gründen:

- Die Pathogenese der chronischen Sinusitis des Kindes ist noch nicht ausreichend verstanden, und es ist sehr wahrscheinlich, daß das reifende Immunsystem und die wachsenden Strukturen des kindlichen Schädels zu einer im Vergleich zum Erwachsenen größeren Rückbildungstendenz der Entzündung beitragen [Übersichten bei 6, 63].
- Aufgrund der anatomischen Besonderheiten des kindlichen Schädels sind intra- und perioperative Risiken potentiell häufiger zu erwarten. Denn vor dem 4. Lebensjahr sind die Sinus frontales und sphenoidales wenig entwickelt, der Descensus des Kieferhöhlenbodens ist durch Zahnkeime behindert, und lediglich das Siebbeinzellsystem ist ausreichend pneumatisiert; erst im 12. bis 14. Lebensjahr ist das Nasennebenhöhlensystem ausgereift [116]. Bei jüngeren Kindern findet sich der Processus uncinatus in sehr enger Nachbarschaft oder gar in Kontakt mit der Lamina papyracea, so daß bereits bei der supraturbinalen Kieferhöhlenfensterung oder der Abtragung des Processus uncinatus die Orbita verletzt werden kann. Neben den entwicklungsbedingten engen Verhältnissen sind die Vulnerabilität der Schleimhaut – postoperative Synechien gehören zu den häufigsten Komplikationen [55, 56] – und die impaktierten Zahnkeime weitere Risikofaktoren, die bedacht werden müssen. Bis zur zweiten Dentition sind deshalb endonasale Eingriffe über den unteren Nasengang nicht zu empfehlen.

- Da bei Kindern am wachsenden Schädel operiert wird, muß auch bei der funktionellen endonasalen Chirurgie immer mit postoperativen Entwicklungsstörungen gerechnet werden [49, 66]. Kieferhöhleneingriffe über den Mundvorhof und die transfaziale Siebbeinchirurgie gelten deshalb im Kindesalter zumindest bei den chronischen Sinusitiden als obsolet. Aus dem gleichen Grund sind zusätzliche operative Maßnahmen an der Nasenscheidewand und an den Schwellkörpern bei Kindern und Jugendlichen problematischer als bei Erwachsenen und sollten nur mit größter Zurückhaltung vorgenommen werden.

4 Operationsindikationen

Um Behandlungsergebnisse und damit auch die Indikationen chirurgischer Eingriffe miteinander in Beziehung setzen zu können, müssen die therapierten Krankheitsbilder ebenfalls vergleichbar sein. Im Hinblick auf die verschiedenen Formen der Sinusitis herrschte diesbezüglich lange Zeit keine Einigkeit. Ein entscheidender Konsens gelang anläßlich der *„International Conference for Sinus Diseases“* 1993 in Princeton [59], wo auch anstelle des Begriffes „Sinusitis“ der Terminus „Rhinosinusitis“ favorisiert wurde. Überarbeitet und speziell an die Sinusitis im Kindesalter adaptiert wurden die Definitionen von Princeton auf einer 1996 in Brüssel veranstalteten internationalen Konsensuskonferenz [14]. Sie unterschied sich vom Princeton-Konsensus im wesentlichen darin, daß beim Kind für die Sicherung der Diagnose eine radiologische Bildgebung nur in besonderen Fällen für erforderlich gehalten wurde. Im folgenden wird auf die Definitionen von Brüssel Bezug genommen.

4.1 Akute Rhinosinusitis ohne Komplikation

Die akute Rhinosinusitis ist definiert als *Infektion der Nasennebenhöhlen mit Krankheitszeichen, die binnen 12 Wochen komplett rückläufig sind* [14]. Die Notwendigkeit einer Behandlung der akuten NNH-Entzündung ergibt sich aus ihrer pathophysiologischen Entwicklung und dem Ausmaß der Beschwerden. Weil akute Sinusitiden im Kindesalter häufig spontan vollständig ausheilen, werden sie entweder gar nicht oder allenfalls medikamentös therapiert. Eine Operationsindikation besteht in der Regel nicht, sollte allerdings bei protrahiertem Verlauf einer akuten Sinusitis frontalis oder sphenoidalis in Erwägung gezogen werden [43, 104]. Unserer Erfahrung nach empfiehlt sich bei Nichtansprechen einer *akuten Sinusitis frontalis* auf eine systemische Antibiotikatherapie und lokal abschwellende Maßnahmen innerhalb von 48 Stunden namentlich bei Progredienz der Stirnkopfschmerzen, bei Weichteilödem oder etwaigen ZNS-Symptomen wie Benommenheit eine operative Entlastung zur Vermeidung möglicher intrakranieller Infektionen oder Osteomyelitiden. Gleiches gilt für die therapieresistente *akute Sinusitis sphenoidalis* wegen ihrer Neigung zu Komplikationen wie Neuritis N. optici, Visusverlust, Meningitis und intrakraniellen Empyemen.

4.1.1 Akute Rhinosinusitis mit Komplikation

Dieses Krankheitsbild ist definiert als *akute Sinusitis mit klinischer oder radiologischer Evidenz einer intraorbitalen oder intrakraniellen Ausbreitung der Infektion einschließlich Protrusio bulbi, Motilitätsstörungen des Auges oder Meningitis.* Um die Behandlungsindikationen und -ergebnisse bei Sinusitiskomplikationen quantifizieren und vergleichen zu können, hat Stammberger [101] die gängigste anglo-amerikanische Klassifikation der orbitalen Komplikationen [11] mit der von Kastenbauer [44] vorgeschlagenen zusammengeführt. Danach ergeben sich folgende Stadien:

I. Entzündliches Lid- und Konjunktivalödem („preseptal cellulitis")
II. Periorbitale Osteitis/Orbitaödem („orbital cellulitis" = Durchbruch der Infektion durch das Septum orbitale)
III. Subperiostaler Abszeß („orbital cellulitis with subperiostal abscess")
IV. Intraorbitales Infiltrat/-Abszeß („orbital cellulitis with intraorbital abscess")
V. Gruppe IV-Komplikationen mit Sinus cavernosus Thrombose („cavernous sinus thrombosis")

Das Stadium I der orbitalen Komplikation, bei dem sich häufig ein periorbitales Lid- und Konjunktivalödem unter Umständen auch mit Vortreten des Bulbus nachweisen läßt, rechtfertigt bei Kindern primär noch keine Operation, da das Septum orbitale zunächst einen Durchbruch der Infektion in die Orbita verhindert. Für die Stadien III-V besteht prinzipiell eine absolute Operationsindikation im Sinne einer Drainage des infiltrierten Organs sowie der angrenzenden Sinus. Bei einem (computertomographisch gesicherten) postseptalen diffusen, entzündlichen Orbitaödem (Stadium II) halten u.a. Wong und Mitarbeiter [119] noch einen medikamentös-konservativen Therapieversuch unter mehrfacher täglicher Visuskontrolle für gerechtfertigt, fordern jedoch, daß sich nach einem definierten Zeitraum - meist 48 Stunden - eine klinische Besserung nachweisen lassen muß. Einige Autoren empfehlen aber auch bei nachgewiesenem subperiostalen Abszess noch eine rein medikamentöse Behandlung und raten nur in den Fällen zu einer Operation, bei denen sich der Visus oder die Bulbusmotilität verschlechtern oder nach 48 Stunden keine Besserung des Befundes eintritt [97, 119]. Eine dringliche OP-Indikation bestehe erst beim Übergang in einen intraorbitalen Abszeß. Unserer Meinung nach haben diese Diskussionen jedoch eher akademischen Wert, denn das vorrangige Problem beim Kind mit einer komplizierten Rhinosinusitis ist die exakte Diagnosestellung, und bei einem subperiostalen Abszeß ist es unter Umständen sehr schwierig, eine Visusverschlechterung festzustellen. Aus einem Abszeß können sich sehr bald endokranielle Komplikationen oder/und eine Erblindung entwickeln [82], ohne daß sich der Visus dabei verändert [1] bzw. die Visusabnahme rechtzeitig erkannt wird.

Wir empfehlen deshalb folgendes Vorgehen: Bei einer Lidschwellung und gleichzeitiger (Verdachts-)diagnose einer Rhinosinusitis sollte dringlich ein *augenärztliches Konsil* erfolgen. Lassen sich ophthalmologischerseits eine Protrusio, eine Motilitätseinschränkung, eine Deviatio bulbi und eine Visusminderung ausschließen, ist nicht von einer postseptal gelegenen Entzündung auszugehen, und es kann deshalb initial medikamentös therapiert werden. Auch bei einer Protrusio, aber fehlender Bulbusverdrängung ist ein konservativer Therapieversuch für 24 Stunden gerechtfertigt, da ein subperiostaler Abszeß bei diesem Befund unwahrscheinlich ist. Bei ausbleibender Besserung unter adäquater medikamentöser Therapie binnen 24 Stunden ist eine Computertomographie der Nasennebenhöhlen unter Einschluß der Orbitae indiziert, aus dem sich das weitere Vorgehen ergibt. Ist eine augenärztliche Untersuchung des Kindes nicht möglich, muß im Zweifel, in jedem Fall aber bei Verdacht auf eine asymmetrische Achsenstellung der Bulbi sofort eine Computertomographie veranlaßt werden. Finden sich darin keine Zeichen für einen subperiostalen oder intraorbitalen Abszeß, kann unter engmaschiger Kontrolle über 24 (-48) Stunden konservativ behandelt werden. Ist danach keine klinische Besserung zu verzeichnen, müssen eine Kontroll-CT und eine NNH-Operation durchgeführt werden, wobei sich der Umfang der chirurgischen Intervention nach dem Ergebnis der radiologischen Kontrolle richtet.

Läßt sich hingegen primär oder nach erfolglosem konservativen Behandlungsversuch computertomographisch ein subperiostaler Abszess nachweisen, muß in jedem Fall *sofort* eine Drainage des Abszesses und der angrenzenden Sinus erfolgen. Sofern der Operateur über ausreichende Erfahrung in der endonasalen Siebbeinchirurgie bei Kindern verfügt, kann bei dem meist medial lokalisierten subperiostalen Abszeß prinzipiell endonasal vorgegangen werden [68, 83, 121]. Als relative Kontraindikationen für ein endonasales Vorgehen gelten ein Alter unter 2 Jahren, eine Gerinnungsstörung oder anatomische Varianten, die den Zugang zur Orbita schwierig erscheinen lassen [1]. Im Zweifelsfall, d. h. bei persistierender Klinik muß, wie oben erwähnt, jedoch auch ohne radiologische Bestätigung eines subperiostalen Abszesses operiert werden, da computertomographisch falsch-negative Befunde möglich sind [82]. Gleiches gilt natürlich auch für den intraorbitalen Abszess und insbesondere bei Visusverlust, wobei im letzteren Fall der Zugangsweg unter Umständen von außen gewählt werden sollte, da das endoskopische Vorgehen meist zeitintensiver ist.

Zusammengefaßt halten wir die Operation einer akuten bzw. akut exazerbierten chronischen Rhinosinusitis mit *orbitaler* Komplikation unter folgenden Voraussetzungen für indiziert:

1. Computertomographischer Nachweis eines subperiostalen oder intraorbitalen Abszesses
2. Visusverlust oder Bulbusmotilitätsstörungen
3. Fortschreiten der Komplikation und/oder fehlende klinische Besserung nach spätestens 48 Stunden und/oder hohes Fieber >24 Stunden unter intravenöser antimikrobieller Therapie

Zwingend erforderlich ist postoperativ in jedem Fall eine engmaschige Befundkontrolle, denn bei einem nicht zu vernachlässigenden Prozentsatz dieser Kinder ist mit einer Nachoperation zu rechnen. Beispielsweise berichteten Mann und Mitarbeiter [67], daß 25% der von ihnen operierten orbitalen Komplikationen einer Revision bedurften, da im Rahmen der Erstoperation entweder die Lamina papyracea insbesondere im vorderen Anteil nicht ausreichend entfernt worden war oder sich durch das Zurückfallen des Bulbus eine neue abgekapselte, jetzt superior oder lateral gelegene Abszeßhöhle gebildet hatte. Tritt innerhalb der auf den Primäreingriff folgenden zwei bis maximal drei Tage keine wesentliche Besserung ein oder kommt es gar zu einer Befundverschlechterung, muß erneut operiert werden, wobei sich die Indikation dafür weniger aus dem Resultat eines in diesem Fall ohnehin empfehlenswerten Kontroll-CT als vielmehr aus dem klinischen Befund ergibt.

Endokranielle Komplikationen, die sich als Meningitis, epi- oder subdural lokalisierter bzw. Hirnabszeß oder als Sinus cavernosus Thrombose manifestieren, bedürfen einer sofortigen Drainage der betroffenen Region sowie der angrenzenden Sinus. Meist ist die endokranielle Komplikation Folge einer Sinusitis frontalis und betrifft den Frontallappen.

4.2 Chronische Rhinosinusitis

Noch dringlicher als für die akute Sinusitis war eine allgemein akzeptierte Definition der chronischen Nasennebenhöhlenentzündung. Denn die hohen Erfolgsraten der NNH-Chirurgie bei chronischer Sinusitis, über die in der Vergangenheit berichtet wurde, beruhen zum Teil darauf, daß unter dem Begriff „chronisch" auch die rezidivierenden akuten Entzündungen mit völliger Beschwerdefreiheit im Intervall, die langfristig wahrscheinlich auch spontan ausgeheilt wären, subsummiert wurden. Operiert wurde in der Vorstellung, daß ständig wiederkehrende Infekte das Allgemeinbefinden des Kindes in ähnlicher Weise beeinträchtigen wie eine chronische Infektion. Die Entscheidung darüber, wie oft die akute Entzündung auftreten müsse, um eine chirurgische Intervention zu rechtfertigen, blieb allerdings dem behandelnden Arzt überlassen. Desweiteren stützte und stützt sich auch heute noch die Operationsindikation ohne gründliche weiterführende Diagnostik viel zu oft im wesentlichen auf den momentanen radiologischen Befund, der insbesondere bei Kindern nach einer *ursachengerechten* konservativen Therapie der Beschwerden kurze Zeit später möglicherweise ganz anders ausgesehen hätte. Dem kritischen Leser des Schrifttums zum Thema „chronische Sinusitis" könnten manche Parallelen zu der heute nicht mehr üblichen chirurgischen Behandlung der sog. idiopathischen Fazialisparese auffallen!

Anläßlich der bereits erwähnten Konsensuskonferenz 1993 in Princeton [59] wurde eine Übereinkunft dahingehend erzielt, daß man von einer chronischen Rhinosinusitis erst dann sprechen dürfe, wenn die Beschwerden des Patienten mehr als 12 Wochen ununterbrochen andauerten und die Sinuspathologie durch ein Computertomogramm bestätigt worden sei. Desweiteren sei eine chronische NNH-Entzündung auch dann wahrscheinlich, wenn rezidivierende akute Sinusitiden von jeweils mindestens zehn Tagen Dauer mehr als sechs Mal jährlich auftreten. Seit dem Brüsseler Konsensus 1996 [14] wird das Krankheitsbild der „rezidivierenden akuten Rhinosinusitis" beim Kind – im deutschen Sprachraum auch als „chronisch rezidivierende Sinusitis" bezeichnet – per definitionem sowohl von der eigentlichen chronischen Rhinosinusitis in der Definition von Princeton als auch von den „akuten Exazerbationen einer chronischen Rhinosinusitis", bei denen keine vollständige Remission zwischen den Episoden eintritt, abgegrenzt. Die rezidivierende akute Sinusitis wird dementsprechend nicht mehr als chronische Entzündung aufgefaßt. Ebenfalls sollten früher übliche Begriffe wie „subakute Sinusitis", da therapeutisch irrelevant, nicht mehr verwendet werden.

Faßt man die Empfehlungen beider Konsensuskonferenzen zusammen, lautet die derzeit gültige Definition folgendermaßen: Eine behandlungsbedürftige chronische Rhinosinusitis beim Kind liegt vor, wenn eine *Infektion der Nasennebenhöhlen mit Krankheitszeichen, die länger als zwölf Wochen anhalten,* vorhanden ist **oder** wenn *akute Exazerbationen einer chronischen Sinusitis ohne vollständige Beschwerdefreiheit zwischen den Episoden* beobachtet werden. Der Einfachheit halber wird im folgenden hierfür nur noch der übergeordnete Begriff „chronische Sinusitis" verwendet.

Ein zweites wichtiges Resultat der Konferenz in Brüssel betraf die diagnostische Radiologie: Während noch 1993 für die Diagnose einer chronischen Rhinosinusitis sowohl im Erwachsenen- als auch im Kindesalter zusätzlich zu den typischen Beschwerden und dem klinischen Befund der computertomographische Nachweis einer persistierenden Schleimhautpathologie in den NNH gefordert wurde, ist nach den Brüsseler Definitionen beim Kind ein Computertomogramm zur Diagnosesicherung primär nicht mehr notwendig [14].

Im Vergleich zu den akuten Formen der Sinusitis ist die Entscheidung zu einer Operation bei den chronischen NNH-Entzündungen sehr viel schwieriger und ausgesprochen abhängig von der Erfahrung des betreuenden Arztes mit den konservativen Behandlungsmöglichkeiten und seinem diagnostischen Spürsinn. Denn bei der chronischen und auch der rezidivierenden akuten (chronisch rezidivierenden) Sinusitis muß wegen ihrer multifaktoriellen Genese ein beträchtlicher präoperativer Aufwand betrieben werden, um lokale und systemische Ursachen bzw. Grunderkrankungen, die den Operationserfolg von vornherein infrage stellen würden, diagnostizieren und gegebenenfalls behandeln zu können. Wegen ihrer erheblichen und oft unterschätzten Bedeutung soll deshalb auf diese Problematik zunächst etwas näher eingegangen werden:

Entsprechend den pathophysiologischen Grundlagen der chronischen Sinusitis sind die Behandlungsziele die Eradikation der Entzündung, die Beseitigung der Obstruktion der Sinusostien und soweit möglich, die Verbesserung der mukoziliären Clearance. Für die Behandlung der chronischen Rhinosinusitis wird auf empirischer Grundlage meist die Gabe von Antibiotika für zunächst zwei Wochen empfohlen [6, 14, 62, 63, 80]. Spricht die Entzündung nicht innerhalb der ersten Woche auf das Antibiotikum an, muß es gewechselt werden [14]. Eine Wiederholung der Therapie auf der Grundlage eines Antibiogramms ist nur bei Kindern erforderlich, deren Befinden sich nach 10-14 Tagen noch nicht gebessert hat. Bei gebesserten, jedoch noch nicht beschwerdefreien Kindern sollte die Therapie für insgesamt 4-6 Wochen fortgeführt werden [14, 63, 90]. Kinder mit *rezidivierender akuter Rhinosinusitis mit beschwerdefreien Intervallen*, die auf die initialen Antibiotika ansprechen, sollten entsprechend der Empfehlungen von Gandhi und Mitarbeitern [27], Willner et al. [115], Rosenfeld [90] sowie Wald [109] anschließend mit Antibiotikaprophylaxen behandelt werden. Die zusätzliche Anwendung entzündungshemmender, abschwellender und schleimlösender Medikamente sowie NaCl-Spülungen ist individuell zu indizieren [6, 14, 42, 46, 62, 63, 80, 115]. Insgesamt sind die Empfehlungen zur optimalen medikamentösen Therapie der chronischen Rhinosinusitis hinsichtlich ihres Umfangs und insbesondere ihrer zeitlichen Dauer sehr unterschiedlich [62, 85, 90]. Es fällt jedoch auf, daß Wegbereiter der endoskopischen Sinuschirurgie beim Kind wie etwa Lusk [62] inzwischen zu einem initialen konservativen Therapieversuch über mindestens 6 Monate raten. Prospektive Untersuchungen, die belegen, daß eine medikamentöse Langzeittherapie bei Kindern Vorteile bringt, gibt es bislang allerdings nicht.

Bei den Kindern, die unter einer konsequenten medikamentösen Therapie nicht gesunden, muß daran gedacht werden, daß neben infektiösen auch systemische oder mechanische Faktoren an der Persistenz der Sinusitis beteiligt sein können. Häufigste Begleiterkrankung der Rhinosinusitis beim Kind ist die respiratorische Allergie [14, 53]. Obwohl eine allergische Sensibilisierung nicht zwangsläufig eine chronische NNH-Entzündung zur Folge haben muß [40], wird eine Beziehung zwischen Allergie und chronischer Rhinosinusitis generell dennoch akzeptiert, da erstere ebenso wie die rezidivierenden viralen oder bakteriellen Infekte der oberen Atemwege zu einer Schleimhautschwellung und damit Verlegung der Sinusostien beitragen kann [26]. Deshalb muß bei Kindern mit entsprechender Anamnese und chronischer oder rezidivierender Rhinosinusitis eine Sensibilisierung sowohl auf inhalative als auch auf Nahrungsmittelallergene ausgeschlossen [62] und im Rahmen der Sinusitis-Therapie gegebenenfalls auch eine entsprechende antiallergische Behandlung eingeleitet werden.

Desweiteren ist darauf zu achten, ob Ventilation und Drainage der Sinus möglicherweise durch stark vergößerte Adenoide, ein hochgradig deviiertes Nasenseptum, Synechien, Fremdkörper oder eine anatomisch ungewöhnliche Konfiguration des vorderen Siebbeins behindert werden. Bei Kindern mit chronischer Sinusitis soll zum Beispiel eine Concha bullosa häufiger vorkommen als in der Normalbevölkerung [43].

Da die Belüftung der Sinus auch von der Funktionsfähigkeit der epithelialen Zilien und der Qualität der Sekrete abhängt, muß präoperativ beurteilt werden, ob die Viskosität des Nasenschleims verändert ist, ob eine Einschränkung der Zilienfunktion und damit der mukoziliären Reinigung der Sinus nachgewiesen und vielleicht verbessert werden kann oder ob der Entzündung möglicherweise ein – meist humoraler – Immundefekt [26, 94; Übersicht bei 92] zugrunde liegt. Insbesondere bei chronischen (polypösen) Pansinusitiden mit Hinweisen auf rezidivierende Infekte wie Lungen- oder Mittelohrentzündung muß ausgeschlossen werden, daß eine systemische Erkrankung mit kongenitaler Einschränkung der mukoziliären Clearance, etwa eine Mukoviszidose oder eine primäre Ziliendyskinesie bzw. ein Immundefekt das Ausheilen der Rhinosinusitis behindern [62]. Deshalb ist im Rahmen der Therapie einer chronischen Sinusitis bei diesen Kindern regelmäßig ein Schweißtest erforderlich, und zwar auch dann, wenn die Kinder pulmonal unauffällig sind, weil es Unterformen der Mukoviszidose gibt, die durch einen positiven Schweißtest und sinunasale Erkrankungen, jedoch fehlende pulmonale Symptome gekennzeichnet sind [43]. Im Zweifelsfall ist zusätzlich eine DNA-Analyse zu veranlassen, da auch eine Untergruppe von Mukoviszidose-Kindern bekannt ist, deren Schweißtest normal ausfällt [48]. Das immunologische Screening sollte zumindest einen Mangel an Serum-Immunglobulinen und IgG-Subklassen sowie eine selektiv eingeschränkte Immunantwort auf Protein- und Polysaccharid-Antigene aufdecken. Desweiteren ist bei gleichzeitig vorhandener Polyposis nasi an eine Analgetika (ASS)-Intoleranz zu denken. Und schließlich wäre es bei entsprechender Symptomatik ratsam, eine gleichzeitig bestehende Erkankung der unteren Atemwege auszuschließen und zu überlegen, ob die chronische Sinusitis letztere möglicherweise negativ beeinflußt oder ihre Entwicklung erst begünstigt hat.

Unserer Ansicht nach hat die Initialtherapie der chronischen Nasennebenhöhlenentzündungen bis auf Ausnahmefälle wie die mykotischen Sinusitiden *primär* immer medikamentös und nicht operativ zu sein. Erst wenn sich im Rahmen der komplexen präoperativen Diagnostik herausstellt, daß Grund- oder Begleiterkrankungen nicht nachweisbar oder zwar vorhanden, jedoch nicht ausreichend behandelbar sind oder wenn es wahrscheinlich ist, daß sich nach Wiederherstellung der Belüftung und Drainage der Sinus durch Entfernung der erkrankten Schleimhaut Affektionen der Atemwege bessern, ist die Operation der Nasennebenhöhlen indiziert. Orientiert man sich bei den Operationsindikationen der *chronischen Rhinosinusitis* an diesen strengen Maßstäben, wird man – wie auch wir an unserem eigenen Krankengut – feststellen, daß die trotz optimaler medikamentöser Therapie persistierende oder ständig rezidivierende Sinusitis zwar die häufigste relative Indikation für eine NNH-Operation nicht nur bei Erwachsenen, sondern auch im Kindes- und Jugendalter ist, die tatsächlich mit Aussicht auf Erfolg zu operierenden Kinder jedoch nur einen Bruchteil aller Kinder mit chronischer Rhinosinusitis ausmachen [14, 63]. In der Literatur wird die diesbezügliche Operationsfrequenz an spezialisierten Zentren mit 5–20 Fällen/Jahr angegeben [86]. Da die Entzündung im Kindesalter vorwiegend den vorderen Siebbeinkomplex und die Kieferhöhlen betrifft, sind eine anteriore Ethmoidektomie und eine supraturbinale Kieferhöhlenfensterung häufig ausreichend [63]. Bei der im Kindesalter seltenen chronischen Sinusitis frontalis muß gegebenenfalls der Recessus frontalis miteröffnet werden. Die Keilbeinhöhle braucht nur bei entprechender klinischer Symptomatik und pathologischem Befund im Computertomogramm exploriert zu werden [115]. Bei korrekter Indikationsstellung lassen sich in der Tat „Erfolgsraten" von bis zu 80% erzielen, allerdings im wesentlichen nur im Hinblick auf die subjektiven Beschwerden des

Kindes; die postoperativen Schleimhautverhältnisse normalisieren sich oft nicht bzw. erst nach Jahren. In etwa 10% der Fälle erfordert eine Persistenz der Beschwerden aufgrund von Rest- oder Rezidivpolypen oder ausgedehnten Adhäsionen (insbesondere zwischen mittlerer Muschel und lateraler Nasenwand) eine Revisions-Operation [54].

4.2.1 Chronische Rhinosinusitis ohne nachweisbare Begleiterkrankung

Sind analog der Sinusitis beim Erwachsenen anatomische Varianten möglicherweise ursächlich oder als Kofaktor an der Genese der chronischen Rhinosinusitis des Kindes beteiligt [71, 99] und persistiert die Entzündung trotz konsequenter medikamentöser Therapie, liegt zweifelsohne eine relative und darüberhinaus Erfolg versprechende Indikation für die endonasale Operation vor. Die anatomischen Besonderheiten wie eine Concha bullosa, ein sehr prominenter Processus uncinatus oder eine abnorm gebogene mittlere Muschel sollten dabei so selektiv wie möglich behandelt werden. Sind zusätzliche Belüftungshindernisse wie große Adenoide, hyperplastische Nasenmuscheln oder eine Septumdeviation vorhanden, reicht deren alleinige chirurgische Behandlung häufig aus, um die Drainage der Sinus wieder zu gewährleisten. Entsprechendes gilt unserer Ansicht nach auch für die *rezidivierende akute Rhinosinusitis,* die nach dem Brüsseler Konsensus nicht zu den chronischen Entzündungen gerechnet wird – allerdings nur für den seltenen Fall, daß zum einen die oben empfohlene aufwendige Diagnostik ergebnislos geblieben ist und zum anderen die Episoden derart häufig sind, daß sie in ihrem Krankheitswert dem der chronischen Sinusitis gleichen.

Bei Kindern mit chronischer oder rezidivierender akuter Rhinosinusitis und Adenoiden, die unter medikamentöser Therapie nicht beschwerdefrei werden, kann auch ein Stufentherapiekonzept sinnvoll sein, indem vor einer NNH-Operation eine Adenotomie durchgeführt und deren Effekt zunächst abgewartet wird, denn die Entfernung der Rachenmandel kann nicht nur die Ventilation der Nase verbessern, sondern auch die nasopharyngeale Flora günstig beeinflussen [57, 90, 103, 107].

4.2.2 Chronische Rhinosinusitis bei chronischen Erkrankungen der unteren Atemwege

Obwohl die Zusammenhänge zwischen Erkrankungen der extra- und intrathorakalen Atemwege pathophysiologisch im einzelnen bis heute nicht aufgeklärt sind [18, 43], geht aus einer Reihe von Untersuchungen hervor, daß eine Nasennebenhöhlenentzündung zu einer erhöhten Reagibilität des Bronchialsystems führen kann [8, 9]. Dementsprechend kann bei Kindern mit Sinusitis und chronischen Erkrankungen der unteren Atemwege eine NNH-Operation sowohl die

Atembeschwerden als auch die Lungenfunktion verbessern [69, 79, 88]. Völlig unklar ist allerdings, ob und in welchen Fällen sich mit einer *frühzeitigen* NNH-Operation die *Progredienz* einer Erkrankung der unteren Atemwege aufhalten läßt. Deshalb ist ein chirurgischer Eingriff bei Kindern mit Asthma bronchiale und chronischer oder rezidivierender akuter Rhinosinusitis aus lediglich prophylaktischen Gründen bisher nicht indiziert [18]. Finden sich allerdings sichere Hinweise auf eine ungünstige Entwicklung der pulmonalen Situation oder des Allgemeinbefindens durch den Sinusbefund, so ist eine Lockerung der restriktiven Operationsindikation bei Asthma bronchiale, hyperreagiblem Bronchialsystem, chronisch-obstruktiver Bronchitis oder Mukoviszidose gerechtfertigt. Jedoch muß beachtet werden, daß bei Koexistenz von Erkrankungen der unteren Atemwege eine höhere perioperative Morbidität nach NNH-Eingriffen möglich ist.

4.2.3 Chronische Rhinosinusitis bei systemischen, auch die Sinus betreffenden Erkrankungen

Einige systemische Erkrankungen – im wesentlichen Allergien [79, 90, 110, 121], Immundefekte [94, 106], Schleimhautirritationen mit gestörter mukoziliärer Clearance [10, 25] und offenbar auch der gastroösophageale Reflux [4] – werden mit einer chronischen Sinus-Erkrankung assoziiert und können diese möglicherweise unterhalten. Kinder, bei denen die chronische Rhinosinusitis erwiesenermaßen oder überwiegend wahrscheinlich auf einer *Allergie* beruht, müssen antiallergisch medikamentös und gegebenenfalls mit einer spezifischen Immuntherapie behandelt werden. Bei saisonalen Allergien ist diese Therapie oft ausreichend, eine chirurgische Intervention nicht erforderlich. Bei Therapieversagern und bei den perennialen Formen der nasalen Allergie sind operative Eingriffe an den Nasenmuscheln und Sinus durchaus indiziert, zumal sich gezeigt hat, daß ein Großteil der Kinder, die während einer Immuntherapie an den NNH operiert worden waren, anschließend die konservative Behandlung wegen deutlicher Beschwerdebesserung nicht mehr in Anspruch nahmen [76]. Da der chirurgische Eingriff die eigentliche Ursache der Beschwerden natürlich nicht beseitigen kann und deshalb erfahrungsgemäß mit einer hohen Rezidivrate der chronischen Sinusitis zu rechnen ist, sollte eine Operation nur dann erfolgen, wenn die Fortführung der antiallergischen Therapie auch postoperativ gewährleistet ist.

Für Kinder mit erblichen Erkrankungen wie der *primären Ziliendyskinesie* oder einer *Mukoviszidose*, bei denen die mukoziliäre Clearance kongenital gestört ist und eine Normalisierung der Schleimhautfunktion nicht erwartet werden kann, wird von Isaacson [39] vorgeschlagen, die chronische Sinusitis chirurgisch weniger zurückhaltend zu therapieren und weite Zugänge zu schaffen, entlang derer das Sekret der Schwerkraft folgend abfließen kann. Möglicherweise läßt sich durch eine NNH-Operation auch die Funktion der unteren Atemwege bessern, wie Parsons und Greene [78] bei Kindern mit primärer Ziliendyskinesie zeigen konnten. Für die Mukoviszidose scheint dies jedoch nicht der Fall zu sein (vgl. Abschn. 4.6). Bei der durch zum Beispiel inhalative Noxen oder Medikamente erworbenen *(sekundären)* Ziliendysfunktion [87] steht die Ausschaltung der Noxen im Vordergrund; Eingriffe an den Nebenhöhlen sind nur ausnahmsweise in Erwägung zu ziehen.

Ist die chronische Rhinosinusitis bei Kindern nachweislich mit einem (humoralen) *Immundefekt* assoziiert [21, 93, 106], müssen in therapeutischer Hinsicht verschiedene Gesichtspunkte berücksichtigt werden, weil einerseits die Immundepletion die Persistenz der Nebenhöhlenentzündung begünstigt und andererseits letztere die Normalisierung des Immunsystems verhindert. In beiden Fällen kommt es zu einer erheblichen gesundheitlichen Beeinträchtigung des Kindes. Die Entscheidung zu einer Operation sollte deshalb an der Art des Immundefektes ausgerichtet werden: Bei den *primären* Immundefekten im Kindesalter handelt es sich häufig um ein transitorisches Geschehen wie eine Reifungsverzögerung von IgG-Subklassen. Die Behandlung dieser Kinder, deren Rhinosinusitis mit zunehmendem Alter wahrscheinlich spontan ausheilt, muß so konservativ wie möglich erfolgen, eine NNH-Operation ist in der Regel nicht indiziert. Problematischer sind Kinder mit chronischer Rhinosinusitis und einem *sekundären* Immundefekt infolge einer Organtransplantation insbesondere von Niere oder Knochenmark, wegen eines Tumorleidens und/oder einer zytotoxischen Chemotherapie. Einerseits gibt bei ihnen die verminderte Immunkompetenz häufig Anlaß zu schweren Infektionen u.a. mit opportunistischen Organismen wie Pilzen, Mykobakterien oder Protozoen [29, 93] und nicht selten auch zu orbitalen und endokraniellen Komplikationen, andererseits wird aber eine Operation den Zustand nicht ausreichend bessern, solange sich der Immunstatus nicht stabilisiert. In diesen Fällen empfiehlt es sich, nur dann zu operieren, wenn die sinunasalen Beschwerden – trotz antimikrobieller Langzeittherapie und in ausgewählten Fällen auch Immunoglobulingaben – das Krankheitsbild eindeutig beherrschen oder Komplikationen von Seiten der Nebenhöhlen auftreten. Ausgenommen von dieser zurückhaltenden Strategie sind nur die *invasiven mykotischen Sinusitiden* (vgl. Abschn. 4.7). Bei HIV-infizierten Kindern hingegen, die ebenfalls häufig an chronischen oder rezidivierenden akuten Sinusitiden leiden, scheinen Probleminfektionen der Nasennebenhöhlen mit Fungus, Parasiten oder seltenen Viren kaum vorzukommen [29, 70, 91, 93].

4.3 Nicht-neoplastische sinunasale Läsionen

4.3.1 Nasenpolypen

Sinunasale Polypen müssen im Kindesalter entfernt werden, wenn sie die Nasenatmung behindern, Tubenventilationsstörungen mit entsprechender Mittelohrsymptomatik hervorrufen, das Riechvermögen einschränken oder schlafbezogene Atmungsstörungen und/oder ständige Mundatmung verursachen. Gleiches gilt für die Rezivpolyposis. Isolierte Polypen ohne diese Symptomatik sollten zur histologischen Beurteilung der Dignität ebenfalls entfernt werden.

4.3.1.1 Choanalpolyp

Choanalpolypen sind in der Regel gestielt und entspringen überwiegend der Kieferhöhlen- [34, 96], seltener auch der Keilbeinhöhlenwand [19, 30, 123], im Siebbein, am hinteren Anteil des Nasenseptums, am harten und weichen Gaumen [12] oder an der unteren Nasenmuschel [30]. Sie werden selten vor dem 10. Lebensjahr gefunden [30, 96] und müssen in jedem Fall endoskopisch entfernt und histologisch untersucht werden. Nach dem Eingriff ist eine längerfristige endoskopisch kontrollierte Nachschau erforderlich, um Rezidive auszuschließen.

4.3.2 Mukozelen und Pyomukozelen

Mukozelen sind – vermutlich wegen ihres langsamen Wachstums – im Kindesalter selten. Wie beim Erwachsenen treten sie postoperativ nach NNH-Eingriffen [46, 60, 74, 122] oder spontan, namentlich im Zusammenhang mit einer Mukoviszidose [23, 32, 122] und möglichweise auch etwas häufiger bilateral auf [23]. Bevorzugte Lokalisationen sind der Siebbeinkomplex, weniger oft die Kiefer- und Keilbeinhöhle [23, 46, 58, 60, 122]. Mit einer ansteigenden Inzidenz ist wegen der Ausweitung der NNH-Chirurgie und der in letzter Zeit deutlich höher gewordenen Lebenserwartung von Mukoviszidosekindern zu rechnen.

Mukozelen werden in der Regel erst entdeckt, wenn sie Symptome verursachen. Sie müssen wegen ihrer destruierenden Wachstumstendenz immer operiert werden. Therapie der Wahl ist die endonasale endoskopische Marsupialisation mit Anlage eines Drainageweges in die Nasenhöhle. Mit dieser Technik läßt sich eine langfristige Rezidivfreiheit sowohl bei Siebbein- als auch bei Stirnhöhlenmukozelen erzielen [5, 46, 114], und die perioperative Morbidität ist deutlich geringer als bei alternativen Verfahren, die eine vollständige Entfernung des Mukozelenepithels zum Ziel haben [60]. In der Literatur finden sich allerdings nur wenige Fallberichte über endonasal operierte Mukozelen bei Kindern [23, 46, 58, 60, 122], die sämtlich als rezidivfrei beschrieben wurden. Zur Vermeidung eines Rezidivs ist nach unserer Erfahrung eine konsequente und langfristige Nachsorge der operativ geschaffenen Abflußwege erforderlich.

4.3.3
Heterotopes Gewebe des Zentralnervensystems

An nasofrontale Entwicklungsanomalien wie beispielweise ein Gliom oder eine Meningoenzephalozele mit Ausbreitung in die Sinus paranasales muß insbesondere dann gedacht werden, wenn ein „Nasenpolyp" nicht im mittleren Nasengang entspringt. In diesen Fällen besteht eine absolute Operationsindikation, wobei es sich meist um kombinierte rhino-neurochirurgische Eingriffe handelt.

4.4
Neoplasien

Benigne und maligne Neubildungen in den Nasennebenhöhlen sind im Kindesalter selten. Sie stellen jedoch stets eine Indikation zu chirurgischem Eingreifen dar, weil sie unabhängig von ihrer Dignität zu erheblichen Wachstumsstörungen und Deformitäten des Gesichtsschädels führen.

4.4.1
Benigne Neoplasien

Bei den gutartigen Neubildungen in den Nasennebenhöhlen des Kindes handelt es sich im wesentlichen um Fibromatosen, fibro-ossäre Läsionen, Osteome, Gesichtsschädel-Myxome und -Fibromyxome sowie Ameloblastome. *Fibromatosen (Desmoide)* zeigen eine aggressive fibroblastische Proliferation, lassen sich schwer abgrenzen und infiltrieren vitale Strukturen. Obwohl vereinzelt Spontanremissionen beschrieben wurden, ist unbedingt eine komplette Exzision mit großem Sicherheitsabstand zu fordern. Von den *fibro-ossären Läsionen* kommen die *fibröse Dysplasie* und das *juvenile aktiv-ossifizierende Fibrom* auch im Kindesalter vor. Bei den fibrösen Dysplasien ist eine zurückhaltende chirurgische Exzision ausreichend. Die selten auftretenden Rezidive sind vermutlich auf ihre schlechte intraoperative Abgrenzbarkeit von der Umgebung zurückzuführen. Die Prognose des juvenilen aktiv-ossifizierenden Fibroms ist trotz gelegentlichen infiltrierenden Wachstums nach vollständiger Exzision gut; Rezidive sind jedoch möglich. Die Entartungsrate in ein Osteosarkom liegt bei < 1%. Das *Osteom* ist häufig in den Nasennebenhöhlen lokalisiert. Osteome brauchen nur dann kurativ exzidiert zu werden, wenn sie Symptome verursachen. *Gesichtsschädel-Myxome* und *-Fibromyxome* finden sich in der Regel im Kauschädel, aber auch in der Kiefer- und Nasenhaupthöhle. Sie wachsen lokal destruierend und müssen deshalb adäquat exzidiert werden. Eine Entartung ist selten. Bevorzugter Sitz des *Ameloblastoms* als odontogener Tumor ist die Kieferhöhle. Die Geschwulst zerstört langfristig die angrenzenden Knochen- und Weichteilstrukturen und muß deshalb komplett entfernt werden [111].

4.4.2 Maligne Neoplasien

Maligne Neoplasien der Nasennebenhöhlen werden beim Kind kaum beobachtet. Am häufigsten sind das *undifferenzierte Karzinom* und das *Rhabdomyosarkom*. Die Operation dient zunächst der Diagnosesicherung, kann aber mit kurativer Intention ausgeweitet werden, sofern dies ohne wesentliche funktionelle und ästhetische Einbußen möglich ist. In der Regel ist zusätzlich eine kombinierte Radio-Chemotherapie erforderlich. Auch bei Inoperabilität müssen – zum Beispiel unter schmerztherapeutischen Gesichtspunkten oder zur Kontrolle einer Sepsis – im Einzelfall eine Drainage der befallenen Sinus und ein Tumordebulking in Erwägung gezogen werden [Übersicht bei 65].

4.5 Trauma

Die Operationsindikationen bei Verletzungen des Nasennebenhöhlensystems und der damit oftmals kombinierten Orbitatraumen unterscheiden sich im Kindesalter nicht von den für Erwachsene gültigen [Übersichten u.a. bei 24, 37, 108, 118]. Nicht dislozierte Frakturen können konservativ behandelt werden, solange sich keine Hinweise auf eine Verlegung der Sinusostien ergeben. In allen anderen Fällen, insbesondere bei Inkarzeration des Orbitainhaltes, Verletzung des Optikuskanals, intraorbitaler Blutung, anhaltender Rhinoliquorrhoe oder Okklusionsstörungen ist eine rhinochirurgische, unter Umständen interdisziplinäre Versorgung notwendig. Bei Stirnhöhlentraumen ist im Zweifelsfall die endoskopische Exploration über ein transfrontales Bohrloch, gegebenenfalls mit anschließender Versorgung der Fraktur zur Vermeidung einer intrakraniellen Infektion oder einer späteren Mukozele ratsam.

4.6 Mukoviszidose

Kinder mit Mukoviszidose leiden häufig an nasaler Obstruktion, Polyposis nasi und chronischer Sinusitis mit entsprechender Einschränkung der Lebensqualität [10, 13, 25, 28, 89]. Ungeachtet dessen bleiben jedoch erstaunlich viele Kinder trotz endoskopisch und radiologisch nachgewiesener Sinuspathologie lange Zeit frei von den typischen Symptomen der chronischen NNH-Entzündung [20]. Die Mukoviszidose ist derzeit zwar weder medikamentös noch operativ heilbar, doch konnte mit zunehmender Kenntnis der Pathophysiologie durch konsequente Anwendung medikamentöser und physikalischer Therapieregime die Lebenserwartung dieser Patienten erheblich gesteigert werden. Die optimale Auswahl und der Zeitpunkt der medikamentösen und chirurgischen Behandlung sind allerdings noch nicht bekannt [3, 64]. Die Initialtherapie der sinunasalen Erkrankungen bei Mukoviszidose ist stets medikamentös. Für die

Behandlung der zahlreichen Begleiterkrankungen wie beispielweise einer Allergie gelten die gleichen Gesichtspunkte wie für Kinder mit sinunasalen Erkrankungen ohne Mukoviszidose. Erst nach erfolgloser konservativer Therapie und bei fortbestehenden sinunasalen Symptomen ergeben sich bei Kindern mit Mukoviszidose Indikationen für endonasale Nebenhöhleneingriffe. Erste Ergebnisse von Phase-I-Studien mit einer intranasalen Gentherapie unter kurativen Gesichtspunkten [77] lassen zudem hoffen, daß sich möglicherweise in Zukunft NNH-Eingriffe auf die Komplikationen der sinunasalen Erkrankung beschränken werden. Zudem deutet eine Untersuchung von Henriksson und Mitarbeitern [36] an, daß die bisherigen Fortschritte in der konservativen Behandlung der Mukoviszidose bereits dazu beigetragen haben, daß Kinder mit dieser Erkrankung zunehmend seltener an den Nebenhöhlen operiert werden.

Als absolute Operationsindikationen für einen endonasalen Nasennebenhöhleneingriff gelten die totale Verlegung der Nasenhöhle durch entweder eine massive *Polyposis* oder die häufiger bei Mukoviszidose-Kindern zu beobachtende *Medialisation* ihrer lateralen Nasenwände [13, 14, 23] sowie die *Mukozelen*. Zwar ist durch die Einführung der endonasalen Sinus-Chirurgie die Rezidivrate nicht mehr so hoch wie zu den Zeiten, als eine alleinige Polypektomie durchgeführt wurde, doch ist auch heute noch bei fast der Hälfte der endoskopisch operierten Mukoviszidose-Kinder mit einem Rezidiv der polypösen Rhinosinusitis zu rechnen [13, 20, 77]. Radiologisch läßt sich bei einem noch höheren Prozentsatz bereits sehr frühzeitig eine erneute Verschattung aller Sinus zeigen [20]. Diese objektiv nachweisbare hohe Rezidivrate steht allerdings im Widerspruch zu der deutlichen und anhaltenden Abnahme der Beschwerden nach der Operation, denn die Kinder profitieren subjektiv hinsichtlich ihrer Lebensqualität meist mehrere Jahre von dem Eingriff [20, 22, 28, 41]. Desweiteren erleichtert die operative Eröffnung der Sinus physikalische Maßnahmen wie Kochsalzspülungen [22]. Zusammenfassend sollte das Behandlungskonzept bei Mukoviszidose-Kindern mit chronischer Sinusitis mit oder ohne Obstruktion der Nasenhöhlen sich nicht von demjenigen für Kinder mit chronischer Sinusitis ohne Mukoviszidose unterscheiden [41], obwohl bei Abwägung des Risiko-Nutzen-Profils eine potentiell höhere perioperative Morbidität bei pulmonaler Erkrankung berücksichtigt werden muß. Durch chirurgische Maßnahmen kann zwar nicht die Lebenserwartung, wohl aber die Lebensqualität verbessert werden.

Unklarheit herrscht immer noch darüber, ob der Nasennebenhöhlen-Status von Mukoviszidose-Kindern deren pulmonale Situation beeinflußt. Aufgrund der bisher publizierten Fallberichte [u.a. 28] und eigener Erfahrungen scheint keine strenge Korrelation zwischen der Schwere der Lungenerkrankung und der NNH-Situation zu bestehen. Auch konnte bisher nicht nachgewiesen werden, daß sich – entsprechend dem für Asthma-Kinder beschriebenen Effekt – endoskopische NNH-Operationen auf die Erkrankung der unteren Atemwege positiv auswirken [41, 64]. Deshalb ist bei sinunasaler Beschwerdefreiheit ein chirurgischer Eingriff an den Nebenhöhlen mit dem Ziel, die pulmonale Situation des Mukoviszidose-Kindes zu verbessern, nicht indiziert.

4.7 Pilzsinusitis

Die bedeutsamsten bei Kindern vorkommenden Pilzerkrankungen sind die sogenannte allergische Pilzsinusitis und die invasive Pilzsinusitis. Bei der *allergischen Pilzsinusitis* handelt es sich um eine zuerst in den achtziger Jahren beschriebene, nach derzeitigem Kenntnisstand nicht invasive Erkrankung der Nasennebenhöhlen, die aber unbehandelt ähnlich den Mukozelen zu einer Knochenresorption mit daraus resultierender Gesichtsentstellung führen kann [43, 75]. Die Erkrankung tritt in der Regel nur bei atopischen Kindern ab dem 10. Lebensjahr auf [51], deren ostiomeatale Komplexe durch eine massive Polyposis oder eine Septumdeviation verlegt sind [16, 17]. Bei Verdacht auf dieses Krankheitsbild muß eine Computertomographie durchgeführt werden, in der bei Vorhandensein einer allergischen Pilzsinusitis oft eine inhomogene Verschattung der befallenen Nasennebenhöhlen und teilweise auch eine Destruktion ihrer knöchernen Begrenzung erkennbar ist [16, 17]. Zur endgültigen Sicherung der Diagnose müssen in dem typischerweise stark eingedickten Schleim und Zelldebris der befallenen Sinus allergisches Muzin und Pilzhyphen histopathologisch oder kulturell nachgewiesen werden [16]. Obwohl ein optimales Behandlungsprogramm für Kinder mit dieser Erkrankung nicht bekannt ist, wird als Therapie eine endonasale Operation aller befallenen Sinus mit vollständiger Entfernung des Pilzdebris sowie eine adjuvante Kortikosteroidtherapie empfohlen [16, 17, 43, 51]. Letztere soll die noch mehrere Jahre postoperativ möglichen Rezidive verhindern, wobei sowohl die Dosierung der Kortikosteroide als auch deren Applikationsart und die Behandlungsdauer individuell den stets langfristig erforderlichen endoskopischen und ggfs. auch computertomographischen Kontrollen angepaßt werden muß [16, 17]. Wegen der Gefahr von u.a. Wachstumsstörungen durch eine längerfristige Steroidtherapie sollte bei einem Rezidiv die Indikation zu einer Revisions-Operation großzügig gestellt werden. Die Wirksamkeit einer systemischen antimykotischen Therapie ist bei dieser vermutlich auf einer Überempfindlichkeit gegen Pilzantigene beruhenden, pathogenetisch jedoch noch unzureichend verstandenen Erkrankung nicht erwiesen. Sie wird deshalb – sofern keine Gewebsinvasion vorliegt – bei dieser benignen und chirurgisch kurativ behandelbaren Erkankung vor allem in Anbetracht möglicher Nebenwirkungen nicht empfohlen [16, 111].

Eine wesentlich ungünstigere Prognose besitzt die *invasive Pilzsinusitis,* die überwiegend bei immunkompromittierten (neutropenischen) Kindern auftritt und die binnen Tagen zu einer Zerstörung der befallenen Sinus führen kann. Mit einer steigenden Inzidenz dieser bei Kindern sehr seltenen lebensbedrohlichen Form der Pilzsinusitis ist wegen der kontinuierlich ansteigenden Zahl von zytotoxischen Chemotherapien, Nieren- und Knochenmarkstransplantation sowie von Antibiotika- und Kortikosteroid-Langzeittherapie leider zu rechnen. Die Erkrankung breitet sich typischerweise in den Kieferhöhlen und den angrenzenden Wangenweichteilen, aber auch in der Nasenhaupthöhle aus. Zur Diagnosesicherung ist eine Biopsie erforderlich. Therapeutisch vorrangig und prognostisch entscheidend scheint die Besserung der Immunkompetenz zu sein. Ungeachtet dessen sind auf jeden Fall ein frühes und aggressives, notfalls täglich wiederholtes chirurgisches Debridement mit dem Ziel der vollständigen Entfernung allen avitalen Knochen- und Weichteilgewebes sowie eine systemische antimykotische Chemotherapie indiziert [52, 75]. Die endoskopischen Operationsverfahren sind erforderlichenfalls um transorale bzw. transfaziale Zugänge zu ergänzen.

4.8 Chronischer Kopfschmerz durch Kontaktpunkte

Einengungen des vorderen Siebbeinkomplexes durch anatomische Varianten des Processus uncinatus, paradox gebogene mittlere Muscheln, eine Concha bullosa, Variationen der Bulla ethmoidalis und Agger nasi-Zellen, die zu Kontakten zwischen Schleimhautoberflächen in der Nase führen, können Kopfschmerzen verursachen [15, 81, 100]. Letztere können auch als alleiniges Symptom auftreten, ohne daß sie von einer nasalen Sekretion o.ä. begleitet werden. Parsons und Batra [81] berichten über die Therapie von 15 Kindern mit chronischen Kopfschmerzen, bei denen zwar entprechende Berührungsflächen nachgewiesen wurden, aber ansonsten keine Hinweise auf eine Sinusitis bestanden. Eine endoskopisch kontrollierte Beseitigung der Kontakte soll die Cephalgie gebessert haben. Obgleich eigene Erfahrungen mit diesem Krankheitsbild bei Kindern nicht vorliegen, dürften im Hinblick auf die multifaktorielle Genese des Kopfschmerzes gerade im Kindesalter derartige Eingriffe sehr selten indiziert sein.

5 Kontraindikationen

Im Kindesalter müssen die absoluten und relativen Kontraindikationen der Nasennebenhöhlenchirurgie noch sorgfältiger als beim Erwachsenen beachtet werden. Dies hängt – wie weiter oben ausführlich diskutiert – zum einen mit den Schwierigkeiten der präoperativen Diagnostik sowie der postoperativen Nachsorge zusammen und beruht zum anderen auf den intraoperativen Komplikationsgefahren, möglichen operationsbedingten Wachstumsstörungen des Gesichtsschädels sowie der hohen Ansprechrate der Sinusitis des Kindes auf konservative Behandlungsmaßnahmen. Hinzu kommt, daß eine Nasennebenhöhlenentzündung mit Ausnahme ihrer protrahiert verlaufenden akuten Form und der eitrigen Komplikationen (vgl. Abschn. 4.1 bzw. 4.1.1) keine lebensbedrohliche Erkrankung darstellt. Zu den Kontraindikationen für eine Nasennebenhöhlen-Operation im Kindesalter zählen unseres Erachtens die in Tabelle 4 zusammengefaßten Erkrankungen. Die Entscheidung für oder gegen einen Ein-

Tabelle 4. Operationskontraindikationen der Nasennebenhöhlenchirurgie im Kindesalter

Allgemeine *absolute* Kontraindikationen	• Relative Kontraindikationen für Narkosen (ASA-Risikogruppe 4 und 5) und Lokalanästhesie • Nachgewiesene (nicht substituierbare) Blutgerinnungsstörungen • Nichtverfügbarkeit einer pädiatrischen Intensivstation zur Behandlung postoperativer Komplikationen • Stadium I der orbitalen Komplikation
Spezielle *absolute* Kontraindikationen	• Nicht systemisch vorbehandelte bakterielle, virale oder allergische ARS ohne Komplikation • CRS oder RARS ohne Ausschluß von Begleiterkrankungen (Allergien, mukoziliäre Dysfunktionen, Immundefekte) • Nicht intensiv und lange genug antimikrobiell behandelte CRS oder RARS • Radiologische Befunde (z.B. Zysten, Schleimhautverdickungen) ohne klinische Symptomatik • Prophylaktische Eingriffe bei Mukoviszidose
Allgemeine *relative* Kontraindikationen	• Erhöhtes Narkoserisiko • Vermehrte Blutungsneigung • Wunsch der Eltern nach ambulanter Operation
Spezielle *relative* Kontraindikationen	• Fehlende Gewährleistung einer postoperativen Nachbehandlung • Fehlendes Verständnis der Eltern für die Notwendigkeit einer konservativen Mitbehandlung systemischer Erkrankungen (Allergien, mukoziliäre Dysfunktionen, Immundefekte) • RARS (auch nach Ausschluß mögl. Ursachen) • Stadium II der orbitalen Komplikation • Odontogene RS • CRS oder RARS bei adenoiden Wucherungen, Fremdkörpern, erheblicher Septumdeviation, ausgeprägter Hyperplasie der Nasenmuscheln • CRS bei chronischen Erkrankungen der unteren Atemwege • CRS bei systemischen, auch die Sinus betreffenden Erkrankungen • Maligne Neoplasien, deren Resektion zu erheblichen Funktionsstörungen oder Verstümmelungen führen würde • Nicht dislozierte NNH-Frakturen ohne Mitbeteiligung der Nachbarstrukturen • Chronischer Kopfschmerz bei Kontaktpunkten ohne sicheren Nachweis ihrer Kausalität

ARS = Akute Rhinosinusitis, CRS = Chronische Rhinosinusitis, RARS = Rezidivierende akute Rhinosinusitis

griff bleibt in jedem Einzelfall natürlich dem behandelnden HNO-Chirurgen überlassen, doch kann ihm die Auflistung der Kontraindikationen unter Umständen bei seiner Entscheidung helfen und ihn veranlassen, präoperativ noch ausstehende diagnostische oder konservativ-therapeutische Maßnahmen einzuleiten

6 Ausblick

Abgesehen von den vitalen Indikationen beruhen die in Tab. 3 zusammengestellten Empfehlungen für die NNH-Chirurgie im Kindesalter auf den eigenen und den Erfahrungen anderer Autoren. Verfolgt man die zahllosen Publikationen zu diesem Thema nur lange genug zurück, ist ein deutlicher Stillstand im Erkenntnisgewinn seit etwa Mitte der achtziger Jahre nicht zu übersehen. Natürlich hat es gewisse Fortschritte gegeben, sie beziehen sich jedoch im wesentlichen auf die Weiterentwicklung des operativen Vorgehens, wobei neben technischen Verfeinerungen auch eine Annäherung der einander widersprechenden Auffassungen über die chirurgische Radikalität im Kindesalter stattgefunden hat: mittlerweile allgemein akzeptiert ist in dieser Hinsicht eine größere Zurückhaltung. Gleichfalls ist es endlich gelungen, einen Konsens über die Definition der chronischen Rhinosinusitis zu finden.

Rational begründete Therapie*konzepte* insbesondere für die chronischen Formen der Nasennebenhöhlenentzündung sucht man jedoch vergeblich. Hierfür gibt es zahlreiche Gründe: Zum einen herrscht Unklarheit darüber, nach welchen Kriterien der Behandlungserfolg gemessen werden soll; reicht eine alleinige Befragung der Eltern wirklich aus oder müssen nicht auch der objektive Allgemein- und der postoperative endoskopische Befund berücksichtigt werden? Zum anderen ist wenig über den Umfang und die zeitliche Dauer der medikamentösen Behandlung und damit über den richtigen Zeitpunkt der Operation bekannt. Und schließlich ist die jährliche Fallzahl vermeintlich oder tatsächlich operationsbedürftiger Kinder so gering, daß prospektive randomisierte Studien, in denen die konservative mit der chirurgischen Therapie verglichen und entschieden werden könnte, in welchen Fällen einer chronischen Rhinosinusitis die Operation sinnvoll indiziert ist, nahezu undurchführbar werden. Ungeachtet dieser Schwierigkeiten sind dennoch – zusammen mit den Pädiatern – interdisziplinäre multizentrische, prospektiv-randomisierte Studien auf den Weg zu bringen, um die offenen Fragen dieses wichtigen Kapitels der gesamten NNH-Chirurgie in absehbarer Zeit beantworten zu können. Denn eines steht fest: die Nasennebenhöhlen des Kindes besitzen eine enorme Fähigkeit zur Spontanheilung und funktionellen Regeneration. Und eine nicht streng indizierte Operation schadet in diesem Lebensabschnitt der physiologischen Entwicklung der Sinus wahrscheinlich mehr als eine unterbliebene!

Literatur

1. Arjmand EM, Lusk RP, Muntz HR (1993) Pediatric sinusitis and subperiostal orbital abscess formation. Diagnosis and treatment. Otolaryngol Head Neck Surg 109:886-894
2. Arjmand EM, Lusk RP (1995) Management of recurrent and chronic sinusitis in children. Am J Otolaryngol 16:367-382
3. Bachert C (1996) Pathophysiologie und Therapie der Mukoviszidose. HNO 44:167-168
4. Barbero GJ (1996) Gastroesophageal reflux and upper airway diease: a commentary. Otolaryngol Clin North Am 29:27-38
5. Benninger MS, Marks S (1995) The endoscopic management of sphenoid and ethmoid mucoceles with orbital and intranasal extension. Rhinology 33:157-161
6. Benninger MS, Anon J, Mabry RL (1997) The medical management of rhinosinusitis. Otolaryngol Head Neck Surg 117:S41-S49
7. Bolt RJ, Vries de N, Middelweerd RJ (1995) Endoscopic sinus surgery for nasal polyps in children: Results. Rhinology 33:148-151
8. Brugman SM, Larsen GL, Henson PM et al. (1993) Increased lower airway responsiveness associated with sinusitis in a rabbit model. Am Rev Respir Dis 147:314-320
9. Bucca C, Rolla G, Scapatti E et al. (1995) Extrathoracic and intrathoracic airway responsiveness in sinusitis. J Allergy Clin Immunol 95:52-59
10. Cepero R, Smith RJ, Catlin FI, Bressler KL, Furuta GT, Shandera KC (1987) Cystic fibrosis – An otolaryngologic perspective. Otolaryngol Head Neck Surg 97:356-360
11. Chandler JR, Langenbrunner DJ, Stenvens ER (1970) The pathogenesis of orbital complications in acute sinusitis. Laryngoscope 80:1414-1428
12. Chen JM, Schloss MD, Azouz ME (1989) Antrochoanal polyp: a 10-year retrospective study in the pediatric population with a review of the literature. J Otolaryngol 18:168-172
13. Clement PAR, Brihaye P (1994) Resultaten van ethmoidectomieen bij kinderen met mucoviscidose. Acta ORL Belg 48:17-22
14. Clement PAR, Bluestone CD, Gordts F, Lusk RP, Otten FW, Goossens H, Scadding GK, Takahashi H, van Buchem FL, Van Cauwenberge P, Wald ER (1998) Management of rhinosinusitis in children. Arch Otolaryngol Head Neck Surg 124:31-34
15. Clerico DM (1995) Sinus headaches reconsidered: referred cephalgia of rhinologic origin masquerading as refractory primary headaches. Headache 35:185-192
16. Cody DTII, Neel HBIII, Ferreiro JA, Roberts GD (1994) Allergic fungal sinusitis: the Mayo Clinic experience. Laryngoscope 104:1074-1079
17. Corey JP, Delsupehe KG, Ferguson BJ (1995) Allergic fungal sinusitis: allergic, infectious, or both? Otolaryngol Head Neck Surg 113:110-119
18. Corren J (1998) The impact of allergic rhinitis on bronchial asthma. J Allergy Clin Immunol 101:S352-S358
19. Crampette L, Mondain M, Rombaux Ph (1995) Sphenochoanalpolyp in children. Diagnosis and treatment. Rhinology 33:43-45
20. Cuyler JP (1992) Follow-up of endoscopic sinus surgery on children with cystic fibrosis. Arch Otolaryngol Head Neck Surg 118:505-506
21. Daele JJ (1997) Chronic sinustis in children. Acta oto-rhino-laryngologica belg. 51:285-304
22. Davidson TM, Murphy C, Mitchel M, Smith C, Light M (1995) Management of chronic sinusitis in cystic fibrosis. Laryngoscope 105:354-358
23. Davis WE, Barbero GJ, LaMear WR, Templer JW, Konig P (1993) Paranasal sinus mucoceles in cystic fibrosis. Am J Rhinol 7:31-34
24. Draf W (1992) Surgical management of midfacial fractures. Rhinology Suppl 14:167-168
25. Duplechain JK, White JA, Miller RH (1991) Pediatric sinusitis. The role of endoscopic sinus surgery in cystic fibrosis and other forms of sinonasal disease. Arch Otolaryngol Head Neck Surg 117:422-426
26. Furukawa CT (1992) The role of allergy in sinusitis in children. J Allergy Clin Immunol 90:515-517

27. Gandhi A, Brodsky L, Ballow M (1993) Benefits of antibiotic prophylaxis in children with chronic sinusitis; Assessment of outcome predictors. Allergy Proc 14:37-43
28. Gentile VG, Isaacson G (1996) Patterns of sinusitis in cystic fibrosis. Laryngoscope 106:1005-1009
29. Godofsky EW, Zinreich J, Armstrong M, Leslie JM, Weikel CS (1992) Sinusitis in HIV-infected patients: A clinical and radiographic review. Am J Med 93:163-170
30. Gordts F, Clement PAR (1997) Unusual choanal polyps. Acta oto-rhino-laryngologica belg. 51:177-180
31. Gross C, Gurucharri MJ, Lazar RH, Long TE (1989) Functional endonasal sinus surgery (FESS) in the pediatric age group. Laryngoscope 99:272-275
32. Guttenplan MD, Wetmore RF (1989) Paranasal sinus mucocele in cystic fibrosis. Clin Pediatr 28:429
33. Haltom JR, Cannon CR (1993) Functional endoscopic sinus surgery in children. J Miss State Med Assoc 34:1-6
34. Hardy G (1957) The choanal polyp. Ann Otol Rhinol Laryngol 66:306-323
35. Hebert RL 2nd, Bent JP 3rd (1998) Meta-Analysis of outcomes of pediatric functional endoscopic sinus surgery. Laryngoscope 108:766-799
36. Henriksson G, Westrin KM, Kumlin J, Stierna P (1996) A 13-year report on childhood sinusitis: Clinical presentations, predisposing factors and possible means of prevention. Rhinology 34:171-175
37. Hosemann W, Gottsauner A, Leuwer A et al. (1993) Untersuchungen zur Frakturheilung im Siebbein – Ein Beitrag zur rhinologischen Versorgung nasoethmoidaler Verletzungen. Laryngo-Rhino-Otol. 72:383-390
38. Hosemann W (1996) Die endonasale Chirurgie der Nasennebenhöhlen – Konzepte, Techniken, Ergebnisse, Komplikationen, Revisionseingriffe. Eur Arch Otorhinolaryngol Suppl I:155-269
39. Isaacson G (1996) Sinusitis in childhood. Pediatr Clin North Am 43:1297-1319
40. Iwens P, Clement PA (1994) Sinusitis in allergic patients. Rhinology 32:65-67
41. Jones JW, Parsons DS, Cuyler JP (1993) The results of functional endoscopic sinus (FES) surgery on the symptoms of patients with cystic fibrosis. Int J Pediatr Otorhinolaryngol 28:25-32
42. Kaliner MA (1997) Recurrent sinusitis: Examining medical treatment options. Am J Rhinol 11:123-132
43. Kaliner MA, Osguthorpe JD, Fireman P, Anon J, Georgitis J, Davis ML, Naclerio R, Kennedy D (1997) Sinusitis: bench to bedside, current findings, future directions. Otolaryngol Head Neck Surg 116:S1-S20
44. Kastenbauer E (1992) Komplikationen der Entzündungen der Nasennebenhöhlen und des Oberkiefers. In: Naumann HH, Helms J, Herberhold C, Kastenbauer E (Hrsg.) Oto-Rhino-Laryngologie in Klinik und Praxis. Thieme, Stuttgart New York; Bd.2, S 234-246
45. Kennedy DW (1985) Functional endoscopic sinus surgery: technique. Arch Otolaryngol 111:643-649
46. Kennedy DW, Josephson JS, Zinreich SJ, Mattox D (1989) Endoscopic sinus surgery for mucoceles: A viable alternative. Laryngoscope 99:885-895
47. Kennedy DW, Gwaltney JM, Jones JG (1995) Medical management of sinusitis: Educational goals and management guidelines. Ann Otol Rhinol Laryngol 104; Suppl 167:22-30
48. Kingdom TT, Lee KC, Cropp GJ (1995) Chronic sinusitis and a negative sweat test in a patient with cystic fibrosis. Am J Rhinol 9:225-228
49. Kosko JR, Hall BE, Tunkel DE (1996) Acquired maxillary sinus hypoplasia: A consequence of endoscopic sinus surgery? Laryngoscope 106:1210-1213
50. Küttner K, Siering U, Looke G, Eichhorn M (1992) Funktionelle endoskopische Siebbeinrevision bei entzündlichen Nasennebenhöhlenerkrankungen im Kindesalter. HNO 40:158-164
51. Kupferberg SB, Bent JP (1996) Allergic fungal sinusitis in the pediatric population. Arch Otolaryngol Head Neck Surg 122:1381-1384

52. Lansford BK, Bower CM, Seibert RW (1995) Invasive fungal sinusitis in the immunocompromised pediatric patient. Ear Nose Throat J 74:566-573
53. Lazar RH, Younis RT, Gross CW (1992a) Pediatric functional endonasal sinus surgery: Review of 210 cases. Head Neck 14:92-98
54. Lazar RH, Younis RT, Long TE, Gross CW (1992b) Revision functional endonasal sinus surgery. Ear Nose Throat J 71:131-133
55. Lazar RH, Younis RT (1992) The current management of sinusitis in children. Clin Pediatr 31:30-36
56. Lazar RH, Younis RT, Long TE (1993) Functional endonasal sinus surgery in adults and children. Laryngoscope 103:1-5
57. Lee D, Rosenfeld RM (1997) Adenoid bacteriology and sinonasal symptoms in children. Otolaryngol Head Neck Surg 116:301-307
58. Li J, Stankiewicz JA (1991) The endoscopic approach to lateral accessory sphenoid sinus. Otolaryngol Head Neck Surg 105:612
59. Lund VJ, Kennedy DW, and the Staging and Therapy Group (1995) Quantification for staging sinusitis. Ann Otol Rhinol Laryngol [Suppl 167]:17-21
60. Lund VJ (1998) Endoscopic management of parananasal sinus mucocoeles. J Laryngol Otol 112:36-40
61. Lusk RP, Muntz HR (1990) Endoscopic sinus surgery in children with chronic sinusitis: A pilot study. Laryngoscope 100:654-658
62. Lusk RP (1996) Chronic sinusitis, surgical management. Bluestone CD (ed): Pediatric Otolaryngology 3rd ed. W.B. Saunders, Philadelphia, vol 1, S 859-865
63. Lusk RP, Stankiewicz JA (1997) Pediatric rhinosinusitis. Otolaryngol Head Neck Surg 117:S53-S57
64. Madonna D, Isaacson G, Rosenfeld RM, Panitch H (1997) Effect of sinus surgery on pulmonary dysfunction in patients with cystic fibrosis. Laryngoscope 107:328-331
65. Magit AE (1996) Tumors of the nose, paranasal sinuses, and nasopharynx. In: Bluestone CD (ed.) Pediatric Otolaryngology. 3rd ed. W.B. Saunders, Philadelphia, vol 1, S 893-904
66. Mair ME, Bolger MWE, Breisch EA (1995) Sinus and facial growth after pediatric endoscopic sinus surgery. Arch Otolaryngol Head Neck Surg 121:547-552
67. Mann W, Amedee RG, Maurer J (1997) Orbital complications of pediatric sinusitis: Treatment of periorbital abscess. Am J Rhinol 11:149-153
68. Manning SC (1993) Endoscopic management of medial subperiostal orbital abscess. Arch Otolaryngol Head Neck Surg 119:789-791
69. Manning SC, Wasserman RL, Solver R, Phillips DL (1994) Results of endoscopic sinus surgery in pediatric patients with chronic sinusitis and asthma. Arch Otolaryngol Head Neck Surg 120:1142-1145
70. Meiteles LZ, Lucente FE (1990) Sinus and nasal manifestations of the acqiured immunodeficiency syndrome. Ear Nose Throat J 69:454-459
71. Messerklinger W (1978) Endoscopy of the nose. Baltimore, Urban und Schwarzenberg
72. Messerklinger W (1987) Die Rolle der lateralen Nasenwand in der Pathogenese, Diagnose und Therapie der rezidivierenden und chronischen Rhinosinusitis. Laryngo-Rhino-Otol. 66:293-299
73. Michel O (1994) Endonasal surgery in children. In: Sadé J (ed.) Infections in childhoodear, nose and throat aspects. Elsevier Science B.V., Amsterdam, S 263- 268.
74. Moriyama H, Nakajima T, Honda Y (1992) Studies on mucocoeles of the ethmoid and sphenoid sinuses: Analysis of 47 cases. J Laryngol Otol 102:23-27
75. Morpeth JF, Rupp NT, Dolen WK, Bent JP 3rd, Kuhn FA (1996) Fungal sinusitis: an update. Ann All Asthma Immunol 76:128-136
76. Nishioka GJ, Cook PR, Davis WE et al. (1994) Immunotherapy in patients undergoing functional endoscopic sinus surgery. Otolaryngol Head Neck Surg 110:406-412
77. Nishioka GJ, Cook PR (1996) Paranasal sinus disease in patients with cystic fibrosis. Otolaryngol Clin North Am 29:193-205
78. Parsons DS, Greene BA (1993) A treatment for primary ciliary dyskinesia: Efficacy of functional endoscopic sinus surgery. Laryngoscope 103:1269-1272

79. Parsons CDS, Phillips SE (1993) Functional endoscopic surgery in children: A retrospective analysis of results. Laryngoscope 103:899-903
80. Parsons DS (1996) Chronic sinusitis – A medical or surgical disease? Otolaryngol Clin North Am 29:1-9
81. Parsons DS, Batra PS (1998) Functional endoscopic sinus surgical outcomes for contact point headaches. Laryngoscope 108:696-702
82. Patt BS, Manning SC (1991) Blindness resulting from orbital complications of sinusitis. Otolaryngol Head Neck Surg 104:789-795
83. Pereira KD, Mitchell Rb, Younis RT, Lazar RH (1997) Management of medial subperiostal abscess of the orbit in children – a 5 year experience. Int J Pediatr Otorhinolaryngol 38:247-254
84. Piccirillo JF, Thawley SE, Haiduk A, Kramper M, Wallace M, Hartman JM (1998) Indications for sinus surgery: How appropriate are the guidelines? Laryngoscope 108:332-338
85. Poole MD (1992) Pediatric sinusitis is not a surgical disease. Ear Nose Throat J 71:622-623
86. Poole MD (1994) Pediatric endoscopic sinus surgery: The conservative view. Ear Nose Throat J 73:221-227
87. Pransky SM, Low WS (1996) Pediatric ethmoidectomy. Otolaryngol Clin North Am 29:131-142
88. Rachelefsky GS, Katz RM, Siegel SC (1984) Chronic sinus disease with associated reactive airway disease in children. Pediatr 73:526-529
89. Reilly JS, Kenna MA, Stool SE, Bluestone CD (1985) Nasal surgery in children with cystic fibrosis: Complications and risk management. Laryngoscope 95:1491-1493
90. Rosenfeld RM (1995) Pilot study of outcomes in pediatric rhinosinusitis. Arch Otolaryngol Head Neck Surg 121:729-736
91. Sculerati N, Borkowsky W (1990) Pediatric human immunodeficiency virus infection: an otolaryngologist's perspective. J Otolaryngol 19:182-188
92. Sethi DS, Leopold DA (1995) Diagnosis and management of chronic recurrent sinusitis and immunoglobulin deficiency. Curr Opin Otolaryngol Head Neck Surg 3:21-25
93. Shah UK, McGuirt WF, Forsen J, Caradona D, Jones D (1994) Congenital and acquired immunodeficiency in the pediatric patient. Curr Opin Otolaryngol Head Neck Surg 2:462-467
94. Shapiro GG, Virant FS, Furukawa CT, Pierson WE, Bierman CW (1991) Immunologic defects in children with refractory sinusitis. Pediatrics 87:311-316
95. Simmen DB, Schuknecht (1997) Computertomographie der Nasennebenhöhlen – eine präoperative Checkliste. Laryngo-Rhino-Otol. 76:8-13
96. Sirola R (1966) Choanal polyps. Acta Oto Laryngol 61:42-48
97. Souliere CR, Antoine GA, Martin MP, Blumberg AI, Isaacson G (1990) Selective non-surgical management of subperiostal abscess of the orbit: computerized tomography and clinical course as indication for surgical drainage. Int J Pediatr Otorhinolaryngol 19:109-119
98. Stammberger H (1985) Unsere endoskopische Operationstechnik der lateralen Nasenwand – ein endoskopisch-chirurgisches Konzept zur Behandlung entzündlicher Nasennebenhöhlenerkrankungen. Laryngo-Rhino-Otol.64:559-566
99. Stammberger H (1986) Endoscopic endonasal surgery – Concepts in treatment of recurring rhinosinusitis. Parts I, II. Otolaryngol Head Neck Surg 94:143-156
100. Stammberger H, Wolf G (1988) Headaches and sinus disease: the endoscopic approach. Ann Otol Rhinol Laryngol Suppl 134:3-23
101. Stammberger H (1993) Komplikationen entzündlicher Nasennebenhöhlenerkrankungen einschließlich iatrogen bedingter Komplikationen. Eur Arch Oto-Rhino-Laryngol Suppl I:61-102
102. Stankiewicz JA (1995) Pediatric endoscopic nasal and sinus surgery. Otolaryngol Head Neck Surg 11:204-210
103. Talaat AM, Baghat YS, El-Ghazzawy E, Elwany S (1989) Nasopharyngeal bacterial flora before and after adenoidectomy. J Laryngol Otol 103:372-374
104. Talbot AR (1996) Frontal sinus surgery in children. Otolaryngol Clin North Am 29:143-158

105. Triglia JM, Nicollas R (1997) Nasal and sinus polyposis in children. Laryngoscope 107:963-966
106. Umetsu DT, Ambrosino DM, Quinti I, Siber GR, Geha RS (1985) Recurrent sinopulmonary infection and impaired antibody resonse to bacterial capsular polysaccharide antigen in children with selective IgG-subclass deficiency. New Engl Med J 313:1247-1251
107. Vandenberg SJ, Heatley DG (1997) Efficacy of adenoidectomy in relieving symptoms of chronic sinusitis in children. Arch Otolaryngol Head Neck Surg 123:675-678
108. Verheggen R, Markakis E (1998) Erkrankungen der Orbita – Trauma, Entzündung, Tumor – aus der Sicht des Neurochirurgen. In: Steiner W (Hrsg.) Verhandlungsbericht 1998 der Deutschen Gesellschaft für Hals-Nasen-Ohren-Heilkunde, Kopf- und Hals-Chirurgie. Springer, Berlin Heidelberg, S 93-110
109. Wald ER (1996) Rhinitis and acute and chronic sinusitis. In: Bluestone CD (ed): Pediatric Otolaryngology, 3rd ed. W.B. Saunders, Philadelphia, vol 1, S 843-858
110. Weinberg EA, Brodsky L, Brody Y, Pizzuto M, Stiner H (1997) Clinical classification as a guide to treatment of sinusitis in children. Laryngoscope 107:241-246
111. Wenig BM (1993) Atlas of head and neck pathology. W. B Saunders, Philadelphia
112. Wigand ME (1981) Transnasale, endoskopische Chirurgie der Nasennebenhöhlen bei chronischer Sinusitis. I, II III. HNO 29:215-221, 263-269, 287-293
113. Wigand ME (1989) Endoskopische Chirurgie der Nasennebenhöhlen und der vorderen Schädelbasis. Thieme, Stuttgart New York
114. Wigand ME, Hosemann W (1991) Endoscopic surgery for frontal sinusitis and its complications. Am J Rhinol 5:85-89
115. Willner A, Lazar RH, Younis RT, Beckford NS (1994) Sinusitis in children: Current management. Ear Nose Throat J 7:485-491
116. Wolf G, Anderhuber W, Kuhn F (1993) Development of the paranasal sinuses in children: implications for paranasal sinus surgery. Ann Otol Rhinol Laryngol 102:705-711
117. Wolf G, Greistorfer K, Jebeles JA (1995) The endoscopic endonasal surgical technique in the treatment of chronic recurring sinusitis in children. Rhinology 33:97-103
118. Wolf SR (1998) Entzündung und Trauma aus der Sicht des Kopf- und Halschirurgen. In: Steiner W (Hrsg.) Verhandlungsbericht 1998 der Deutschen Gesellschaft für Hals-Nasen-Ohren-Heilkunde, Kopf- und Hals-Chirurgie. Springer, Berlin Heidelberg, S 51-69
119. Wong VY, Duncan NO, Edwards MS (1994) Medical management of orbital infection. Pediatr Infect Dis J 13:1012-1013
120. Younis RT, Lazar RH (1996a) Criteria for success in pediatric functional endonasal sinus surgery. Laryngoscope 106:869-873
121. Younis RT, Lazar RH (1996b) Endoscopic drainage of subperiostal abscess in children: a pilot study. Am J Rhinol 10:11-15
122. Zrada SE, Isaacson GC (1996) Endoscopic treatment of pediatric ethmoid mucoceles. Am J Otolaryngol 17:197-201
123. Zuckerkandl E (1892) Normale und Pathologische Anatomie der Nasenhöhle und ihrer pneumatischen Anhänge. Braumüller, Wien und Leipzig, II. Bd. Tafel 6 Fig.1

Tonsillektomie, Adenotomie, Paukenergüsse

H. Luckhaupt

1	Einleitung	122
2	Kurze immunologische Betrachtung zu Rachen- und Gaumenmandel	122
3	Adenotomie	123
3.1	Klinik der Rachenmandelhyperplasie	123
3.2	Diagnostik der Rachenmandelhyperplasie	123
3.3	Differentialdiagnose der Rachenmandelhyperplasie	123
3.4	Bakteriologie der Rachenmandel	124
3.5	Indikationen zur Adenotomie	124
3.6	Präoperative Untersuchungen vor Adenotomie	124
3.7	Operationstechnik	125
3.8	Komplikationen der Adenotomie	125
3.9	Kontraindikationen der Adenotomie	126
3.10	Auswirkungen der Adenotomie auf Nase, Nasennebenhöhlen und Mittelohr	126
4	Tonsillektomie	127
4.1	Klinik der Tonsillenhyperplasie und der chronischen Tonsillitis	127
4.2	Diagnostik der Tonsillenhyperplasie und der chronischen Tonsillitis	127
4.3	Differentialdiagnostik der Tonsillenhyperplasie und der chronischen Tonsillitis	128
4.4	Bakteriologie der chronischen Tonsillitis	128
4.5	Bemerkungen zur Tonsillektomie-Indikation aus immunologischer Sicht	128
4.6	Indikationen zur Tonsillektomie beim Kind	129
4.7	Präoperative Untersuchungen vor Tonsillektomie	130
4.8	Operationstechnik	130
4.9	Komplikationen der Tonsillektomie	131
4.10	Kontraindikationen der Tonsillektomie	132
4.11	Auswirkungen der Tonsillektomie beim Kind	133
4.12	Endokarditis-Prophylaxe bei Adeno-Tonsillektomie	134
4.13	Stationäre Behandlung bei der Tonsillektomie	134
5	Paukenergüsse	134
5.1	Epidemiologie und Ätiologie des Paukenergusses beim Kind	135
5.2	Symptome und Diagnostik des Paukenergusses	136
5.3	Bakteriologie des Paukenergusses	136
5.4	Therapie des Paukenergusses	137
5.4.1	Konservative Therapie	137
5.4.2	Operative Therapie des Paukenergusses	138
5.4.3	Prognose des Paukenergusses	139
	Literatur	139

1 Einleitung

Adenotomie und Tonsillektomie stellen die häufigsten HNO-ärztlichen Operationen im Kindesalter dar. Die Indikationen zu diesen operativen Eingriffen werden gelegentlich zwischen Pädiater und HNO-Arzt kontrovers diskutiert. Das Referat gibt aus klinisch-praktischer Sicht einen aktuellen Überblick über Indikationen, Kontraindikationen, Komplikationen und Langzeitwirkung dieser Operationen, nicht zuletzt auch mit dem Ziel, um in dem Spannungsfeld zwischen verschiedenen medizinischen Fachdisziplinen eine rationale Basis zu finden.

Die Behandlung des kindlichen Paukenergusses ergänzt die Ausführungen.

2 Kurze immunologische Betrachtung zu Rachen- und Gaumenmandel

Rachen- und Gaumenmandel sind Teile des lymphatischen Rachenringes. Die Gaumenmandeln stellen einen spezialisierten Teil des menschlichen Immunsystems (sekundäres lymphatisches Organ) dar, sie sind dem Mukosa assoziierten lymphatischen System (MALT) zuzuordnen [5].

Durch die Retikulierung des Epithels, durch die Unterbrechung der Basalmembran im Kryptenepithel und die sogenannten M-Zellen ist die Tonsilla palatina von ihrem Aufbau zur Antigenaufnahme prädisponiert [51, 127]. In der Gaumenmandel wird vor allem IgG produziert (in geringerem Maße auch IgA, IgM, IgE, [47]). Schon im Kleinkindesalter ist die Tonsille als in jeder Beziehung vollwertiges lymphatisches Organ anzusehen. Immunologische Vorgänge spielen wahrscheinlich bis zum 4. bis 5. Lebensjahr eine besondere Rolle.

Rachenmandelgewebe ist nach neueren immunologischen Untersuchungen als Bronchus-assoziiertes Gewebe anzusehen. Die Tonsilla pharyngea spielt eine wichtige Rolle für das Schleimhaut-Immunsystem des oberen Respirationstraktes, so konnte jüngst gezeigt werden, daß beispielsweise IgA-Immunantworten in Adenoiden für die Beseitigung von Haemophilus influenzae aus dem Nasenrachenraum verantwortlich sind [112]. Mit einer zunehmenden involvierenden Umwandlung ist bis zur Pubertät zu rechnen.

3 Adenotomie

3.1 Klinik der Rachenmandelhyperplasie

Im Vordergrund der Symptomatik stehen die behinderte Nasenatmung und die chronische Mundatmung [3] mit nächtlichem Schnarchen und gestörtem Schlaf; weitere Symptome sind chronische Rhinorrhoe, Inappetenz, Rhinophonia clausa, Hörstörungen, Entwicklungsverzögerung. In den vergangenen Jahren wurde die Bedeutung der Adenoide (neben einer evtl. gleichzeitig bestehenden Tonsillenhyperplasie) für das kindliche obstruktive Schlaf-Apnoe-Syndrom erkannt [100]. Komplikationen adenoider Vegetationen sind rezidivierende (eitrige) Rhinopharyngitiden, Sinusitiden, Tubenfunktionsstörungen mit Schalleitungsschwerhörigkeit, rezidivierende Mittelohrentzündungen, Malokklusion [3]. Kinder mit erheblicher Rachenmandelhyperplasie weisen hohe Schwellenwerte bei Riechtests („squeeze-bottle" Verfahren) auf, sie können Duftstoffe nur schlecht voneinander unterscheiden [29].

3.2 Diagnostik der Rachenmandelhyperplasie

Bei der Inspektion unserer kleinen Patienten mit adenoiden Vegetationen fallen häufig bereits eine Fazies adenoidea (offener Mund, schmales, blasses Gesicht) sowie eine Nasensekretion bzw. verkrustete Naseneingänge auf. Je jünger das Kind ist, desto schwieriger ist die Rhinoscopia posterior, in den letzten Jahren hat sich die transnasale Untersuchung mit flexiblen Endoskopen zur Beurteilung des Nasenrachenraumes bewährt. „Indirekte" diagnostische Hilfen sind die ohrmikroskopische Untersuchung sowie die Tympanometrie (evtl. Tonaudiogramm). Auch heutzutage ist die Diagnostik einer hyperplastischen Rachenmandel in erster Linie eine klinische HNO-ärztliche Diagnose (Anamnese!).

Die digitale Austastung des Nasenrachens sollte heute nur noch ausnahmsweise Anwendung finden. Unseres Erachtens sind Röntgenaufnahmen des Schädels (z. B. in seitlicher Projektion) in der Diagnostik adenoider Vegetationen nicht indiziert.

3.3 Differentialdiagnose der Rachenmandelhyperplasie

Die wichtigsten Differentialdiagnosen umfassen das juvenile Nasenrachenfibrom, andere Nasenrachentumoren und Tornwaldt´sche Zysten (beim Kind extrem selten). Eine auffallende Gewebszeichnung des Gewebsplus im Nasopharynx sollte immer an die Verdachtsdiagnose juveniles Angiofibrom denken lassen.

3.4 Bakteriologie der Rachenmandel

Bakteriologische Untersuchungen von Adenoiden zeigen insbesondere die Keime, die auch wichtige Erreger der akuten Otitis media sind. Nicht-typisierbare H. influenzae-Stämme, Streptococcus pneumoniae und Moraxella catarrhalis bestimmen die bakterielle Kolonisation der Rachenmandel [7]. Eigene Untersuchungen zeigen ähnliche Resultate.

Es ist heute unbestritten, daß es eine bakterielle Adenoiditis gibt. Die Infektion der Adenoide spielt bei vielen Kindern eine wichtige Rolle für die Pathogenese der bakteriellen Otitis media [93], die Konzentration der Mikroorganismen in den adenoiden Vegetationen scheint jedoch nicht so wichtig zu sein für das Einwandern von Bakterien über die Eustachische Röhre Richtung Mittelohr [93].

3.5 Indikationen zur Adenotomie

Behandlungsbedürftig ist eine Hyperplasie der Rachenmandel bei entsprechender klinischer Symptomatik.

Tabelle 1 zeigt eine Auflistung der Adenotomie-Indikationen [2, 3, 16, 101]. Eine ausführliche Literaturrecherche durch den Autor erbrachte keine weiteren Indikationen als die in der Tabelle 1 aufgeführten.

3.6 Präoperative Untersuchungen vor Adenotomie

Neben Anamneseerhebung, klinischer HNO-ärztlicher Untersuchung, ergänzt durch Tympanometrie und evtl. durch Tonaudiogramm, darf die Palpation des Gaumens nicht vergessen werden, um eine submuköse Gaumenspalte nicht zu übersehen [101].

Tabelle 1. Indikationen zur Adenotomie

Rachenmandelhyperplasie mit:

- behinderter Nasenatmung
- rezidivierender oder chronischer Rhinitis
- Sinusitis
- rezidivierendem Tubenkatarrh (Sero-, Mucotympanum)
- rezidivierender Otitis media
- rezidivierender Bronchitis
- rezidivierender Adenoiditis (z. B. Streptokokken)
- obstruktivem Schlaf-Apnoe-Syndrom
- kieferorthopädischen Funktionsstörungen

Vor jeder Adenotomie sind zumindest Thrombozytenzahl, PTT und Quick-Wert zu bestimmen, auch vor dieser Operation muß die Anamneseerhebung Fragen nach evtl. bekannter Gerinnungsstörung und Analgetika-Einnahme beinhalten!

Aus medico-legalen Gründen sollte sich in den Patientenunterlagen ein kurzer Hinweis auf den präoperativen Zahnstatus finden.

3.7 Operationstechnik

Operationsprinzip ist das vollständige Auskürettieren der Adenoide am reklinierten (hängenden) Kopf in Intubationsnarkose. Einzelheiten dieser so weit verbreiteten Operation werden hier bewußt nicht dargestellt. Wesentlich für den Operationserfolg ist die optische Kontrolle des Operationsgebietes (Spiegel, in ausgewählten Fällen Endoskop), damit kleine Adenoidreste gezielt nachkürettiert werden können, mitunter ist auch die gezielte transnasale Entfernung hochsitzender Adenoidresiduen nützlich.

Bezüglich der Operationstechnik wurden in jüngster Zeit beispielsweise eine kombinierte Methode von herkömmlicher und endoskopischer Adenoidektomie [57] sowie die Operation mit einem speziellen Saugkoagulator [50] beschrieben. Zweifelsohne ist es sinnvoll, eine Adenotomie durch eine ohrmikroskopische Untersuchung zu begleiten.

3.8 Komplikationen der Adenotomie

Wichtigste Komplikation ist die insgesamt seltene Nachblutung, meist innerhalb der ersten 24 bis 48 Stunden nach der Operation; die Häufigkeit wird mit bis zu 0,8 % angegeben [62], nur in einzelnen Publikationen finden sich Zahlen bis zu 3,2 % [74]. Therapie der Wahl ist die Nachkürettage von Adenoidresten, bei Blutungen aus den Wundrändern – z. B. am Übergang Naso-Oropharynx – hat sich die Koagulation [2] bewährt. Nur noch selten ist eine zusätzliche Bellocq-Tamponade erforderlich. Läsionen großer Gefäße sind praktisch nur bei Gefäßanomalien möglich [62].

Sehr selten ist eine postoperative velopharyngeale Insuffizienz [2, 101] zu beobachten. Eine in der Regel passagere postoperative Rhinophonie ist am ehesten zum einen bei abnorm weitem Abstand zwischen Velum und Rachenhinterwand, zum anderen bei sehr großen Adenoiden zu erwarten. Das Vorliegen einer Uvula bifida ist offensichtlich funktionell bedeutungslos [2]. Besondere Aufmerksamkeit erfordern Kinder mit Down-Syndrom [124], da sie offensichtlich für eine palato-pharyngeale Insuffizienz praedestiniert sind. Ausgesprochene Raritäten nach Adenotomie sind eine nasopharyngeale Stenose [101], ein Grisel-Syndrom [6] und eine zervikale Osteomyelitis [6] sowie eine Meningitis [60].

Eine glücklicherweise nur extrem selten beobachtete Komplikation ist die Verletzung des Tubenwulstes [62]. Eine Adenotomie (mit/ohne Paracentese/Paukendrainage) kann – bei entsprechendem häuslichen Umfeld – ambulant durchgeführt werden [1, 3], nie jedoch zusammen mit einer Tonsillektomie!

3.9 Kontraindikationen der Adenotomie

Eine Blutungsneigung kann eine relative oder absolute Kontraindikation sein [2], in Zusammenarbeit und enger Abstimmung mit Pädiater, Labormediziner und Anästhesist kann aber mit entsprechendem perioperativen Monitoring heutzutage bei einer Vielzahl von Kindern mit Gerinnungsstörungen eine Adenotomie durchgeführt werden.

Bei strenger Indikationsstellung – ggf. Absprache mit dem behandelnden Kieferchirurgen – kann eine Adenotomie bei Kindern mit Lippen-Kiefer-Gaumen-spalte durch einen erfahrenen Operateur durchgeführt werden [94].

Eine strenge Indikationsstellung – ggf. in Kooperation mit einem Phoniater – ist bei Kindern mit vorbestehendem Näseln erforderlich (präoperative Risikoabschätzung!).

3.10 Auswirkungen der Adenotomie auf Nase, Nasennenbenhöhlen und Mittelohr

Jeder HNO-Arzt hat zahlreiche Kinder beobachtet, bei denen sich nach einer Adenotomie Symptome wie Appetitlosigkeit, gestörter Schlaf aber auch eine Entwicklungsverzögerung zuverlässig zurückbildeten.

Einen äußerst günstigen Einfluß der Adenotomie auf die Tubenfunktion, die Pathogenese der Otitis media und die Frequenz rhinogener Infekte hat eine retrospektive Untersuchung an 12019 Kindern in der Schweiz gezeigt [92]. Mehr als 90 % der adenotomierten Kinder zeigten 12 Monate oder mehr nach der Operation eine Verminderung der Häufigkeit rezidivierender Otitiden oder gar eine komplette Ausheilung. Bei mehr als 80 % der Adenotomierten wurden Nasenrachenraum-Infekte deutlich reduziert oder überhaupt nicht mehr beobachtet.

Auch im anglo-amerikanischen Schrifttum wird ein signifikanter Vorteil für die Adenotomie bei Kindern mit sekretorischer Otitis media beschrieben [44]. Prospektive Studien heben den günstigen Einfluß der Adenotomie auf Symptome wie Schnarchen, Mundatmung, behinderte Nasenatmung hervor [81].

Zahlreiche Effekte der Adenotomie sind offensichtlich unabhängig von ihrer Größe [42, 44, 81], dies könnte ein Hinweis auf die Bedeutung der adenoiden Vegetationen als entzündlicher Herd (mit Nachbarschafts- und Fernwirkungen) sein.

Manche Autoren weisen darauf hin, daß die Rolle der Adenoide in der Pathogenese und Therapie kindlicher Sinusitiden noch nicht ausreichend untersucht sei, am ehesten wird ein Zusammenhang zwischen Adenoiditis und Sinusitis angenommen [43]. Bereits in den 80er Jahren wurde eine hohe Heilungsquote chronisch-rezidivierender Sinusitiden beim Kind durch die Adenotomie (evtl. ergänzt durch Kieferhöhlenspülungen) beschrieben [21].

Auch im Rahmen einer intensiven Literatursuche durch den Autor ließ sich keine Altersbegrenzung der Adenotomie bei jüngeren Kindern erkennen, die klinische Symptomatik bestimmt die Indikation! In seltenen Fällen kann eine Adenotomie bereits im ersten Lebensjahr erforderlich sein.

4 Tonsillektomie

4.1 Klinik der Tonsillenhyperplasie und der chronischen Tonsillitis

Die beiderseitige, persistierende Vergrößerung der Gaumenmandeln – im Kindesalter oft mit gleichzeitiger Hyperplasie der Rachenmandel kombiniert – behindert Atmung und mitunter auch die Nahrungsaufnahme, Infektionen des unteren Respirationstraktes werden begünstigt [3]. Typische Symptome sind kloßige Sprache (Rhinophonia clausa), Schnarchen, Schlafstörungen, Inappetenz, Dysphagie, Entwicklungsverzögerung; zunehmende Aufmerksamkeit findet die (adeno-)-tonsilläre Hyperplasie im Kindesalter in den vergangenen Jahren als Ursache eines obstruktiven Schlaf-Apnoe-Syndroms [100, 114]. Häufigste Ursache für das kindliche Schnarchen ist die Rachen- und Gaumenmandelhyperplasie [114].

Auch wenn bei Kindern nicht allzu leichtfertig die Diagnose „chronische Tonsillitis“ ausgesprochen werden sollte, so gibt es dieses Krankheitsbild auch im Kindesalter [127], natürlich eher beim älteren Kind. Die Symptomatik erstreckt sich von uncharakteristischen Schluckbeschwerden, Halsschmerzen, Foetor ex ore (!) bis hin zu Leistungsknick, Konzentrationsschwierigkeiten u.a.. Bei persistierenden Halslymphknotenschwellungen muß auch im Kindesalter an diese Erkrankung gedacht werden.

4.2 Diagnostik der Tonsillenhyperplasie und der chronischen Tonsillitis

Die HNO-ärztliche Spiegeluntersuchung zeigt die hyperplastischen Tonsillen mit evtl. Mittenkontakt; die oftmals sehr großen Tonsillen zeigen in aller Regel eine gute Luxierbarkeit, relativ glatte Oberflächen, pathologisches Exprimat ist die Ausnahme. Die Palpation der Halsweichteile gibt einen Hinweis auf die regionalen Lymphknoten (oberer Venenwinkel). Routinemäßige Tonsillenabstriche sind in der Diagnostik nicht indiziert.

Typische Befunde der chronischen Tonsillitis sind schlecht luxierbare, eher derbe, vernarbte Tonsillen, auf Spateldruck entleert sich Exprimat; ein wichtiges klinisches Symptom ist die Schleimhautrötung der vorderen Gaumenbögen. Auch hier ist ein routinemäßiger Abstrich nicht erforderlich, falls er durchgeführt wird, sollte er im Bereich der Tonsillenkrypten erfolgen.

Zum Nachweis einer chronischen Streptokokken-Infektion wird häufig der Antistreptolysin-Titer bestimmt; ein pathologischer ASL-o-Wert sollte beispielsweise nicht zur Indikationsstellung für eine Tonsillektomie benutzt werden, wesentlich ist die Verlaufskontrolle! Uns hat sich neben dem ASL-o-Titer die Bestimmung des Antistreptodornase-B-Titers [9] in der Diagnostik „Streptokokkeninfektion-chronische Tonsillitis" bewährt.

Differentialblutbild, BSG- und CRP-Bestimmung sind in bestimmten Einzelfällen nützlich, sie dürfen aber in der Diagnostik der chronischen Tonsillitis nicht überbewertet werden.

4.3 Differentialdiagnostik der Tonsillenhyperplasie und der chronischen Tonsillitis

Neben lymphatischen Systemerkrankungen [3] muß insbesondere bei einseitiger Tonsillenhyperplasie im Kindesalter auch an seltene Tumoren wie Rhabdomyosarkome gedacht werden. An unserer Klinik haben wir in den vergangenen Jahren auch Kinder mit dem klinischen Bild „Peritonsillarabszeß" gesehen, hinter dem ein derartiger seltener Tumor steckte (seitengetrennte Histologie!).

4.4 Bakteriologie der chronischen Tonsillitis

Häufigste Erreger der chronischen Tonsillitis sind Beta-haemolysierende Streptokokken der Gruppe A, daneben finden sich aber auch Staphylokokken, Pneumokokken und Anaerobier [19,23]. Vereinzelt wurden in kindlichen Tonsillen auch Mykoplasmen und Chlamydien [58] nachgewiesen. In hyperplastischen kindlichen Tonsillen fanden sich gehäuft Haemophilus influenzae und Staphylococcus aureus [71]. Neben der akuten Tonsillopharyngitis durch A-Streptokokken können auch infolge von Exazerbationen chronischer Gaumenmandelentzündungen nicht-pyogene Komplikationen wie das akute rheumatische Fieber und die akute Glomerulonephritis auftreten [77].

4.5 Bemerkungen zur Tonsillektomie-Indikation aus immunologischer Sicht

In den letzten 20 Jahren hat sich eine zeitweise lebhafte Diskussion über die Indikation zur Tonsillektomie entwickelt, insbesondere in der Pädiatrie. Auch wir HNO-Ärzte befürworten eine sorgfältige Indikationsstellung zu dieser Operation, um den immunologischen Vorgängen und Aufgaben des lymphatischen Gewebes gerecht zu werden. Die Gaumenmandel steht an vorderster Front der Antigenaufnahme und -verarbeitung, sie ist ein immunrezeptives Organ [51, 70]. Immunrezeption bedeutet Immunlernphase im Kindesalter [51, 127], alle nachgewiesenen Merkmale sind beim Kind besonders ausgeprägt [15]. Die Tonsillen sind nicht nur Lymphknoten, sondern auch dem Mukosa-assoziierten lymphatischen Gewebe zugeordnet, d. h. die Schleimhaut besitzt übergeordnete Zentren, die dafür sorgen, daß die Schleimhaut im ganzen einem äußeren Reiz gegenüber in Abwehr gerät [51]. Die Schleimhaut kann am Bronchus, aber auch am Darm assoziiert sein [51]. Wahrscheinlich spielen die immunologischen Funktionen bis zum 4./5. Lebensjahr eine besondere Rolle, daher ist bei Kleinkindern eine strenge Indikationsstellung zur Tonsillektomie sinnvoll [51, 127]. Obwohl physiologische Immunvorgänge beim Kind eine Gaumenmandelhyperplasie bedingen [8, 51], so wird letztendlich bei entsprechender klinischer Symptomatik die Tonsillektomie in zahlreichen Fällen von Tonsillenhyperplasie nicht zu umgehen sein (z. B. Schlaf-Apnoe-Syndrom u.a.).

4.6 Indikationen zur Tonsillektomie beim Kind

Tabelle 2 zeigt eine Aufstellung der wichtigsten TE-Indikationen im Kindesalter [2, 3, 12, 14, 16, 18, 41, 52, 68, 75, 86, 95, 98, 100, 104, 121, 122, 133, 134, 135].

Tabelle 2. Indikationen zur Tonsillektomie beim Kind

- mechanisch behindernde Tonsillenhyperplasie
- rezidivierende, akute Anginen
- obstruktives Schlaf-Apnoe-Syndrom
- chronische Tonsillitis
- Peritonsillarabszeß
- Tonsillogene Sepsis (Phlegmone)
- Verdacht auf tonsillogenes bzw. postanginöses Herdgeschehen (rheumatisches Fieber, akute Glomerulonephritis, Pustulosis palmaris et plantaris)
- Verdacht auf Malignom
- Verdacht auf tonsillogenen Primäraffekt bei Halslymphknotentuberkulose
- Focussanierung (z. B. vor Herzoperationen)
- evtl. bei Mononucleosis infectiosa
- evtl. bei hämorrhagischer Tonsillitis
- evtl. bei hartnäckigem Foetor ex ore (älteres Kind)
- evtl. bei myofunktionellen Störungen der Orofazialregion

Aus Platzgründen werden nachfolgend nur einige Tonsillektomie-Indikationen gesondert besprochen.

Rezidivierende Anginen als Operationsindikation werden im deutschsprachigen und internationalen Schrifttum unterschiedlich definiert. Die Operationsempfehlungen reichen von 2 bis 3 antibiotikapflichtigen Tonsillitiden pro Jahr in 2 oder 3 aufeinanderfolgenden Jahren bis zu 7 bis 8 derartiger Infektionen jährlich, hier gibt es keine gesicherten Zahlen. Die chronische Tonsillitis ist histologisch klar zu definieren, hat aber im Kindesalter eher beim älteren Kind bzw. beim Jugendlichen ihre Indikation.

Der beim Kind seltener als beim Erwachsenen beobachtete Peritonsillarabszeß wird durch eine Tonsillektomie unter antibiotischem Schutz behandelt. Hämorrhagische Tonsillitiden mit Spontanblutungen aus der Gaumenmandel erfordern mitunter beim Kind eine Tonsillektomie (präoperative Gerinnungsparameter!).

Bei der Mononukleose ist beim Auftreten einer Dyspnoe die Indikation zur (Adeno)-Tonsillektomie gegeben.

In den vergangenen Jahren zeichnet sich ein Wandel in der (Adeno)-Tonsillektomie-Indikation ab, der die Bedeutung der (adeno-)-tonsillären Hyperplasie beim kindlichen obstruktiven Schlaf-Apnoe-Syndrom verstärkt berücksichtigt [120]; vereinzelt finden sich pädiatrische Publikationen, die darauf hinweisen, daß das obstruktive Schlaf-Apnoe-Syndrom zweithäufigster Grund zur Adeno-Tonsillektomie im Kindesalter ist [100].

Gerade hier kommt dem HNO-Arzt in der interdisziplinären Betreuung von Kindern mit schlafbezogenen Atmungsstörungen eine wichtige Rolle zu.

4.7 Präoperative Untersuchungen vor Tonsillektomie

Anamneseerhebung und klinische HNO-ärztliche Untersuchung werden ergänzt durch Palpation des Gaumens (submuköse Spalte?) und einen orientierenden Zahnstatus (medico-legal empfehlenswert bezüglich Zahnschäden durch Spateldruck u. a.). Ganz wesentlich ist die sorgfältige Anamneseerhebung bezüglich Blutungsübel und Medikamenteneinnahme (z. B. Acetylsalicylsäure). Die präoperative Bestimmung von PTT, Quick und Thrombozytenzahl ist unbedingt erforderlich, fakultativ Thrombinzeit und Blutungszeit [117].

4.8 Operationstechnik

Operationsprinzip ist die komplette Entfernung der Gaumenmandel nach stumpf-scharfer Präparation entlang ihrer Kapsel incl. der Plica triangularis, beim Kind stets in Intubationsnarkose.

Bereits 1984 finden sich erste Veröffentlichungen zur TE mit einem Laser-Raspatorium (73), mittlerweile liegen vereinzelt Berichte von mehr als 500 Laser-Tonsillektomien mit dem CO_2-Laser [24] vor.

Einige Autoren haben Erfahrungen mit der sogenannten bipolaren Dissektionstonsillektomie nach Andrea gesammelt (unter dem Operationsmikroskop), die als blutungsarm, komplikations“los“(?) und sicher beschrieben wird [28, 129].

Eine neuere Entwicklung stellt auch die Anwendung der Argon-Plasma-Koagulation im Rahmen einer Tonsillektomie dar.

Letztendlich haben aber neuere Technologien die herkömmliche, seit Jahrzehnten geübte Tonsillektomietechnik nicht abgelöst.

4.9 Komplikationen der Tonsillektomie

Die wichtigste und häufigste Komplikation der Tonsillektomie ist die Nachblutung, die eine stationäre Durchführung der Operation und Nachbeobachtung obligat macht!

Die Häufigkeit der Tonsillektomie-Nachblutung wird im Schrifttum zwischen 0,1 % und maximal 10 % angegeben [39, 40, 62, 69, 74, 116, 125, 131], wobei in den meisten Publikationen Operationen bei Kindern und Erwachsenen nicht getrennt aufgeführt werden. Auch tödlich verlaufende Tonsillektomie-Nachblutungen kommen bei Kindern vor [33, 74].

Bei Gaumenmandelentfernungen werden nachblutungsbedingte Todesfälle auf 1:3000 bis 1:27000 Eingriffe geschätzt [74].

Neben präoperativen Laboruntersuchungen und sorgfältiger intraoperativer Blutstillung kommt gerade bei Kindern einer engmaschigen postoperativen Überwachung unter stationären Bedingungen eine äußerst wichtige Rolle im Erkennen einer evtl. Nachblutung zu. Gerade im Kindesalter sind sogenannte indirekte Nachblutungszeichen wie häufiges Schlucken, Hustenreiz, Blutspucken, Erbrechen, Schockzeichen zu beachten.

Unseres Erachtens gewährt nur die stationäre Behandlung diese zwingend erforderliche Sorgfalt nach diesem Eingriff. Finden sich Blutkoagel im Wundbett, so sollte beim Kind die Indikation zur operativen Revision großzügig gestellt werden.

Zum einen finden sich gehäuft Frühnachblutungen am 1. (evtl. 2. postoperativen) Tag, zum anderen gibt es auch bei Kindern Spätnachblutungen bis zum 10. bis 14. postoperativen Tag [3, 125]. Spätnachblutungen sind in der Regel durch sekundäre Gefäßeröffnungen im Zuge der Wundbelagabstoßungen bedingt. Auch wenn Verlaufsvarianten der A. carotis interna sehr selten sind, so kann beispielsweise die „gefährliche Schleife“ der A. carotis interna [130] klinisch-praktische Bedeutung bei der (Adeno)-Tonsillektomie haben (z. B. intraoperativ auffallende Pulsationen der Tonsillenregion!).

Auch bei Kindern sollte für ca. 14 Tage eine körperliche Schonung mit einem Sportverbot für zwei bis drei Wochen nach Tonsillektomie empfohlen werden.

Postoperativ dürfen keine Acetylsalicylsäure-Präparate zur Schmerzlinderung verordnet werden (Blutungsgefahr!).

Tabelle 3 zeigt weitere Komplikationen der Tonsillektomie, wobei die meisten gerade bei Kindern extrem selten beobachtet werden [25, 34, 49, 72, 87, 105, 123].

Unter den nervalen – in der Regel reversiblen – Läsionen nach Tonsillektomie ist offensichtlich eine Geschmacksstörung (Rami lingualis des N. glossopharyngeus) die häufigste, exakte Zahlenangaben für ein pädiatrisches Patientengut finden sich im Schrifttum nicht (extrem selten?).

Fällt bei einem Kind nach (Adeno)-Tonsillektomie in den ersten postoperativen Tagen eine schmerzhafte Schiefhaltung des Kopfes auf, so sollte auch einmal an das sehr seltene Grisel-Syndrom (lymphogen fortgeleitete Entzündung im Atlanto-axial-Gelenk mit seitlicher Atlasverschiebung) oder den Morbus Hadley (Atlasverschiebung nach vorne) gedacht werden [26, 123, 132].

4.10 Kontraindikationen der Tonsillektomie

Als Kontraindikationen gelten Agranulozytose, Leukämie, schwere Allgemeinerkrankungen, Poliomyelitis-Epidemien sowie eine (beim Kind extrem seltene) ausgeprägte Pharyngitis sicca. Galten früher Gerinnungsstörungen als absolute Kontraindikation zur Tonsillektomie, so können heute die meisten dieser Patienten bei entsprechender Zusammenarbeit von HNO-Arzt, Pädiater und Labormediziner ohne stark erhöhtes Risiko operiert werden [2, 102, 106]. Wesentlich für den glatten Verlauf ist ein präoperativ sorgfältig abgestimmtes, perioperatives interdisziplinäres Mangement. Eine besonders strenge Indikationsstellung erfordert die Tonsillektomie beim Kind mit Gaumenspalte, grundsätzlich ist sie aber

Tabelle 3. Komplikationen nach Tonsillektomie

- Nachblutung (!)
- Wundinfektionen
- Aspiration
- Geschmacksstörung
- Hypoglossusparese
- Lingualisparese
- Rekurrensparese
- Meningitis
- Pharyngeale Abszesse (para-, retropharyngeal)
- Grisel-Syndrom / M. Hadley
- Rhinophonia aperta
- narbige Gaumensegelverziehung mit velopalatinaler Insuffizienz
- Zahnschäden
- Kiefergelenksstörung

doch durch den erfahrenen Operateur möglich [94]; bewährt hat sich hier die enge Kooperation mit Phoniater und Kieferchirurg.

4.11 Auswirkungen der Tonsillektomie beim Kind

Es darf als gesichert gelten, daß durch die Tonsillektomie grundsätzlich keine stärkere Infektanfälligkeit und keine wesentliche Störung in der Immunabwehr auftreten [51]. Bereits in den 70er Jahren zeigten Nachuntersuchungen nach Adeno-Tonsillektomie die Förderung der körperlichen Entwicklung bei Kindern mit Rachen- und Gaumenmandelhyperplasie bzw. chronischer Tonsillitis [55, 118]. Eine gemeinsam von Kinder- und HNO-Ärzten durchgeführte Nachuntersuchung bei 169 im Kindesalter durchgeführten Adeno-Tonsillektomien zeigte eine Abnahme der Infekte der oberen Luftwege bei 73 % der Operierten. Ebenso fanden sich günstige Ergebnisse bezüglich der Ausheilung einer vorbestehenden Sinusitis und Bronchitis [95].

In einer Untersuchung bezüglich des Auftretens von Racheninfekten an (adeno)-tonsillektomierten Kindern und nicht-operierten Kindern zeigte sich in den ersten zwei postoperativen Jahren ein signifikanter Vorteil für die operierten Patienten [96], Ergebnisse, wie sie auch für Erwachsene erhoben wurden [90].

Den günstigen Effekt der (Adeno)-Tonsillektomie auf Infekte des oberen Respirationstraktes zeigten auch Untersuchungen in England an beispielsweise mehr als 1000 Schulabgängern [52].

Während kurzzeitige Auswirkungen der Tonsillektomie auf das Immunsystem publiziert wurden [88, 111], fehlen weitgehend Langzeituntersuchungen [17]. In einer von Kinderärzten initiierten kontrollierten Folgestudie aus Österreich wurden bei 160 tonsillektomierten und 302 nicht-tonsillektomierten Kindern und Jugendlichen bis zu 11 Jahre nach Tonsillektomie verschiedene Parameter des zellulären und humoralen Immunsystems bestimmt und die Häufigkeit oberer Atemwegsinfekte verglichen [17]. Wesentliche Ergebnisse dieser überzeugend angelegten Studie waren die Feststellung lediglich geringfügig niedrigerer IgA-Werte bei den tonsillektomierten Kindern ohne (!) klinische Folgen, keine wesentlichen Alterationen des zellulären und humoralen Immunsystems bei den Operierten und keine erhöhte Infektanfälligkeit in der Tonsillektomie-Gruppe [17].

Bei Erwachsenen wurde in einer jüngst publizierten polnischen Studie 6 Monate nach Tonsillektomie eine Normalisierung unmittelbar postoperativ abgefallener zellulärer und humoraler Immunparameter beobachtet [64].

Bei Kindern mit obstruktivem Schlaf-Apnoe-Syndrom kann durch eine Adeno-Tonsillektomie in ca. 66 bis 85 % der Fälle das Krankheitsbild günstig beinflußt werden [100, 114], selbstverständlich ist gerade bei diesen Kindern eine gründliche präoperative Abklärung schlafbezogener Atmungsstörungen erforderlich.

Im Rahmen schulärztlicher Untersuchungen gaben Ende der 80er Jahre [53] die befragten Eltern bei 30 % der tonsillektomierten Kinder einen „durchschlagenden Soforterfolg“ an, 60 % berichteten über eine „verzögerte Erholung und längerdauernde Besserungszeit“. Über einen ausbleibenden Erfolg der Tonsillektomie klagten lediglich 2 bis 5 % der Eltern [53].

Bereits vor vielen Jahren konnte gezeigt werden, daß durch die Tonsillektomie offensichtlich das Risiko, ein Streptokokkenträger zu sein, auch im Kindesalter reduziert werden kann [80].

4.12 Endokarditis-Prophylaxe bei Adeno-Tonsillektomie

Adenotomie und Tonsillektomie sind Indikationen für eine Endokarditis-Prophylaxe. Als Erreger müssen im Rahmen einer solchen Prophylaxe A-Streptokokken und Viridans-Streptokokken berücksichtigt werden. Bei Kindern mit kongenitalen Herzvitien kann eine Prophylaxe mit Amoxicillin, bei Penizillinallergie mit Clindamycin erfolgen. Patienten mit künstlichen Herzklappen sollten eine Prophylaxe mit Ampicillin plus Gentamicin (bei Penizillinallergie mit Vancomycin) erhalten.

4.13 Stationäre Behandlung bei der Tonsillektomie

Auch wenn im Ausland [10, 31, 91] teilweise eine sehr kurze Verweildauer nach der Tonsillektomie bevorzugt wird, so scheint doch ein 6 bis 7-tägiger Klinikaufenthalt gerade auch bei Kindern sinnvoll.

Die seit etwa ab 1910 in der heute üblichen Technik durchgeführte Tonsillektomie [48] ist zweifelsohne bei sorgfältiger Indikationsstellung und sachgerechter Ausführung ein ausgesprochen segensreicher Eingriff, den Hofer (1949) als „bei richtiger Anzeigenstellung eine Operation von größtem Erfolg“ beschrieben hat.

5 Paukenergüsse

Im nachfolgenden Kapitel wird – aus Platzgründen kurzgefaßt – ein aktueller Überblick über den kindlichen Paukenerguß gegeben. Die Otitis media mit Erguß, auch seröse Otitis media oder Sero- oder Mucotympanum (je nach Beschaffenheit des Sekretes) wird definiert als Erkrankung des Mittelohres mit Erguß ohne klinische und otoskopische Befunde einer Entzündung [109]. Eine „bunte Nomenklatur“ begleitet dieses Krankheitsbild.

5.1 Epidemiologie und Ätiologie des Paukenergusses beim Kind

Die Otitis media mit Erguß kann prinzipiell als alleinige Krankheit auftreten, sie wird vielfach jedoch nach abgelaufener Otitis media acuta beobachtet, einen Monat nach akuter Mittelohrentzündung findet sich bei mehr als 20 % der Kinder ein Erguß. Der Paukenerguß ist eine häufige, meist flüchtige Erkrankung, 80 % bis 90 % aller Kinder sind bis zum 8. Lebensjahr mindestens einmal betroffen. Die meisten Erkrankungsphasen dauern weniger als 4 Wochen. Bis zu 95 % aller Patienten mit Paukenergüssen erholen sich spontan.

In der Beurteilung der kindlichen Tubenfunktion sind Besonderheiten zu berücksichtigen: Beim Säugling und Kleinkind ist die Tube relativ kürzer, ihr Verlauf ist horizontaler als beim Erwachsenen; auch das neuromuskuläre System ist beim Kind noch nicht ausgereift, die Tubenöffnung bessert sich mit zunehmendem Alter. Ebenso können schlaffe Tubenwände durch abnorme Weichheit des Tubenknorpels kindliche Tubendysfunktionen begünstigen.

Die häufigste und vermutlich wesentlichste Ursache für die seröse Otitis media ist eine gestörte Funktion der Eustachischen Röhre. Nach heutigem Kenntnisstand müssen die drei hauptsächlichen Funktionen (Belüftung, Drainage, Protektion des Mittelohres) bei Funktionsstörungen der Tube als äußerst komplexes Geschehen angesehen werden. Die Tubenfunktion kann mechanisch oder funktionell einge-schränkt sein, rein anatomische Blockierungen sind eher selten. Die Tubenfunktion und die Entstehung eines Paukenergusses können durch folgende Faktoren beeinflußt werden: Atemwegsinfektionen, Schädelform, Gaumensegelmuskulatur, adenoide Vegetationen, Erkrankungen der Nase und der Nasennebenhöhlen, Allergie [4, 12, 13, 20, 27, 35, 54, 61,63, 83, 85, 110, 119, 126, 128].

Häufigste Ursache für kindliche Tubenfunktionsstörungen sind offensichtlich Adenoide. Diese stellen zum einen ein mechanisches Hindernis im Epipharynx dar, zum anderen ein Erregerreservoir durch bakterielle Besiedlung. Virale und bakterielle Infektionen des oberen Respirationstraktes begünstigen einen Paukenerguß. Ein Zusammenhang zwischen chronischer Tonsillitis und Mittelohrerguß wird eher verneint. Vergrößerte hintere Nasenmuschelenden oder eine Choanalatresie können Paukenergüsse begünstigen.

Abnorme Schädelformen wie bei M. Down oder beim Franceschetti-Syndrom sind in der Lage, die Tubenfunktion zu beeinflussen. Die höhere Inzidenz der serösen Otitis media bei Gaumenspaltenkindern ist bekannt. Grundsätzlich ist die Mittelohrschleimhaut zur typischen Immunabwehrreaktion fähig, eine allergische Reaktion vom Soforttyp spielt bei der Entstehung eines Paukenergusses offensichtlich keine nennenswerte Rolle, eine vorübergehende Tubendysfunktion wäre allenfalls über eine bestehende allergische Rhinitis möglich [4].

Bei lokalen entzündlichen Reizen (beispielsweise im Bereich der Rachenmandel) kann sich die in der Regel immunologisch indifferente Mittelohrschleimhaut zu einer immunologisch hochaktiven, sezernierenden „respiratorischen“ Schleimhaut umwandeln, ohne typische Keiminvasion. Die Ergußflüssigkeit ist hierbei aktiv sezernierte Trägersubstanz für Antikörper (z. B. IgA, IgG) oder B- und T-Lymphozyten. Auch sterile Mittelohrflüssigkeit enthält unterschiedlich häufig Immunkomplexe als Zeichen einer Typ-III-Immunreaktion.

Grundsätzlich sind bezüglich des Infektionsmechanismus des Mittelohres über die Tube zwei Mechanismen möglich. Zum einen kann es im Rahmen einer oberen Respirationstrakt-Infektion zu einer Schwellung aller Schleimhäute, somit auch derjenigen der Tube kommen, aus der Tubendysfunktion entsteht die Mittelohrinfektion; zum anderen gibt es, vor allem bei ausgeprägter Rachenmandelhyperplasie, einen sogenannten nasotubaren Reflux, beim Schlucken gelangt keimhaltiges Sekret über die Tube ins Mittelohr.

5.2 Symptome und Diagnostik des Paukenergusses

Die Kinder klagen über ein Druck- und Völlegefühl im betroffenen Ohr, auffallend ist eine unterschiedlich stark ausgeprägte Schwerhörigkeit. Bei längerem Bestehen des Paukenergusses können eine Sprachentwicklungsverzögerung oder ein auffallend lautes Sprechen wegweisende Symptome sein. Wesentlich sind das Fehlen von Fieber und Schmerzen.

Wichtig sind die anamnestischen Angaben der Eltern (Hörminderung, verzögerte Reaktion u. a.). Die ohrmikroskopische Untersuchung zeigt in der Regel den typischen Sekretspiegel hinter geschlossenem Trommelfell. Mitunter ist auch die pneumatische Otoskopie hilfreich [109]. Die Ergußflüssigkeit schimmert oftmals gelblich durch, das Trommelfell ist retrahiert, der Hammergriff erscheint verkürzt. Die Impedanzmessung stellt eine wertvolle Ergänzung in der Diagnostik des Paukenergusses dar, auf Einzelheiten wird in diesem Rahmen verzichtet.

Eine tonaudiometrische Untersuchung sollte bei älteren Kindern durchgeführt werden. Die Tympanometriekurven zeigen Veränderungen der Mittelohrdruckverhältnisse, ergußtypisch ist eine Schalleitungsschwerhörigkeit zwischen 10 und max. 50 dB bei abgeflachtem und zu Unterdrücken verschobenem Tympanogramm.

5.3 Bakteriologie des Paukenergusses

Je nach Untersucher und Patientengut sind Bakterien in einem Mittelohrerguß zwischen 20 und 80 % nachweisbar; auch Viren, z. B. Rhinoviren, wurden beschrieben. Am häufigsten werden die typischen Erreger der kindlichen Mittelohrentzündung gefunden: Streptococcus pneumoniae, Haemophilus influenzae, Moraxella catarrhalis, A-Streptokokken, selten Staphylokokken. Auch Chlamydia pneumoniae wurde vereinzelt bei Patienten mit Paukenerguß isoliert. An unserer klinik konnte auch der Nachweis koagulase-negativer Staphylokokken im Paukenerguß geführt werden [22]. Anaerobier wurden nur vereinzelt im Mittelohrerguß nachgewiesen.

5.4 Therapie des Paukenergusses

5.4.1 Konservative Therapie

Wichtigste therapeutische Maßnahme in der Behandlung der serösen Otitis media ist die gute Belüftung des Mittelohres. Dies kann durch die Luftdusche nach Politzer [109] geschehen, lediglich ältere Kinder werden selbstständig den Valsalva-Versuch durchführen können. Auch das Aufblasen von Luftballons mit der Nase ist eine Methode, die kindliche Tube zu belüften, hier sind mittlerweise feste Systeme im Handel [67].

Sicherlich erhalten sehr viele Kinder mit einem Paukenerguß verschiedene Pharmaka, eine kritische Literaturrecherche zeigt jedoch, daß praktisch kaum wirksame Pharmaka zur Verfügung stehen!

Abschwellende Nasentropfen sind nur bei gleichzeitig bestehender akuter Nasen- (Nasenrachen-) Infektion indiziert. Untersucht wurden in der Behandlung des Paukenergusses insbesondere folgende Medikamentengruppen: Sekretolytika, Mukolytika, Mittel zur Schleimhautabschwellung (in der Regel Kombination von Antihistaminika und Sympathomimetika), Steroide, Antibiotika, Präparate der sogenannten Alternativmedizin [89].

Die Anwendung von Sekretolytika bzw. Mukolytika soll Zusammensetzung und physiko-chemische Eigenschaften des Sekretes beeinflussen. Die vorliegenden Studienergebnisse zeigen kein einheitliches Bild, zur Zeit ist davon auszugehen, daß Substanzen wie Bromhexin, Ambroxol, N-Acetylcystein zur Behandlung eines Paukenergusses nicht geeignet sind [89]. Sympathomimetika und Antihistaminika gelten als nicht wirksame Therapie der Paukenergüsse [89].

Eine kurzdauernde Wirkung von Steroidpräparaten wurde nachgewiesen, aber bei dieser Behandlung wurden in bis zu 20 % der Fälle Rezidive beobachtet; bei Literaturrecherchen zum Thema Steroide und Paukenerguß finden sich unterschiedliche Beurteilungen in der Wirksamkeit [89, 109]. Falls ein positiver Effekt nach Cortison beobachtet wurde, so war er in der Regel kurzfristig und am ehesten bei Allergikern zu beobachten [89].

Die Begründung für die Anwendung von Antibiotika beruht vielfach auf Beobachtungen, daß Mittelohrergüsse oft nicht steril sind. Unseres-erachtens sollten lediglich Kinder ohne bisherige antibiotische Therapie bei erst kürzlich abgelaufener Otitis media acuta bei Vorliegen eines Paukenergusses antibiotisch behandelt werden. Hierbei sollten die in der Behandlung der akuten Otitis media des Kindes indizierten Antibiotika Anwendung finden: Amoxicillin, alternativ ein Cephalosporin oder ein Makrolid-Antibiotikum [77].

Zusammenfassend kann festgestellt werden, daß eine wirklich sinnvolle, erfolgversprechende, medikamentöse Therapie des Paukenergusses nach heutigem wissenschaftlichen Kenntnisstand offenbar nicht existiert.

5.4.2
Operative Therapie des Paukenergusses

Wegen der hohen Spontanheilung ist in vielen Fällen einer Otitis media mit Erguß eine aktive Therapie nicht erforderlich, vielfach ist es nur ein flüchtiges Krankheitsgeschehen. Die Indikation zur operativen Therapie ist – sofern keine besonderen Risikofaktoren, wie zusätzliche Innenohrschwerhörigkeit oder Gaumenspalte vorliegen – gegeben, wenn der Mittelohrerguß über 3 Monate besteht. Als erste operative Therapiemaßnahme werden Adenotomie und Paracentese empfohlen [3, 45, 82]. Beim Rezidiv-Paukenerguß, bei bestimmten Risikofaktoren (vor allem Kinder mit Lippen-Kiefer-Gaumenspalte), bei deutlicher Sprachentwicklungsverzögerung wegen paukenergußbedingter Schwerhörigkeit oder bei beginnender Trommelfellatelektase wird primär eine Paukendrainage durch Paukenröhrchen indiziert [3, 36, 45].

Komplikationen durch Paukenröhrchen umfassen bleibende Trommelfellperforationen, Cholesteatome, Adhäsivprozesse. In jüngster Zeit wird auch über Paracentesen mit dem CO_2-Laser in der Behandlung des Paukenergusses berichtet [79]. Ein längeres Offenhalten der Paracentese-Öffnung soll auch die sogenannte Thermo-Paracentese gewährleisten.

Bei einer Vielzahl von Kindern mit liegendem Paukenröhrchen kommt es zu einer Otorrhoe [78]. Offensichtlich werden Gold-Paukenröhrchen weniger häufig von Bakterien besiedelt als beispielsweise Silikonröhrchen [46].

Bei Persistenz des Paukenergusses trotz Adenotomie und Paukendrainage können eine Antrotomie oder Mastoidektomie indiziert sein. Als ultima ratio kann bei ausgeprägten Belüftungsstörungen des Mittelohres auch im Kindesalter eine sogenannte „Belüftungsoperation“ des Mittelohres indiziert sein, wie sie 1998 von Kaftan und Draf [65] angegeben wurde.

Das Fuldaer Konzept dieser Belüftungsoperation beinhaltet die Mastoidektomie, die posteriore Tympanotomie, die Entfernung von Hammerkopf und Amboß mit anschließender Steigbügelerhöhung, die Verstärkung des Trommelfelles durch ein Knorpeltransplantat sowie die Einlage eines Röhrchens in die Tuba auditiva und/oder in eine am Gehörgangsboden eingefräste Knochenrinne. Ein solches Vorgehen ist sicherlich äußerst therapieresistenten Fällen vorbehalten.

Der Wert der Adenotomie in der Behandlung des kindlichen Paukenergusses ist weitgehend unbestritten [3, 84, 97]. Der Einfluß einer Tonsillektomie wird unterschiedlich beurteilt, bei stark hyperplastischen Tonsillen finden sich durchaus Hinweise auf eine sinnvolle Operationsindikation in der Behandlung des Paukenergusses. Letztendlich ist die effektivste Behandlung des durch den Paukenerguß verursachten Hörverlustes die Entleerung des Mittelohrergusses [109].

Beim Einlegen einer Paukendrainage sollte man stets berücksichtigen, daß diese nicht immer einen kurativen Effekt an sich zeigt, jedoch eine rasche befriedigende symptomatische Therapie in bezug auf den Hörverlust beim Paukenerguß bietet [109].

5.4.3 Prognose des Paukenergusses

Die Prognose des Paukenergusses ist als gut zu bezeichnen, eine längere Nachbeobachtung der Kinder ist stets sinnvoll, insbesondere um Rezidive und deren Folgen rechtzeitig zu erkennen. Gerade der HNO-Arzt muß Kinderärzten und Allgemeinmedizinern vor Augen halten, daß lange bestehende Paukenergüsse Sprachentwicklung und Kommunikationsfähigkeit des betroffenen Kindes erheblich beeinflussen können.

Literatur

1. Ahmed K, Mc Cormick M S, Baruah A K (1993) Day-case adenoidectomy-is it safe? Clin Otolaryngol 18: 406 - 409
2. Arndt H (1997) Erkrankungen des Rachens. In: Reinhardt D (Hrsg.) Therapie der Krankheiten im Kindes- und Jugendalter. Springer, Berlin Heidelberg New York, S. 1024 - 1027
3. Arnold W, Ganzer U (1997) Checkliste Hals-Nasen-Ohren-Heilkunde. Zweite Auflage. Thieme, Stuttgart New York
4. Bachert C, Keilmann A, Ganzer U (1989) Mittelohrerguß und Allergie im Kindesalter. Laryngo-Rhino-Otol 68: 201 - 203
5. Bachert C, Möller P (1990) Die Tonsille als MALT (mucosa-associated lymphoid tissue) der Nasenschleimhaut. Laryngo-Rhino-Otol 69: 515 - 520
6. Baker L L, Bower C M, Glasier C M (1996) Atlanto-axial subluxation and cervical osteomyelitis: two unusual complications of adenoidectomy. Ann Otol Rhinol Laryngol 105: 295 - 299
7. Baumann I, Plinkert P K (1996) Der Einfluß von Atemmodus und Nasenventilation auf das Gesichtsschädelwachstum. HNO 44: 229 - 234
8. Behrendt K, Wilke J (1974) Indikation zur Kindertonsillektomie aus immunhistochemischer und biochemischer Sicht. HNO 22: 230
9. Beigel A (1981) Die Streptodornase B – Ein Hilfsmittel für die Diagnose „chronische Tonsillitis"? Arch. Otorhinolaryngol 231: 687 - 688
10. Benson-Mitchell R, Maw A R (1993) Assessment of sequelae at home following adenotonsillectomy. A basis for day-case management? Clin Otolaryngol 18: 282 - 284
11. Berendes J (1972) Die Indikation zur Tonsillektomie. Dt Ärztebl 69: 2397 - 2400
12. Berger G, Ophir D (1994) Possible role of adenoid mast cells in the pathogenesis of secretory otitis media. Ann Otol Rhinol Laryngol 103: 632 - 635
13. Berman S (1995) Otitis media in children. NEng J Med 332: 1560 - 1565
14. Bigenzahn W (1990) Myofunktionelle Störungen der Orofazialregion im Kindesalter. Klinik-Ätiologie-Therapie. Laryngo-Rhino-Otol 69: 231 - 236
15. Bläker F (1975) Tonsille und Immunologie. HNO 23: 265 - 269
16. Bluestone C D (1992) Current indications for tonsillectomy and adenoidectomy. Ann Otol Rhinol Laryngol 101: 58 - 64
17. Böck A, Popp W, Herkner K R (1994) Tonsillectomy and the immune system: A long-term follow up comparison between tonsillectomized and non-tonsillectomized children. Eur Arch Otorhinolaryngol 251: 423 - 427
18. Böhme G (1983) Klinik der Sprach-, Sprech- und Stimmstörungen. Fischer, Stuttgart New York
19. Brook I, Foote PA (1990) Microbiology of „normal" tonsils. Ann Otol Rhinol Laryngol 99: 980 - 983

20. Brosch S, Kalehne P, Haase S, Pirsig W, Johannsen HS (1998) Die submuköse Gaumenspalte in der Praxis. Monatschr Kinderheilkd 146: 1202 – 1205
21. Brunner FX, Naujoks J H, Schmid W (1984) Zur Therapie der Sinusitis im Kindesalter. Laryng Rhinol Otol 63: 193 – 195
22. Bunse T, Hildmann H, Zan W, Opferkuch W (1987) A bacteriological study of otitis media with effusion. Concurrent coagulase-negative staphylococcal infections in the middle ear. Arch Otorhinolaryngol 243: 387 – 397
23. Cafferkey M T, Timon C I, O´Regan M, Walsh M (1993) Effect of pre-operative antibiotic treatment on the bacterial content of the tonsil. Clin Otolaryngol 18: 512 – 516
24. Cannon C R (1998) Safety protocol for laser-assisted tonsillectomy. Laryngoscope 108: 1249 – 1251
25. Chilla R, Limberg C (1980) Lingualisparese nach Tonsillektomie. Objektivierung mit Hilfe trigemino-facialer Reflexe. HNO 28: 413 – 415
26. Chüden H G, Teske H J (1970) Griselsyndrom und Morbus Hadley als seltene Komplikationen der Tonsillektomie. HNO 18: 339 – 342
27. Cooter M S, Eismar R J, Burleson J A, Leonard G, Lafreniere D, Kreutzer D L (1998) Transforming growth factor-ß-expression in otitis media with effusion. Laryngoscope 108: 1066 – 1070
28. De Carpentier J, Timms M (1994) Preliminary experiences with microscopic tonsillectomy. Clin Otolaryngol 19: 352 – 354
29. Delank K W (1992) Die olfaktorische Sensitivität bei der Rachenmandelhyperplasie. Laryngo-Rhino-Otol 71: 293 – 297
30. Drake-Lee A, Price J, Varley R (1994) Mast cell ultrastructure in the adenoids of children with and without secretory otitis media. J Laryngol Otol 108: 1058 – 1063
31. Drake-Lee A, Stokes M (1998) A prospective study of the length of stay of 150 children following tonsillectomy and/or adenoidectomy. Clin Otolaryngol 23: 491 – 495
32. Edström S, Ejnell H, Jörgensen F, Möller A (1985) A microbiological study of secretory otitis media using an anaerobic technique. ORL 47: 32 – 36
33. Escher F (1979) Die mortale Nachblutung nach Tonsillektomie beim Kind.HNO 27: 105 – 106
34. Fischer G (1956) Rekurrensparese nach Tonsillektomie. Mschr Ohrenheilk 90: 348 – 353
35. Forsgren J, Rünnel-Dagöö B, Christensson B (1995) In situ analysis of the immune microenvironment of the adenoid in children with and without secretory otitis media. Ann Otol Rhinol Laryngol 104: 189 – 196
36. Fuchs M, Arnold W (1986) Indikation zur Einlage von Paukenröhrchen beim Mucotympanum des Kindes. Laryng Rhinol Otol 65: 21 – 23
37. Fujimori I, Kikushima K, Goto R, Hisamatsu K, Murakami Y, Yamada T (1996) Investigation of the nasopharyngeal bacterial flora in children with otitis media with effusion. ORL 58: 147 – 150
38. Gaffney R J, Walsh M A, Mc Shane D P, Cafferkey M T (1992) Post-tonsillectomy bacteremia. Clin Otolaryngol 17: 208. 110
39. Gastpar H (1976) Komplikationen während und nach Tonsillektomien. Laryng Rhinol 55: 292 – 298
40. Gastpar H (1981) Die Tonsillektomienachblutung: Ursachen, Verhütung, therapeutische Maßnahmen. Laryng Rhinol 60: 1 – 3
41. Gastpar H (1984) Die Indikation zur Tonsillektomie im Kindesalter aus heutiger Sicht. Laryng Rhinol Otol 63: 203 – 205
42. Gates G A, Folbre T W (1986) Indications for adenotonsillectomy. Arch Otolaryng Head Neck Surg 112: 501 – 502
43. Gates G A (1991) Sinusitis im Kindesalter. Arch Oto-Rhino-Laryngol Suppl I 67 – 78
44. Gates G A, Muntz H R, Gaylis B (1992) Adenoidectomy and otitis media. Ann Otol Rhinol Larnygol 101: 24 – 32
45. Geyer G (1984) Seromukotympanon. Laryng Rhinol Otol 63: 123 – 126
46. Geyer G (1992) Implantate in der Mittelohrchirurgie. Eur Arch Oto-Rhino-Laryngol Suppl I: 185 – 221

47. Goumas P, Trouboukis D, Toska N, Sissis Th, Deftos C (1988) Immunhistochemische Untersuchung der Gaumentonsillen. Laryng Rhinol Otol 67: 34 – 37
48. Guffarth A (1975) Übersicht über die Geschichte der Tonsillektomie und Adenotomie. HNO 23: 1 – 5
49. Habermann G (1964) Offenes Näseln nach Adenotomie und Tonsillektomie. HNO 12: 150-152
50. Hartley B E J, Papsin B C, Albert D M (1998) Suction diathermy adenoidectomy. Clin Otolaryngol 23: 308 – 309
51. Haubrich J (1990) Die Indikation zur Tonsillektomie aus immunologischer Sicht. In: Hildmann H, Opferkuch W (Hrsg.) Mikrobiologische Aspekte bei Erkrankungen im HNO-Bereich. Moderne Diagnostik und Therapie. Fischer, Stuttgart New York, S 97 – 103
52. Haydon-Baillie M (1977) Tonsilloadenoidectomy. Personal observations in 15000 cases. Ann Roy Coll Surg Eng 59: 128 – 132
53. Hein H (1989) Ergebnisse einer Befragung zur Tonsillektomie. Kinderarzt 20: 1412 – 1417
54. Heppt W (1998) Allergien des Ohres. In: Heppt W, Bachert C (Hrsg.) Praktische Allergologie. Schwerpunkt HNO-Heilkunde. Thieme, Stuttgart New York, S 152 – 154
55. Herrmann R, Pajandeh B (1971) Die Adeno-Tonsillektomie in Kindesalter und ihre Auswirkung auf die körperliche Entwicklung. HNO 19: 241 – 145
56. Hone S W, Moodley S, Donelly M J, Fenton J E, Gormley P K, Walsh M (1997) The effect of tonsillectomy on eustachian tube function. Clin Otolaryngol 22: 511 – 514
57. Huang H-M, Chao M-C, Chen Y-L, Hsiao H-R (1998) A combined method of conventional and endoscopic adenoidectomy. Laryngoscope 108: 1104 – 1106
58. Huminer D, Pitlik S, Levy R, Samra Z (1994) Mycoplasma and chlamydia in adenoids and tonsils of children undergoing adenoidectomy or tonsillectomy. Ann Otol Rhinol Laryngol 103: 135 – 138
59. Hurst P L (1975) Involvement of a prepaid health plan in prospective studies on tonsillectomy and adenoidectomy. Ann Otol Rhinol Laryngol 84: 22 – 24
60. Isaacson G, Parke W W (1996) Meningitis after adenoidectomy: An anatomic explanation. Ann Otol Rhinol Laryngol 105: 684 – 688
61. Iwano T, Kinoshita T, Hamada E, Doi T, Ushiro K, Kumazawa T (1993) Otitis media with effusion and eustachian tube dysfunction in adults and children. Acta Otolaryngol (Stockh) Suppl 500: 66 – 69
62. Jakse R (1981) Zur Verhütung von Komplikationen, insbesondere Nachblutungen bei Tonsillektomie und Adenotomie. Laryngol Rhinol 60: 345 – 350
63. Jeep S (1990) Korrelationen zwischen Immunglobulinen, Komplementsystem und Entzündungsmediatoren im Hinblick auf die Pathogenese der Otitis media serosa. Laryngo-Rhino-Otol 69: 201 – 207
64. Jurkiewicz D, Ligezinski A, Hermanowski M (1998) Immunological studies in patients undergoing tonsillectomy. Ceejohns 1: 193 – 200
65. Kaftan H, Draf W (1998) „Belüftungsoperation“ – Ein operatives Konzept bei ausgeprägten Ventilationsstörungen des Mittelohres. Vortrag, 82. Jahrestagung der Vereinigung Südwestdeutscher Hals-Nasen-Ohrenärzte, Regensburg, 25. bis 26.09.1998
66. Karkanevatus A, Lesser T H J (1998) Grommet insertion in children: a survey of parental perceptions. J Laryngol Otol 112: 732 – 741
67. Kaus S (1992) Paukenbelüftung durch Aufblasen eines Luftballons mit der Nase. Laryngo-Rhino-Otol 71: 485 – 486
68. Kawalski H, Cierpiol-Tracz E (1998) Laryngological problems in diagnostics and therapy of infectious mononucleosis in children. Ceejohns 1: 201 – 205
69. Kendrick D, Gibbin K (1993) An audit of the complications of paediatric tonsillectomy, adenoidectomy and adenotonsillectomy. Clin Otolaryngol 18: 115 – 117
70. Koch R J, Brodsky L (1995) Qualitative and quantitative immunoglobulin production by specific bacteria in chronic tonsillar disease. Laryngoscope 105: 42 – 46
71. Kuhn J J, Brook I, Waters C L, Preston Church L W, Bianchi D A, Thompson D H (1995) Quantitative bacteriology of tonsils removed from children with tonsillitis hypertophy and recurrent tonsillitis with and without hypertrophy. Ann Otol Rhinol Laryngol 104: 646 – 652

72. Leicher H (1959) Meningitis nach Tonsillektomie. Z Laryng Rhinol 32: 179 – 182
73. Lenz H (1984) Tonsillektomie mit einem Laserraspatorium. Vorläufige Mitteilung. Laryng Rhinol Otol 63: 582 – 584
74. Leuwer R, Petri S, Schulz F, Püschel K (1998) Todesfälle nach Tonsillektomie und Adenotomie. Laryngo-Rhino-Otol 77: 669 – 672
75. Levy S, Brodsky L, Stanievicz J (1989) Hemorrhagic tonsillitis. Laryngoscope 99: 15 – 18
76. Linder TE, Marder H-P, Munzinger J (1997) Role of adenoids in the pathogenesis of otitis media: A bacteriologic and immunohistochemical analysis. Ann Otol Rhinol Laryngol 106: 619 – 623
77. Luckhaupt H, Hildmann H, Opferkuch W (1996) Mikrobiologische Erkrankungen im HNO-Bereich. SM Verlagsgesellschaft, Gräfelfing
78. Mandel E M, Cesselbrant M L, Kurs-Lasky M (1994) Acute otorrhea: Bacteriology of a common complication of tympanostomy tubes. Ann Otol Rhinol Rhinol 103: 713 – 718
79. Marchant H, Bissop P (1998) Intérêt de la myringotomie au Laser CO2 dans le traitement de l´otite séro-muqueuse. Ann Otolaryngol Chir Cervicofac 115: 347 – 351
80. Matanoski G M (1972) The role of the tonsils in streptococcal infections: a comparison of tonsillectomized children and sibling controls. Amer J Epidemiol 95: 278 – 291
81. Maw A R, Jeans W D, Cabel H R (1983) Adenoidectomy. A prospective study to show clinical and radiological changes two years after operation. J Laryngol Otol 97: 511-518
82. Maw A R, Parker A J (1993) A model to refine the selection of children with otitis media with effusion for adenoidectomy. Clin Otolaryngol 18: 164 – 170
83. Maw A R, Bawden R (1994) Factors affecting resolution of otitis media with effusion in children. Clin Otolaryngol 19: 125-130
84. Maw A R, Bawden R (1994) Does adenoidectomy have an adjuvant effect on ventilation tube insertion and thus reduce the need for re-treatment? Clin Otolaryngol 19: 340 – 343
85. Maw A R (1997) Otitis media with effusion. In: Adams D A, Cinnamond M J (eds) Paediatric Otolaryngology. Butterworth-Heinemann, Oxford, S 7: 1 – 23
86. Mayer-Brix J, Schwarzenberger-Kesper F, Kusek E, Küsel M, Penzel T (1991) Schnarchen und schlafbezogene Atmungsstörungen bei Kindern – Klinik, Differentialdiagnosen und Indikationen zur Adenotonsillektomie. Arch Oto-Rhino-Laryngol I: 102 – 114
87. Michel O, Brusis T (1990) Hypoglossusparese nach Tonsillektomie. Laryngo-Rhino-Otol 69: 267 – 270
88. Moreno P M, Sanchez M, Sainz M, Gutierrez F (1992) Changes in immunological response in tonsillectomized children. Decreased cellular response. Clin Otolaryngol 17: 380 – 382
89. Münker G, Tratzmüller A (1989) Gibt es eine medikamentöse Therapie beim Sero-Mucotympanon? Laryngo-Rhino-Otol 68: 647 – 652
90. Mui S, Rasgon B M, Hilsinger R L (1998) Efficacy of tonsillectomy for recurrent throat infection in adults. Laryngoscope 108: 1325 – 1328
91. Murthy P, Laing M R (1998) Admission and discharge policy for paediatric adenoidectomy and tonsillectomy – a rural perspective. J Laryngol Otol 112: 1047 – 1051
92. Novak V J, Müller W (1991) Einfluß der Adenotomie auf die Frequenz von Otitis media und rhinogenem Infekt. Otorhinolaryngol Nova 1: 194 – 196
93. Osborne J E, Telford D, Barr G, Roberts C (1987) Adenoid infection its relationship to otitis media, glue ear and tonsillitis. Clin Otolaryngol 12: 261 – 264
94. Panis R (1980) Adenotonsillektomie bei Kindern mit Lippen-Kiefer-Gaumen-Spalte (LKG). Indikation, Ausführung und Ergebnisse von 20 Operationen. Laryng Rhinol 59: 83 – 87
95. Panis R., Eschenbacher L, Thumfart W (1981) HNO-ärztliche und kinderärztliche Verlaufskontrolle von 169 Adenotonsillektomien im Kindesalter. HNO 29: 401 – 406
96. Paradise J L, Bluestone C D, Bachman R Z, Colborn D K, Bernad B S, Taylor F H, Rogers K D, Schwarzbach R H, Stool S E, Friday G A, Smith I H, Saez C A (1984) Efficacy of tonsillectomy for recurrent throat infection in severely affected children. Results of parallel randomized and nonrandomized clinical trials. NEng J Med 310: 674 – 683

97. Paradise J L, Bluestone C D, Rogers K D, Taylor F H, Colborn D K, Bachman R Z, Burnad B S, Schwarzbach R H (1990) Efficacy of adenoidectomy for recurrent otitis media in children previousley treated with tympanostomy-tube placement-results of parallel randomized and nonrandomized trials. JAMA 263: 2066 – 2073
98. Paradise J L (1996) Tonsillectomy and adenoidectomy. In: Bluestone C D, Stool S E, Kenna M A (eds.) Pediatric otolaryngoloy. Saunders, Philadelphia, S 1054 – 1065
99. Plinkert P K (1995) Pathologische Veränderungen des Mittelohres und Sprachentwicklungsverzögerung. HNO 43: 53 – 57
100. Poets C F, Paditz E (1998) Obstruktives Schlaf-Apnoe-Syndrom. Monatschr Kinderheilkd 146: 826 – 836
101. Potsic W P, Cotton R R, Haendler S D (1997) Surgical pediatric otolaryngology. Thieme, New York Stuttgart
102. Prinsley P, Wood M, Lee C A (1993) Adenotonsillectomy in patients with inherited bleeding disorders. Clin Otolaryngol 18: 206 – 208
103. Prior A J (1995) Facial palsy caused by otitis media with effusion: The pathophysiology discussed. ORL 57: 348 – 350
104. Reinhardt D (1991) Chronische und rezidivierende Infekte der Atemwege. In: Reinhardt D, von Harnack GA (Hrsg.) Therapie der Krankheiten des Kindesalters. Springer, Berlin Heidelberg New York, S 492 – 494
105. Richstein A (1981) Stimm- und Sprachstörungen nach Adenotomie und Tonsillektomie. Laryng Rhinol 60: 351 – 354
106. Riechelmann H, Keller M, Ohler W (1994) von-Willebrand-Syndrom – Blutungsrisiko bei HNO-Eingriffen im Kindesalter. Laryngo-Rhino-Otol 73: 346 – 348
107. Rieder Ch. (1981) Eine seltene Komplikation: Geschmacksstörung nach Tonsillektomie. Laryng Rhinol 60: 342
108. Rovers M M, Hofstad E A H, Franken-van-den-Brand K I M, Stratmann H, Ingels K, van der Wilt G-J, Zielhuis G A (1998) Prognostic factors for otitis media with effusion in infants. Clin Otolaryngol 23: 543 – 546
109. Sadé J, Luntz M (1991) Die sekretorische Otitis media. Arch Oto-Rhino-Laryngol Suppl I: 57 – 66
110. Sadé J (1994) The nasopharynx, eustachian tube and otitis media. J Laryngol Otol 108: 95 – 100
111. Sainz M, Gutierrez F, Moreno P M, Munjoz C, Ziges M (1992) Changes in immunologic response in tonsillectomized children. Immunosuppression in recurrent tonsillitis. Clin Otorlaryngol 17: 376 – 379
112. Sakamoto N, Kurono Y, Suzuki M, Kerakawauchi H, Mogi G (1998) Immune responses of adenoidal lymphocytes specific to haemophilus influenzae in the nasopharynx. Laryngoscope 108: 1036 – 1041
113. Salam M A, Cable H R (1992) Post-tonsillectomy pain with diathermy and ligation techniques.A prospective randomized study in children and adults. Clin Otolaryngol 17: 517 – 519
114. Schäfer J (1996) Schnarchen, Schlafapnoe und obere Luftwege. Thieme, Stuttgart New York
115. Schilder A G M, Zielhuis G A, van den Broek P (1993) The otological profile of a cohort of dutch 7,5-8-year olds. Clin Otolaryngol 18: 48 – 54
116. Schmidt H, Schmiz A, Stasche N, Hörmann K (1996) Operativ versorgte Nachblutungen nach Tonsillektomie. Laryngo-Rhino-Otol 75: 447 bis 454
117. Schwerdtfeger P, Dennebaum R (1984) Gerinnungsphysiologische Untersuchung bei der Tonsillektomie. HNO 32: 450 – 453
118. Shaikh W, Vajda E, Feldman W (1976) A systematic review of the literature on evaluative studies of tonsillectomy and adenoidectomy. Pediatrics 57: 401 – 407
119. Shaw C B, Obermyer N, Wetmore S J, Spirou G A, Farr R W (1995) Incidence of adenovirus and respiratory syncytial virus in chronic otitis media with effusion using the polymerase chain reaction. Otolaryngol Head Neck Surg 113: 234 – 241
120. Shintani T, Asakura K, Kataura A (1997) Evaluation of the role of adenotonsillar hypertrophy and facial morphology in children with obstructive sleep apnea. ORL 59: 286 – 291

121. Spiess H (1974) Die Tonsillektomie im Kindesalter aus pädiatrischer Sicht. Fortschr Med 92: 965 - 968
122. Stephan U (1989) Erkrankungen der oberen Luftwege (außer Fremdkörperaspiration und Asthma bronchiale). In: Bachmann K-D, Ewerbeck H, Kleihauer E, Rossi E, Stalder G (Hrsg.) Fischer, Stuttgart New York; Thieme, Stuttgart New York, S 610 - 614
123. Stoll W (1980) Pharyngeale Absezesse beim tonsillektomierten Patienten. HNO 28: 63 - 66
124. Storm W (1992) Adenotomie bei Kindern mit DOWN-Syndrom. pädiat prax 44: 683 - 686
125. Swoboda H, Welleschik (1988) Eine schwere Tonsillenspätblutung 2 Monate postoperativ. Laryng Rhinol Otol 67: 431 - 433
126. Takahashi H, Miura M, Honjo I, Fujita A (1996) Cause of eustachian tube constriction during swallowing in patients with otitis media with effusion. Ann Otol Rhinol Laryngol 105: 724 - 728
127. Terrahe K (1979) Tonsillektomie - eine umstrittene Operation. Laryng Rhinol 58: 1–12
128. Terrahe K, Breinlich Th. (1986) Pathogene Immunfaktoren beim rezidivierenden schleimigen Paukenerguß des Kindes. HNO 34: 49 - 55
129. Thumfart W F, Sprinzel G M (1994) Unblutige bipolare Dissektionstonsillektomie. HNO aktuell 2: 337 - 343
130. Tillmann B, Christofides Ch. (1995) Die „gefährliche Schleife“ der Arteria carotis interna. Eine anatomische Studie. HNO 43: 601 - 604
131. Vida I, Ceuca G, Szabo V (1989) Remarks on the hemorrhages in adenotonsillectomy in children. Oto-Rino-Laryngologia 34: 231 - 234
132. Welinder N R, Hoffmann P, Hakansson S (1997) Pathogenesis of non-traumatic atlanto-axial subluxation (Grisel´s syndrome). Eur Arch Otorhinolaryngol 254: 251 - 254
133. Westhues M (1974) Die Tonsillektomie in Kindesalter. Indikation aus HNO-ärztlicher Sicht. Fortschr Med 92: 968 - 970
134. Wey W (1989) Zur Indikation der Tonsillektomie (TE). Schweiz Rundschau Med (Praxis) 78: 1365 - 1367
135. Zange J (1950) Die Mandeln als Quelle von Herdinfektionen. Z Hals-, Nas- u. Ohrenheilk 156: 333 - 350

Kehlkopf- und Trachealchirurgie bei Kindern

M. Vollrath

1	Einleitung	147
2	Larynx	147
2.1	Kongenitale Anomalien, Fehlbildungen und Varianten	147
2.1.1	Laryngomalazie	148
2.1.1.1	Definition	148
2.1.1.2	Symptome	148
2.1.1.3	Diagnose und Befund	149
2.1.1.4	Pathogenese	149
2.1.1.5	Therapie	150
2.1.2	Kongenitale Larynxzyste und Laryngozele	151
2.1.2.1	Definition	151
2.1.2.2	Symptome und Diagnose	153
2.1.2.3	Therapie	153
2.1.3	Kongenitale Stimmbandlähmung	154
2.1.3.1	Definition	154
2.1.3.2	Ätiologie	154
2.1.3.3	Symptome	155
2.1.3.4	Diagnose	155
2.1.3.5	Therapie	155
2.1.4	Dorsale Spaltbildung (Laryngo-Tracheo-Oesophageale Spalte)	156
2.1.4.1	Entwicklungsgeschichte	156
2.1.4.2	Klassifikation	157
2.1.4.3	Symptome	158
2.1.4.4	Diagnose	158
2.1.4.5	Therapie	159
2.1.5	Kongenitale Stenosen	162
2.1.5.1	Entwicklungsgeschichte	162
2.1.5.2	Larynxatresie Typ 1	164
2.1.5.3	Larynxatresie Typ 3: Diaphragma laryngis (glottic web)	164
2.1.5.3.1	Definition	164
2.1.5.3.2	Therapie	165
2.1.5.4	Die subglottische (Cricoid) Stenose	165
2.1.5.4.1	Definition	165
2.1.5.4.2	Symptome	166
2.1.5.4.3	Diagnose	166
2.1.5.4.4	Therapie	167
2.1.6	Kongenitale Tumoren	169
2.1.6.1	Das subglottische Hämangiom	169
2.1.6.1.1	Definition	169
2.1.6.1.2	Symptome	170
2.1.6.1.3	Diagnose	170
2.1.6.1.4	Therapie	171
2.1.6.2	Das Lymphangiom	174
2.1.6.3	Das Larynxhamartom	174

2.2 Erworbene Veränderungen des kindlichen Larynx ... 175
2.2.1 Die subglottischen Stenosen (SGS) ... 175
2.2.1.1 Definition ... 175
2.2.1.2 Ätiologie und Pathogenese ... 175
2.2.1.3 Symptome ... 178
2.2.1.4 Diagnose und Klassifikation ... 178
2.2.1.5 Therapie ... 180
2.2.1.5.1 Allgemeine Vorbemerkungen ... 180
2.2.1.5.2 Endoskopische Methoden ... 180
2.2.1.5.3 Die Erweiterungsoperationen ... 181
2.2.1.5.3.1 Laryngofissur und Laminotomie nach Rethi ... 181
2.2.1.5.3.2 Laryngotrachealplastik (LTP) ... 182
2.2.1.5.3.3 Laryngotracheale Rekonstruktion (LTR) ... 182
2.2.1.5.3.4 LTR mit dorsalem Rippenknorpelimplantat ... 184
2.2.1.5.3.5 LTR mit ventralem und dorsalem Rippenknorpelimplantat ... 184
2.2.1.5.3.6 Die 4 Quadranten-Inzision des Cricoids ... 185
2.2.1.5.3.7 Die einzeitige LTR ... 186
2.2.1.5.3.8 Der Sonderfall: Die neonatologische subglottische Stenose ... 187
2.2.1.5.3.9 Die therapeutische Intubation ... 189
2.2.1.5.4 Platzhalter (Stent) nach laryngotrachealer Rekonstruktion ... 189
2.2.1.5.4.1 Stent-Typen ... 189
2.2.1.5.4.2 Indikation und Dauer der Stent-Einlage ... 190
2.2.1.5.5 Die cricotracheale Resektion (CTR) ... 193
2.2.1.5.6 Zeitpunkt für die operative Therapie der subglottischen Stenosen ... 195
2.2.2 Erworbene Tumoren ... 196
2.2.2.1 Juvenile Larynxpaillomatose ... 196
2.2.2.1.1 Ätiologie ... 196
2.2.2.1.2 Klinik der JLP ... 197
2.2.2.1.3 Therapie ... 197
3 Trachea ... 198
3.1 Tracheotomie ... 198
3.1.1 Indikation ... 198
3.1.2 Operation ... 199
3.1.3 Notfalltracheotomie ... 200
3.1.4 Komplikationen der Tracheotomie ... 201
3.1.4.1 Intraoperative Komplikationen ... 201
3.1.4.2 Postoperative Komplikationen ... 201
3.1.5 Das Dekanülement ... 203
3.2 Kongenitale Fehlbildungen der Trachea ... 204
3.2.1 Atresie bzw. Agenesie der Trachea ... 204
3.2.2 Trachealsegel ... 204
3.2.3 Umschriebene, bindegewebige Trachealstenosen ... 204
3.2.4 Fehlbildungen des Trachealknorpels ... 205
3.2.4.1 Tracheomalazie ... 205
3.2.4.2 Trachealstenose durch komplette Trachealringe und Gefäßmißbildungen . 205
3.2.4.2.1 Therapie ... 206
3.2.5 Kongenitale Trachealzysten ... 208
3.2.6 Trachealbronchus ... 208
3.3 Erworbene Veränderungen der Trachea ... 209
3.3.1 Sekundäre Tracheo(broncho)malazie ... 209
3.3.2 Trachealstenose ... 210
3.3.2.1 Ätiologie ... 210
3.3.2.2 Therapie ... 210
Literatur ... 212

1 Einleitung

Die Chirurgie des Larynx' und der Trachea im Kindesalter unterscheidet sich nicht nur aufgrund der kleineren Dimensionen von der des Erwachsenen, sodaß eine spezielle Darstellung aus verschiedenen Gründen sinnvoll ist: Erstens gibt es spezifische, nur im Kindesalter vorkommende Krankheitsbilder, wie z. B. die kongenitalen Fehlbildungen. Zweitens gilt es, Ausmaß und Zeitpunkt einer Operation im Hinblick auf ein noch unausgereiftes Organ abzuwägen, um keine bleibenden Schäden für Struktur und Funktion zu induzieren. Drittens reagiert der kindliche Larynx auf ein Trauma, z. B. die Intubation anders, als der eines Erwachsenen, sodaß die Ätiopathogenese des Intubationstraumas gesondert dargestellt werden muß. Dies weniger in der Hoffnung, Schäden vermeiden zu können, als vielmehr den stadienhaften Verlauf eines Intubationsschadens zu kennen, um bei auftretenden Schwierigkeiten nach Beendigung der beatmungspflichtigen Situation, die morphologischen Befunde richtig deuten und die adäquate Therapie einleiten zu können. Diese Darstellung ist schließlich insofern sinnvoll, als die spezifischen pädiatrischen Befunde von Larynx und Trachea – insbesondere jedoch deren Therapie – in unseren Lehr- und Handbüchern häufig nur kurz angerissen werden, und wichtige Probleme, wie z. B. die Therapie der kindlichen subglottischen Stenosen, bisher fehlen. Ich habe mich bei der Literaturauswahl vorwiegend auf die letzten 10 Jahre konzentriert, um einen möglichst aktuellen Stand der Dinge darstellen zu können. Die diesbezügliche Dominanz der angelsächsischen Länder erklärt sich aus der besonders in den USA bereits etablierten Spezialdisziplin unseres Faches, der Pädiatrischen Otorhinolaryngologie.

2 Larynx

2.1 Kongenitale Anomalien, Fehlbildungen und Varianten

Fehlbildungen und Anomalien sind während der Embryonalzeit entstandene morphologische Veränderungen, die sich voneinander nur graduell unterscheiden. Von Varianten unterscheiden sie sich durch die bestehende Funktionsstörung [364]. So kann z. B. ein elliptischer Ringknorpel eine Variante darstellen, wird aber zu einer Fehlbildung, wenn er zu einer subglottischen Einengung mit Stridor führt.

2.1.1 Laryngomalazie

2.1.1.1 Definition

Der Begriff wurde von Jackson und Jackson [197] geprägt, die bei Stridor von Neugeborenen und Kleinkindern eine abnorme Weichheit der supraglottischen Larynxstrukturen mit deren inspiratorischem Kollaps in die Glottis beschrieben. Der Begriff der Laryngomalazie ersetzte den früher gebräuchlichen Terminus „kongenitaler Stridor", wird dennoch auch in jüngerer Zeit noch irreführend synonym verwendet [253]. Stridor ist jedoch kein eigenständiger Krankheitsbegriff, sondern nur ein Symptom, das bei unterschiedlichsten Erkrankungen der Luftwege - auch der Neugeborenen - angetroffen wird. So konnten allein für kongenitalen Stridor 75 unterschiedliche Ursachen nachgewiesen werden [215]. Allerdings ist die Laryngomalazie die häufigste Ursache für kongenitalen Stridor und mit 60 % auch die häufigste kongenitale laryngeale Anomalie [180]. Andere Ursachen, wie kongenitale Stimmbandlähmungen, subglottische Stenosen und Trachealstenosen müssen ausgeschlossen werden.

2.1.1.2 Symptome

Kinder mit Laryngomalazie zeigen zumeist in den ersten Lebenswochen, seltener unmittelbar post partum [225] oder nach Monaten [253] und sogar Jahren [355] einen inspiratorischen Stridor, der zumeist als hochfrequent beschrieben wird [77,255,281], teilweise auch tieffrequent sein kann [181]. In jedem Fall imponiert der Stridor als schnarrendes, flatterndes, häufig „feuchtes" inspiratorisches Atemgeräusch, dessen Intensität im Laufe der ersten Lebensmonate zunimmt und nach 6 Monaten im Allgemeinen seinen Höhepunkt erreicht hat [181]. Typisch ist die Verschärfung des Atemgeräusches durch jede Art von Anstrengung wie Schreien, Füttern, körperliche Agitation und Einnahme der Rückenlage sowie die häufige Besserung der Symptomatik in Bauchlage. Nicht selten führt der Kollaps der supraglottischen Strukturen zu asphyktischen, cyanotischen Zuständen, die zu einer hochgradigen Beunruhigung der Eltern führt. Die Laryngomalazie kann jedoch auch unbemerkt im Schlaf zu einer ernsten Bedrohung der betroffenen Kinder werden: Rekurrierende, bedrohliche Apnoephasen, werden in Zusammenhang mit dem Syndrom des plötzlichen Kindstodes (SIDS) gesehen [354]. Wenn auch die meisten Kinder ohne weitere Maßnahmen nach 2 Jahren asymptomatisch sind [183,255] werden auch längere Verlaufsformen mit bis zu 5 Jahren beobachtet [123].

2.1.1.3
Diagnose und Befund

Die Anamnese und der typische inspiratorische Stridor lassen häufig allein aufgrund des klinischen Bildes eine ursächliche Laryngomalazie annehmen. Die Diagnose muß mit einer endoskopischen Untersuchung verifiziert werden (Abb. 1). Hierzu ist es wichtig, zunächst den Larynx bei Spontanatmung ohne Relaxierung zu inspizieren, um die dynamischen Veränderungen bei der Inspiration beurteilen zu könnnen. Folgende typische Befunde können regelmäßig, isoliert oder in Kombination beobachtet werden [181]:

TypI: Einwärtsbewegung der Aryepiglottischen Falte, besonders der cuneiformen Knorpel, die häufig abnorm vergrößert sind
TypII: eine lange, tubuläre Epiglottis, die sich bei der Inspiration einrollt
TypIII: Vorverlagerung und medialer Kollaps der Aryknorpel mit Verschluß der Glottis.
TypIV: Dorsalverlagerung der Epiglottis bis zum Kontakt zur Pharynxhinterwand
Typ V: abnorm verkürzte aryepiglottische Falten

Eine omegaförmige Epiglottis per se ist nicht pathognomonisch für eine Laryngomalazie, da sie bei bis zu 30 % gesunder Kinder ohne Stridor angetroffen wird [25,250,259]. Auffällig ist jedoch eine ungewöhnlich lappige, überschießend ausgebildete Schleimhaut der gesamten supraglottischen Region. Im Anschluß an die Endoskopie unter Spontanatmung muß sich die Laryngotracheobronchoskopie in Narkose mit starren Optiken anschließen, da eine nachgewiesene Laryngomalazie nicht notwendigerweise die alleinige Ursache bestehender Luftnot und/oder Stridors ist. In 17 % der Fälle stellt sich mehr als eine Ursache für den Stridor heraus, wobei besonders der mit 27 % hohe Prozentsatz an synchronen Luftwegveränderungen bei nachgewiesener Laryngomalazie auffällig war [141]. Zu diesen gehörten subglottische Stenosen, Tracheomalazie sowie Trachealstenosen aufgrund von Gefäßmißbildungen. Das Vorkommen multipler Ursachen für Atemnot und/ oder Stridor bei nachgewiesener Laryngomalazie im Kleinkindesalter konnte mehrfach bestätigt werden [123,180,241,281] und setzt nach Auffassung erfahrener Endoskopiker unbedingt die Untersuchung mit starren Optiken als dem „Gold-Standard" der Diagnostik voraus [40].

2.1.1.4
Pathogenese

Die Pathogenese der Laryngomalazie ist nach wie vor nicht geklärt: Die Annahme, daß ursächlich ein abnorm weiches, unreifes Knorpelgerüst des Larynx für die Symptomatik verantwortlich sei [169,390], hielt zahlreichen Nachprüfungen nicht stand [186,215,412]. Als Initialzündung für die Symptomatik wird eine Infektion der ödematösen lockeren Schleimhäute des Neugeborenen verantwort-

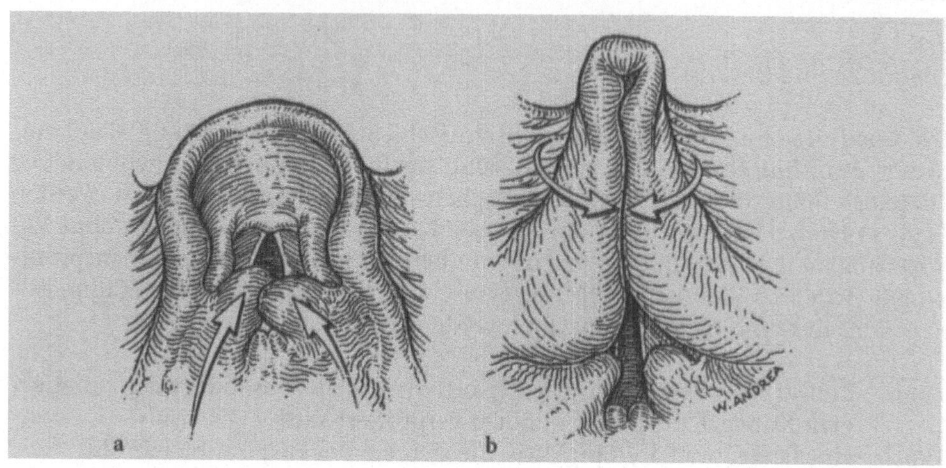

Abb. 1. Laryngomalazie. **a** Inspiratorischer Kollaps der aryepiglottischen Falte mit prominenten cart.cuneiformes (TypI). **b** Zusätzliches Einrollen der tubulären abnorm langen Epiglottis (Typ II). (Aus: Holinger [181]).

lich gemacht [225]. Auch eine neurogene Genese der Laryngomalazie wird diskutiert: 13 % der betroffenen Kinder litten unter einer allgemeinen Muskelhypotonie, weitere 10 % unter einer zentralen Schlafapnoe [25]. Als Ursache für den supraglottischen Kollaps wird eine gestörte Funktion der die Supraglottis erweiternden Muskelfasern des M.stylopharyngeus und des M. palatopharyngeus angenommen [25,127]. Die Entwicklung einer therapiebedürftigen Laryngomalazie nach Hirnstamminfarkt bei einem bis dahin völlig gesunden 11 jährigen Jungen deutet ebenso, wie der nur im Schlaf oder tiefer Sedierung nachweisbar supraglottische Kollaps zumindest auf eine neurogene Beteiligung dieses Krankheitsbildes hin [10,14].

2.1.1.5 Therapie

Die Prognose der Laryngomalazie ist gut und rechtfertigt eine beobachtende, abwartende Haltung nach ausführlicher Aufklärung der Eltern. Trotz aller therapeutischer Zurückhaltung sollte nicht vergessen werden, daß die Laryngomalazie zu lebensbedrohlichen asphyktischen Zuständen führen kann und schon bei der Erstbeschreibung dieses Krankheitsbildes zur Tracheotomie zwang [197]. Andere chirurgische Maßnahmen der Vergangenheit, wie Keilresektion der Epiglottis [338], Fixation der Epiglottis an die Zunge [114] unterstreichen die potentielle Gefährdung dieser Kinder. In 22 % der Fälle verlangt die Laryngomalazie ein aktives chirurgisches Vorgehen [123], in 10 % entwickeln sich lebensbedrohliche Zustände [203], sodaß Ernährungs- und Gedeihstörungen sowie lebensbedrohliche Apnoephasen die häufigsten Indikationen für eine Operation darstellen [186,225,412]

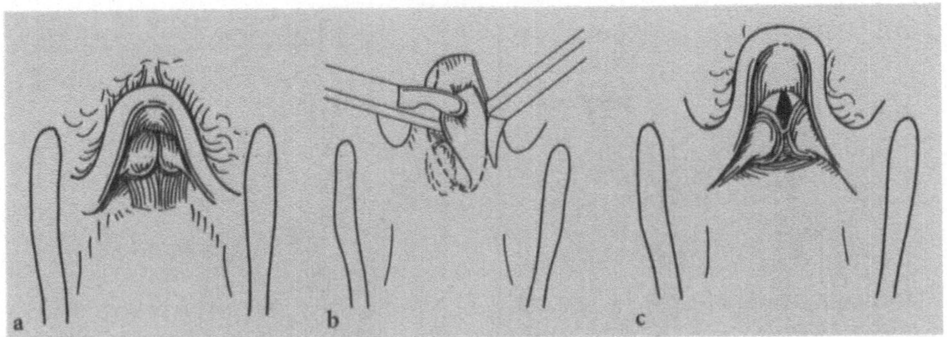

Abb. 2. Epiglottoplastik. **a** Inspiratorischer Kollaps der überschüssigen Schleimhäute der Aryknorpel. **b** Reduktion der überschüssigen Schleimhäute. **c** postoperativer Befund. (Aus: Zalzal et. al. [412])

Die erstmals von Lane et al. [225] vorgestellte endoskopische, mikrochirurgische Excision überschießender Schleimhautformationen eröffnete eine neue Ära der Therapie der Laryngomalazie. Aufgrund der unmittelbar postoperativ feststellbaren Normalisierung der Atmung drohte nun nicht mehr die für Kinder so komplikationsträchtige Tracheotomie, sodaß man sich aufgrund der geringen operativen Belastung früher und leichter zu einem Eingriff entschließen konnte und dem Kind qualvolle Monate in Erwartung der spontanen Normalisierung ersparen konnte. Diese Operation fand 3 Jahre später als Epiglottoplastik Eingang in die Literatur [412] (Abb. 2). Der Laser hat sich nach den ersten positiven Berichten [186,340] aufgrund seiner hämostatischen Qualität und seiner Präzision in den vergangenen Jahren als Methode der Wahl für die Therapie der schweren Verlaufsformen etabliert [160,249,314,322]. Im Prinzip wird überschüssige Schleimhaut reseziert und dadurch der stenosierende Kollaps verhindert. Jede Operation muß sich nach den individuell vorgegebenen anatomischen und pathophysiologischen Gegebenheiten orientieren, sodaß die zahlreichen „operativen Modifikationen“ eher als eine Modifikation der Natur, als der Operationstechnik anzusehen sind.

2.1.2 Kongenitale Larynxzyste und Laryngozele

2.1.2.1 Definition

Kongenitale Larynxzysten und Laryngozelen müssen von Retentionszysten, die ubiquitär *in* der Schleimhautauskleidung des oberen Aerodigestivtraktes vorkommen, unterschieden werden. Die letzteren entstehen durch Okklusion des Ausführungsganges kleiner Schleimdrüsen und werden daher auch als ductale Zysten bezeichnet [56,313]. Demgegenüber entwickeln sich die kongenitalen Larynxzysten *unter* der Schleimhaut und sind pathogenetisch eng verwandt,

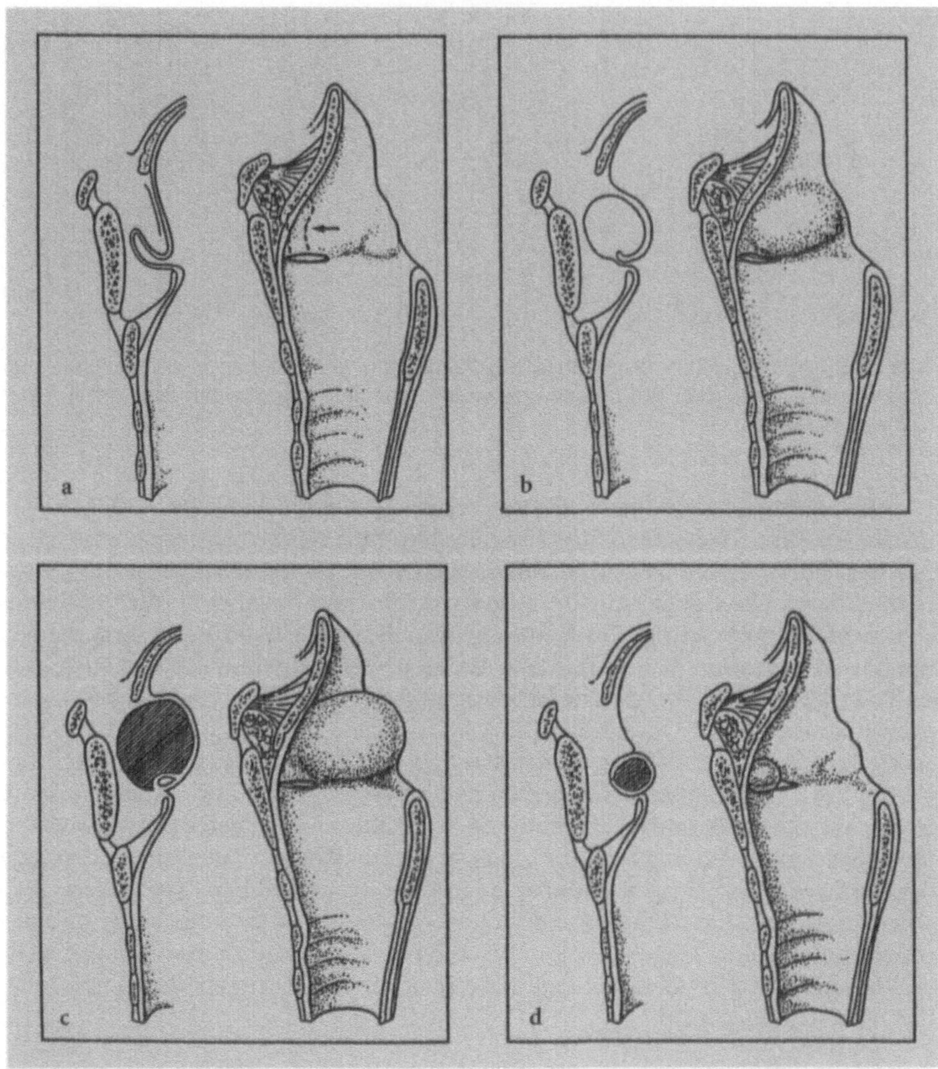

Abb. 3. Laryngozele und sakkuläre Zyste in coronarer und saggitaler Schnittrichtung des Larynx: **a** normale Anatomie. Der Pfeil zeigt auf den Sakkulus (bzw. Appendix). **b** Laryngozele. **c** Laterale sakkuläre Zyste. **d** Anteriore sakkuläre Zyste. (Nach Holinger [181])

wenn nicht identisch mit den Laryngozelen. Die Laryngozele wird entweder als Erweiterung des Ventriculus Laryngis (Morgagnii) selbst [77,169] aufgefaßt, oder – in der Mehrzahl – als eine Aussackung einer fingerförmigen, blindsackartigen Erweiterung des Appendix, des Sinus Morgagnii angesehen [181,279,313]. Dieser Appendix wird im angelsächsischen Schrifttum als sacculus bezeichnet und ist Namensgeber für die kongenitalen, sakkulären Zysten (Abb. 3). Die sakkulären Zysten unterscheiden sich von den Laryngozelen dadurch, daß sie keine Verbindung zum Inneren des Kehlkopfes haben und daher, aufgrund ihrer Auskleidung mit respiratorischem Epithel, schleimgefüllt sind. Zwei Formen für die sakkulären Zysten werden beschrieben. Die laterale, mit Ausdehnung in das Taschenband und die Aryepiglottische Falte, sowie die anteriore, die sich kaudal zwischen Taschenband und Stimmband in die Glottis vorwölbt [56,181]. Bei den Laryngozelen unterscheidet man innere, äußere oder kombinierte Formen, je nachdem, ob sie auf den Endolarynx beschränkt sind (innere L.), oder nach kranial durch die Membrana thyrohyoidea in die Halsweichteile vordringen (äußere L.) oder sich schließlich beidseits der Membrana thyrohyoidea nachweissen lassen (kombinierte L). Die Laryngozelen stehen mit dem Sinus Morgani in Verbindung und sind – im Gegensatz zu den sakkulären Zysten – lufthaltig. Durch entzündliche Verklebungen kann sich jedoch auch eine Laryngozele mit Schleim füllen, sodaß sie dann nicht mehr von sakkulären Zysten zu unterscheiden sind. Sakkuläre Zysten und Laryngozelen werden bei Kindern aller Altersgruppen auch bei Neugeborenen angetroffen [54,183,290,392]

2.1.2.2
Symptome und Diagnose

Das Kardinalsymptom beider Veränderungen ist die heisere Stimme bzw. der heisere Schrei, häufig wird auch ein schwaches Schreien bis zur Aphonie beobachtet [181]. Bei kongenitalen Laryngozelen ist die intermittierende Heiserkeit pathognomonisch, die sich durch die unterschiedliche Luftfüllung der Zele erklärt. Nahezu obligat ist ebenfalls ein inspiratorischer Stridor unterschiedlichen Ausmaßes. Zusätzlich können sich Schluck- und Gedeihstörungen entwickeln.

Mit einem konventionellen Röntgenbild als Weichteilaufnahme des Halses ist es häufig möglich, die endolaryngeale Raumforderung nachzuweisen. Da speziell bei Säuglingen und Kleinkindern die innere Öffnung der Laryngozele sehr weit ist, ändert sich ihre Ausdehnung innerhalb kürzester Zeit, sodaß sie sich häufig der konventionellen Röntgendiagnostik und auch dem endoskopischen Nachweis entziehen. Ein CT des Halses, mit dem auch kleine Luftreste innerhalb der Laryngozele nachweisbar sind, ist dem konventionellen Röntgenbild überlegen [77]. Die sakkuläre Larynxzyste und die Laryngozele stellen sich endoskopisch immer als glatt begrenzte rötlich-bläuliche Vorwölbung des Taschenbandes und/oder der Aryepiglottischen Falte dar. Bereits bei Neugeborenen kommen große äußere und kombinierte Laryngozelen vor, die zu einer Kompression des Larynx führen können, und die sich aufgrund ihres unterschiedlichen Füllungszustandes wiederholt der endoskopischen Diagnostik entziehen [54].

2.1.2.3
Therapie

Kongenitale Larynxzysten und innere Laryngozelen können endoskopisch, mikrochirurgisch oder mit dem Laser entfernt werden. Zunächst wird man mit einer Deckelung der Zyste bzw. Zele versuchen, ans Ziel zu kommen. Häufig entwickeln sich nach Marsurpialisation einer sakkulären Zyste jedoch Rezidive. In einer Serie von 17 kongenitalen Larynxzysten benötigten 41 % der Kinder mehr als 10(!) endoskopische Eingriffe. 3 Kinder mußten schließlich über einen externen Zugang operiert werden [56]. Wesentlich zur Vermeidung eines Rezidives ist daher die komplette Entfernung der epithelialen Auskleidung der Zyste bzw. der Zele [77,181]. Bei endoskopisch nicht zu beherrschenden Befunden bzw. bei äußeren Laryngozelen ist der externe Zugang durch die Membrane thyrohyoidea die Methode der Wahl.

2.1.3 Kongenitale Stimmbandlähmung

2.1.3.1 Definition

Stimmbandparesen sind die zweithäufigste [60,78], bzw. die dritthäufigste [184] Ursache für Stridor des Neugeborenen und des Kleinkindes, und stellen 10–15 % aller Fälle des kongenitalen Stridors [77,184]. Innerhalb der letzten 10 Jahre wird eine auffälige Zunahme diagnostizierter kongenitaler und frühkindlicher Stimmbandparesen beobachtet, die wahrscheinlich auf die verbesserte Diagnostik mit Hilfe der flexiblen Endoskopie zurückzuführen ist [135]. In der Mehrzahl der Fälle findet man einen Stimmbandstillstand in Paramedianstellung.

2.1.3.2 Ätiologie

Holinger et al. fanden in ihrem großen Krankengut von 149 Kindern mit kongenitalen Stimmbandparesen in 82 % eine beidseitige Parese, die in 51 % Ausdruck einer neurologischen Erkrankung (Arnold Chiari Malformation, Hydrocephalus, Myelomeningocele) war [184]. Nur in 32 % wurde eine isolierte, idiopathische bilaterale Stimmbanparese angetroffen. In 10 %–36 % ist die kongenitale Stimmbandparese mit einer kongenitalen subglottischen Stenose kombiniert [42,184]. Die Mehrzahl der kongenitalen Stimmbandparesen zeigt einen bilateralen Befund [52,183,326], einseitige Paresen sind jedoch nicht ausgeschlossen, werden teilweise sogar in der Überzahl gefunden [2,108]. Einseitige kongenitale Stimmbandparesen deuten, insbesondere bei Befall der linken Seite, auf eine Fehlbildung des cardio-vasculären Systems hin und müssen diesbezüglich abgeklärt werden [390]. Auch das Geburtstrauma (Zange, Nabelschnurumschlingung) kann zu einer Stimmbandparese führen, die einseitig (de Gaudemar et al 1992), viel häufiger jedoch bilateral angetroffen wird [135,390].

Interessant ist die familiäre Häufung kongenitaler Stimmbandparesen bei 3 Geschwisterkindern und der Mutter mit vermutetem autosomal dominantem Erbgang [332], sowie bei eineiigen Zwillingen [158].

2.1.3.3 Symptome

Die bilaterale Stimmbandparese verursacht einen typischen hochfrequenten, inspiratorischen Stridor zumeist in Verbindung mit hochgradiger Atemnot. Die Stimme ist im allgemeinen nicht verändert. Die einseitige Stimmbandparese verursacht keinen Stridor und auch keine Atemnot. Hier steht die Beeinträchtigung der Stimme im Vordergrund: sie ist heiser, verhaucht und leise. Einige Kinder neigen zur Aspiration und zu Hustenanfällen

2.1.3.4 Diagnose

Die Diagnose muß endoskopisch gestellt werden. Wie bei allen funktionellen Störungen des kindlichen Larynx sollte in jedem Fall zuerst unter Spontanatmung die Stimmbandbeweglichkeit beurteilt werden. Dies sollte zu **Beginn** der Untersuchung geschehen, da die Beurteilung **nach** einer Allgemeinnarkose aufgrund der nicht seltenen asymmetrischen Erholung der Stimmbandfunktion widersprüchlich und daher nicht representativ ist. Im Anschluß muß dann in tiefer Narkose die Laryngo-Tracheoskopie erfolgen. Hierbei ist, neben synchronen Atemwegsobstruktionen (subglottische Stenose) besonders auf andere Ursachen eines beidseitigen Stimmbandstillstandes zu achten: Die passive Beweglichkeit der Aryknorpel mit instrumenteller Hilfe schließt eine Arygelenksankylose aus. Im Zweifel hilft die Ableitung eines Larynx-EMG die Ankylose von einer neurogenen Störung zu differenzieren. Besonderer Augenmerk ist auf die Interarytaenoidregion zu legen, da kongenitale interarytaenoide Verwachsungen eine Stimmbandparese vortäuschen können [32].

2.1.3.5 Therapie

Die einseitige Stimmbandparese bedarf keiner unmittelbaren Therapie, da sie nicht mit Luftnot einhergeht. Die weitere Entwicklung der Parese kann abgewartet werden. Zu einem späteren Zeitpunkt kann bei persistierender Parese und bestehender Stimmstörung eventuell eine Sprachtherapie oder eine Stimmbandunterfütterung erfolgen.

Anders sieht die Situation für die beidseitige Stimmbandparese aus. Hier steht die Luftnot im Vordergund. Da sich kongenitale und frühkindliche Stimmbandparesen zu einem hohen Prozentsatz ohne weitere Maßnahmen spontan erholen, verbietet sich eine frühzeitige chirurgische Maßnahme an den Stimmbändern, sodaß zunächst nur die Indikation zur Tracheotomie erwogen werden muß. Offensichtlich tolerieren Neugeborene und Kleinkinder häufig diese Situation, sodaß nicht in jedem Fall eine Tracheotomie indiziert ist [181,271]. Die Notwendigkeit einer Tracheotomie wird mit Werten zwischen 48 % [184] bis zu über 90 % angegeben [135,370]. Andere Autoren intubieren die Kinder zunächst in der Hoffnung auf eine Spontanheilung und tracheotomieren erst nach dem 3. Monat [278].

Über den zeitlichen Rahmen, in dem eine Spontanerholung kongenitaler Stimmbandparesen erwartet werden kann, herrscht keine Einigkeit: Einige Autoren erwarten eine Normalisierung innerhalb der ersten 4 Monate [278], andere setzen dafür 6–12 Monate [181] oder 5–25 Monate an [271].Besonders schnell und vollständig sollen sich geburtstraumatische Paresen erholen [88].

Etwas mehr als die Hälfte aller kongenitaler Stimmbandlähmungen persistieren, sodaß für diese Kinder eine glottiserweiternde Operation indiziert ist, um sie von der Trachealkanüle zu befreien [42] Die Angaben über den hierfür günstigsten Zeitunkt klaffen weit auseinander: Die einen schätzen die Gefährdung des Kindes durch die Tracheotomie hoch ein und operieren im 9. Lebensmonat [278], die anderen fürchten die Stimmverschlechterung und warten lieber bis zum 4.–5 Lebensjahr [181,390]. Mit Ausnahme der Reinnervation über einen Nerv-Muskel-Transfer [369] verbessern alle anderen Techniken die Atmung auf Kosten der Stimmqualität. Zwei Methoden werden für die kongenitale Stimmbandparese bevorzugt: die Arytaenoidopexie [278] und die Arytaenoidektomie über eine Thyreofissur [42,94,166]. Die Laserarytaenoidektomie scheitert häufig an den winzigen Dimensionen und der schlechten Übersicht mit der Konsequenz zu Mehrfacheingriffen [42].

2.1.4 Dorsale Spaltbildung (Laryngo-Tracheo-Oesophageale Spalte)

2.1.4.1 Entwicklungsgeschichte

Das moderne Konzept der Ontogenese des Larynx erklärt die dorsale Larynxspalte durch fehlende dorsale Fusion der lateralen Ringknorpelbögen [421]. Nach dieser Theorie entwickelt sich der Ringknorpel aus einem einzigen ventralen Knorpelzentrum, von dem aus die Bögen nach dorsal vordringen. Dadurch, daß sich der subglottische Raum während der 8. Embryonalwoche ausdehnt, werden die nach dorsal vordringenden Ringknorpelbögen gezwungen eine scharfe Einwärtsbewegung zu vollziehen, um durch Fusion die V-förmige dorsale Lamina zu bilden. Während die komplette Spaltbildung des Larynx so verständlich ist, kann dieser Mechanismus die abortive Form der Larynxspalte, die interarytaenoide Spalte nicht erklären: Bei dieser Variante sind die Interarytaenoidmuskeln nicht angelegt, die sich jedoch aus der lamina epithelialis ableiten. Gleichermaßen ist die Genese der ausgedehnteren laryngotrachealen-(bronchialen) Spalten mit diesem Konzept allein nicht zu erklären. Für diese ausgedehnteren Fehlbildungen wird eine Fehlanlage der Gefäßversorgung für die Ösophagus- und Trachealanlage verantwortlich gemacht [167].

2.1.4.2 Klassifikation

Laryngotracheooesophageale Spalten sind sehr seltene Fehlbildungen, über die sich in der Weltliteratur bisher weniger als 150 Mitteilungen finden [181]. In der Mehrzahl der Fälle beschränkt sich die Spaltbildung auf den Larynx und die oberste zervikale Trachea, die schwere Form mit Ausdehnung in die thorakale Trachea oder in die Hauptbronchien findet sich in weniger als 20 % der Fälle [233]. Es gibt verschiedene Vorschläge, die unterschiedliche Ausdehnung der Spaltbildung zu klassifizieren (Abb. 4): Pettersson [302] schlug 3 Typen vor (Typ I: Spaltbildung bis zur kaudalen Ende der Ringknorpelplatte, Typ II: Larynx und zervikale Trachea sind gespalten. TypIII: Die Spalte betrifft den Larynx und die Trachea bis zur Carina). Evans [105] unterteilte die Spalten nach dem Schwere-

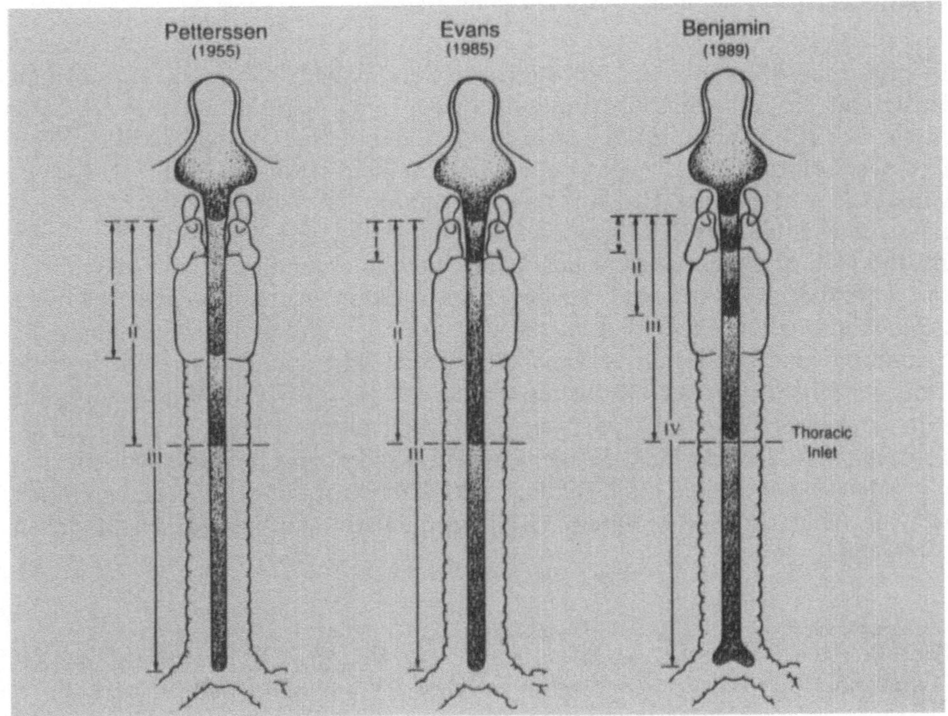

Abb. 4. Die drei häufigsten Klassifizierungen der laryngotracheoösophagealen Spalte: Pettersson [303], Evans [105] und Benjamin [31]. (Aus Moungthong und Holinger [267])

grad der klinischen Symptome: TypI: Die Spalte ist auf den supraglottischen Larynx beschränkt, die Interarytaenoidmuskulatur ist nicht ausgebildet. TypII: die Spalte erfaßt die gesamte Ringknorpelplatte und die oberste zervikale Trachea. TypIII: Die Spalte erreicht die Carina der Trachea (Abb. 4). Die zusätzliche Einbindung eines oder beider Hauptbronchien in die Spaltbildung wird als Typ IV bezeichnet. Die Klassifikation von Benjamin und Inglis [31] modifiziert die Evans-Klassifikation: TypI entspricht der supraglottischen interarytaenoiden Spalte, TypII entspricht einer partiellen Cricoidspalte, TypIII: Die Spalte erfaßt das Cricoid und dehnt sich in die zervikale Trachea aus, TypIV schließlich involviert die intrathorakale Trachea. Vom klinischen Aspekt erscheint die Klassifikation nach Benjamin und Inglis die geeignetste zu sein.

Häufig sind Laryngotracheooesophageale Spalten mit anderen Mißbildungen vergesellschaftet, in 20 % mit einer Oesophagotrachealen Fistel, unabhängig von der Spaltbildung [228]. Außer als Teilkomponente bekannter Syndrome, wie dem G-Syndrom oder dem Pallister Hall Syndrom, kommen laryngotracheale Spalten bei unterschiedlichen Mißbildungskonstellationen vor [Übersicht bei: 374].

2.1.4.3 Symptome

Das Kardinalsymptom einer laryngotrachealen Spalte (LTS) ist die Luftnot und Husten bei der Nahrungsaufnahme, als Ausdruck der Aspiration [80,191]. Häufig findet sich ein inspiratorischer Stridor, vor allem beim Typ I aufgrund des Kollaps der Aryknorpel in die Glottisebene, womit nicht selten das Bild einer Laryngomalazie vorgetäuscht wird [105,191]. Der heisere Schrei und massiver Speichelfluß sind ebenfalls typisch für diese Mißbildung [181,306]. Bei Spalten der Typen III und IV besteht unmittelbar post partum ein hochgradiges Atemnotsyndrom mit Cyanose, Dyspnoe und Stridor und starkem Würgen wegen absoluter Schluckunmöglichkeit [97,134,231,286,352]. Auf der anderen Seite können die Symptome einer isolierten Larynxspalte diskret sein, sodaß erst rezidivierende Tracheobronchitiden oder Bronchopneumonien auf diese Fehlbildung aufmerksam machen. So wurden Larynxspalten erst verspätet im 4. [312], 16. [105] und 48. Lebensjahr aufgedeckt [265]. Selbst über den Ringknorpel hinausgehende laryngotracheale Spalten sind offensichtlich ohne Korrektur mit dem Leben vereinbar, wie die Beobachtung bei einem 13 jährigen relativ symptomarmen Mädchen zeigte [294].

2.1.4.4 Diagnose

Die typische Symptomatik von Atemnot mit Husten bei Kleinkindern, vor allem bei Nahrungsaufnahme, oder rezidivierende Pneumonien bei etwas größeren

Kindern muß den Verdacht auf eine LTS lenken und verlangt eine sorgfältige endoskopische Untersuchung. Die radiologische Diagnostik mit einem wasserlöslichen Kontrastmittel ist nur im positiven Fall aussagekräftig. Häufig wird sie durch die in 20 % der Fälle zusätzlich bestehende Ösophagotracheale Fistel verschleiert [228]. Ein MRT kann eine (seltene) submuköse Larynxspalte aufdecken [132]. Der Gold-Standard der Diagnostik ist die Endoskopie zunächst in Insufflationsnarkose unter Spontanatmung oder in apnoe, da hierdurch der Blick auf die Interarytaenoidregion nicht durch einen Trachealtubus verlegt wird [105,181]. Der *pathognomonische Befund,* der auf eine LTS hinweist, ist eine wulstartige, hyperplastische, „polypöse" Schleimhautformation im Bereich der hinteren Kommissur bzw. der gesamten Larynx- bzw. Tracheahinterwand. Diese Schleimhautüberschüsse der beiden Larynxhälften bzw. der Prolaps der Ösophagusschleimhaut füllen den Defekt der Hinterwand aus, verdecken die Sicht auf die Spalte und führen nicht selten zu Fehldiagnosen („Granulationspolyp") und zum Übersehen der darunter liegenden LTS. So finden sich in der Literatur zahllose Berichte über mehrfache, vergebliche, endoskopische Untersuchungen, ohne daß die der Symptomatik zugrundeliegende LTS gefunden wurde [24,102,191,205, 295,306,312,374]. Der Umkehrschluß ist sicher erlaubt: wenn nicht gezielt nach einer LTS gefahndet wird, wird sie übersehen. Folgende Manöver können bei der Suche nach einer LTS hilfreich sein: Bimanuelle Palpation der Aryknorpel mit endoskopischen Faßzangen [105], Austasten der Interarytaenoidregion mit einem rechtwinkligen Häkchen [295], Eingehen in die Glottis und Aufdehnen der Stimmbandebene mit dem Endoskopierohr [191,265], Aufladen des Larynx' mit dem Endoskopierohr [89]. Manchmal weist bei der Endoskopie in Narkose der in den Defekt nach dorsal abgewanderte Tubus auf die Spalte hin [80,336]. In jedem Fall sind auch ältere Kinder mit Apirationsattacken bzw. mit rezidivierenden Pneumonien gezielt auf das Vorliegen einer LTS abzuklären.

2.1.4.5 Therapie

Mit Ausnahme der ausgedehnten LTS (TypIII und IV), die eine sofortige Operation verlangt, sollte das Kind zunächst in einen stabilen Zustand überführt werden. Zumeist ist eine Tracheotomie zur Sicherung der Atmung und zur Bronchialtoilette indiziert. Eine sorgfältige Abklärung hinsichtlich anderer Fehlbildungen sollte sich anschließen.

Ganz wesentlich für den Erfolg einer Operation ist der Nachweis und die Therapie eines gastrooesophagealen Reflux` [181,295], der nach Meinung zahlreicher Autoren primär operativ, d.h. mit einer Fundoplikatio therapiert werden sollte [80,102,129,134,272].

Die Indikation für eine Operation der LTS richtet sich nach der klinischen Symptomatik und nach der Ausdehnung der Defektbildung: Larynxspalten des Typ I benötigen nach Ansicht mancher Autoren nicht unbedingt eine operative Therapie, da sich die Symptomatik mit dem Wachstum von selber bessere [181,267]. Die Mitteilungen über erst nach Jahren diagnostizierter

Fälle scheint diese Einstellung zu bestätigen [24,34,105,129,265,294]. Nach einer jüngeren Untersuchung ist der Typ I der LTS sogar nach der Laryngomalazie der zweithäufigste endoskopisch erhobene kongenitale Larynxbefund [295]. Diese Befunde stehen allerdings im krassen Gegensatz zu einer großen Literaturübersicht, in der der LTS Typ I eine Mortalität von 43 % bescheinigt wird [327]. Da die Mehrzahl der verzögerten Diagnosen aufgrund rezidivierender Pneumonien gestellt wurden, sind diese Patienten nicht beschwerdefrei, sodaß die klinische Symptomatik für die Operationsindikation höher einzustufen ist, als die abstrakte Dimension des Defektes. Daher weisen andere Autoren auf die Notwendigkeit einer frühzeitigen operativen Korrektur hin, die bei kleinen Spaltbildungen endoskopisch erfolgen kann [105,181, 267,272].

Der erste erfolgreiche Verschluß einer laryngotracheale Spalte wurde von Pettersson mitgeteilt [303]. Der von ihm gewählte Zugang über eine laterale Pharyngotomie fand in den folgenden Jahren zahlreiche Nachahmer [24,58,80, 102,195,205,306]. Der Nachteil dieses Zugangs ist zum einen die eingeschränkte Übersicht auf die LTS, zum anderen die Gefahr der Schädigung des N. recurrens, besonders dann, wenn sich die Spalte nach kaudal in die obere Trachea fortsetzt. Diese Gefahr wird mit dem ventralen Zugang über eine Laryngofissur, die auf Jahrsdoerfer zurückgeht, vermieden [202]. Da zusätzlich eine unbehinderte Sicht auf die Spalte in ihrer gesamten Ausdehnung möglich ist, hat sich dieses Vorgehen in den letzten Jahren durchgesetzt und bewährt [24,105,129, 181,272,312]: Nach ventraler Laryngofissur wird die in den posterioren Defekt prolabierende überschüssige Schleimhaut in der Weise gekürzt, daß zwei asymmetrische Schleimhautinzisionen resultieren, auf der eine Seite im Larynxinneren, auf der Gegenseite zum Hypopharynx (bzw. Ösophagus) gelegen (Abb. 5). Auf diese Weise erhält man zwei gegenläufige Verschiebeläppchen, sodaß die anschließende Naht nicht übereinander liegt (Abb. 5c). Nur vereinzelt wird die Einlage eines Knorpelimplantates in die dorsale Schleimhauttasche empfohlen [312,371].

Obwohl die Technik relativ einfach erscheint, ist doch hinsichtlich des weiteren Verlaufes zurückhaltender Optimismus angezeigt: auch bei sorgfältigster Präparation kommt es in einem hohen Prozentsatz zu Rezidivdefekten, unabhängig von der Art des Zuganges [97,102,105,195,374]. Selbst erfahrenste Operateure berichten über bis zu 5 Rezidive nach Verschluß einer Laryngotrachealen Spalte [105]. Wenn nicht schon im Vorfeld der Operation geschehen, muß spätestens angesichts eines Rezidivs ein gastrooesophagealer Reflux nachgewiesen und beherrscht werden, ausgehend von dessen verheerendem Einfluß auf die Larynxspaltenchirurgie [178]. Wurde ein nachgewiesener Reflux zunächst konservativ behandelt, so ist mit einer Rezidivspalte die Indikation zur Fundoplikatio gegeben. Für Rezidiveingriffe ist der anteriore Zugang über die Laryngofissur eindeutig überlegen, da die narbigen Veränderungen nach Pharyngotomie die Sicht zusätzlich beeinträchtigen und das Risiko für eine Recurrensschädigung unkalkulierbar machen.

Die *Prognose* verschlechtert sich drastisch mit zunehmender Längenausdehnung der Spaltbildung: So wurde für die LTS Typ II noch 1983 eine Mortalität

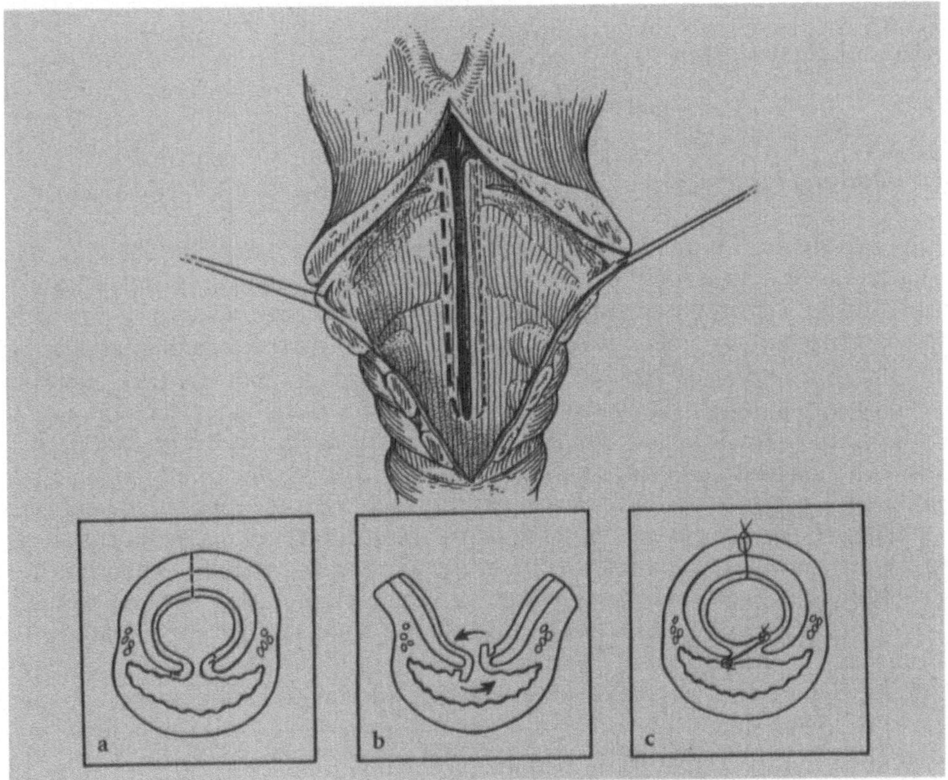

Abb. 5. Ventrale Laryngo-Tracheofissur zum Verschluß einer laryngotrachealen Spalte mit Anlage zweier opponierender Schleimhautinzisionen. **a-c** Darstellung der gegenläufigen Schleimhautverschiebeläppchen. (Aus: Holinger [181])

von 93 % angegeben, wobei 67 % der gestorbenen Kinder noch andere schwerwiegende Fehlbildungen aufwiesen [327]. Bis 1987 fanden sich in der Literatur nur 3 Überlebende mit einer LTS Typ II [178]. Noch ausgedehntere Spaltbildungen, die die gesamte Trachea und eventuell einen Hauptbronchus mit einbeziehen, galten lange Zeit als nicht lebensfähig [214,286,374]. Die erste Mitteilung über eine längere postoperative Überlebenszeit einer kompletten LTS Typ III stammt von Donahoe und Gee [92], und konnte später sogar auf erfolgreich korrigierte Spaltbildungen, die den Hauptbronchus mit einschlossen (Typ IV), ausgedehnt werden [5,352]. Die besondere Aufmerksamkeit, die diese Fallberichte auf sich ziehen, unterstreicht gleichzeitig ihre Seltenheit und ihren Ausnahmestatus: Der verzweifelte, operativ außerordentlich anspruchsvolle Versuch eine schwere, mit dem Leben nicht vereinbare Fehlbildung zu korrigieren, scheitert sehr häufig an synchronen nicht korrigierbaren Fehlbildungen. Bis zum heutigen Tag gibt es nur 8 Kinder, die diese schwere Fehlbildung nach opeartiver Korrektur länger als 20 Monate überlebten [92,97,134, 231,307,352].

2.1.5
Kongenitale Stenosen

2.1.5.1
Entwicklungsgeschichte

Eine Atresie des Larynx beruht auf einer Fehlbildung innerhalb der Embryonalperiode, d.h. innerhalb der ersten acht Gestationswochen. Da noch immer wesentliche Schritte der Ontogenese des menschlichen Larynx kontrovers gesehen werden, ist eine exakte zeitliche Zuordnung der Entwicklungsstörung für das Ausmaß einer Atresie schwierig. So wird die auf His [171] zurückgehende Trennung des Vordarmes (primitiver Laryngopharynx) in der 4. Gestationswoche durch ein cranialwärts vordringendes tracheooesophageales Septum (mit Trennung der ventralen Trachea vom dorsalen Oesophagus) in jüngeren Untersuchungen in Frage gestellt, nach der die Trennung durch eine kaudale Bewegung des respiratorischen Primordiums erfolgt [420,421]. Aufgrund dieser unterschiedlichen Auffassung wird auch die zum Verständnis der Fehlbildungen des Larynx so wichtige passagere Obliteration des embryologischen Laryngopharynx durch die lamina epithelialis kontrovers diskutiert. In Bezug zur 4. Kiemenfurche soll diese Obliteration entweder oberhalb mit Bildung der Aryknorpel [209], unterhalb mit Bildung der Subglottis [122] oder exakt in Höhe der 4. Kiemenfurche mit Bildung der Glottis entstehen [385, Übersicht bei: 167]. Das unterschiedliche Ausmaß der Larynxatresie entsteht durch mangelhafte Resorption der Lamina epithelialis während der Embryonalperiode (Abb. 6). Je nachdem zu welchem Zeitpunkt die Rekanalisation des obliterierten embryologischen Larynx sistiert, resultiert eine komplette supraglottische Atresie als schwerste Form der Fehlbildung (Typ 1) oder eine isolierte Glottisstenose (diaphragma laryngis, glottic web) als leichteste Form (Typ 3). (Abb. 6). Da nach heutiger Sicht die passagere Obliteration des embryonalen Larynx durch die Lamina epithelialis von der Glottisebene nach kranial fortschreitet [385,421], ist eine eigentliche subglottische Atresie durch unterbleibende Rekanalisation dieser Obliteration nicht denkbar. Das subglottische Lumen bleibt immer offen, wenn es auch bei sehr früher Entwicklungsstörung (Typ I Atresie) noch sehr eng ist [419]. Eine Bestätigung dieser modernen Sicht der Embryologie des Larynx und seiner Fehlbildung findet sich in der Arbeit von Holinger et al., in der histologisch hochgradig stenosierende subglottische Stenosen (bei zusätzlicher Trachealatresie) beschrieben werden, während die Glottis und die Supraglottis normal ausgebildet ist [192].

Andererseits kommen auch isolierte subglottische Stenosen und Atresien vor, denen jedoch eine anderer Mechanismus, eine Reifestörung des Ringknorpels [419] zugrunde liegen muß. Nach Fearon und Cotton [112] sind drei Varianten denkbar: Ein normal konfigurierter, jedoch zu kleiner Ringknorpel, ein normal großer Ringknorpel, dessen Lumen jedoch durch submuköse Fibrosierung obliteriert ist, und ein abnorm konfigurierter

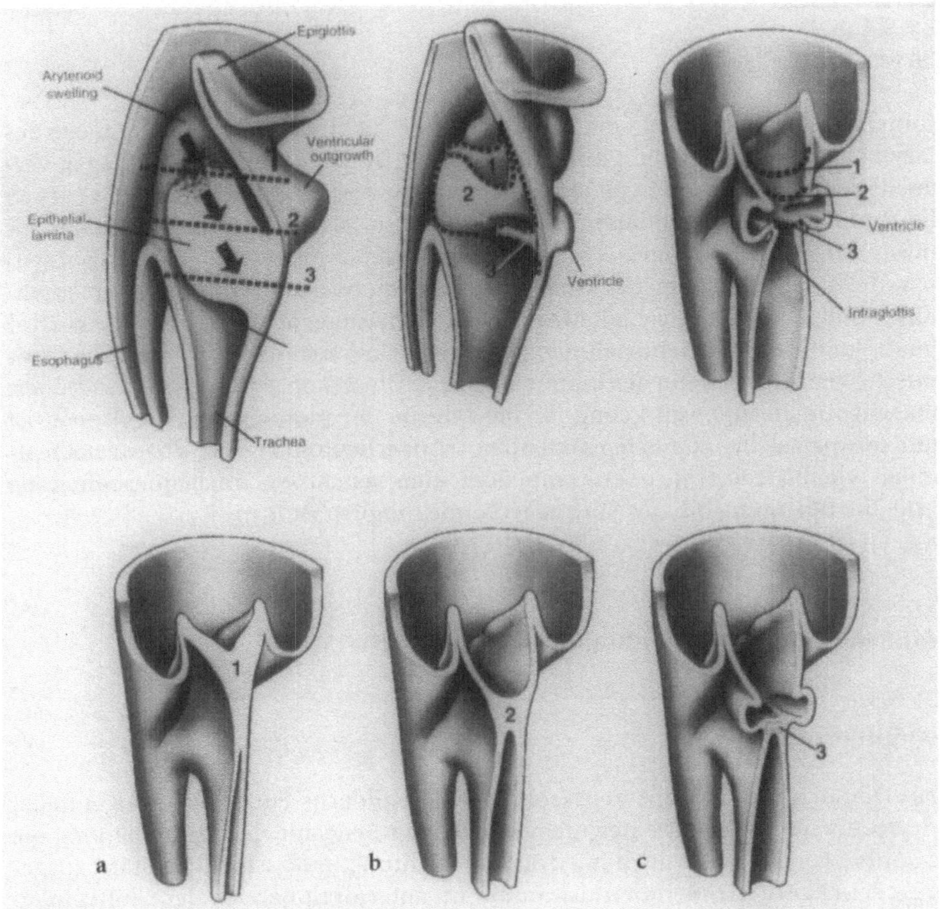

Abb. 6. Embryologische Entwicklung des Larynx zum Zeitpunkt der Resorption der Lamina epithelialis (L.E.). **a** Bei Ausbleiben der Resorption resultiert eine komplette supraglottische Atresie Typ 1. **b** Eine unvollständige Resorption der L.E. verursacht eine supraglottische Stenose Typ 2. **c** Persistierende L.E. im Glottisniveau verursacht eine Atresie Typ 3, ein Diaphragma laryngis (glottic web). Die Verbindung zwischen Supraglottis und Subglottis wird durch einen ductus pharyngoglotticus ermöglicht. Beachte, daß die Subglottis in der embryologischen Entwicklung immer apert ist und nicht durch die L.E. beeinflußt wird. (aus:Henick und Holinger [167])

Ringknorpel, wie er z. B. von Miller et al. beschrieben wurde [258]. Die submuköse Fibrosierung des Ringknorpels, die zu einer subglottischen Stenosierung führen kann, entsteht während der Ausreifung der Ringknorpelanlage, wenn das Wachstum des Ringknorpels nicht mit der raschen Proliferationsrate des embryonalen submucösen Gewebes Schritt halten kann [419].

2.1.5.2
Larynxatresie Typ 1

Komplette Larynxatresien sind mit dem Leben nicht vereinbar. Eine Stenose des Larynx ist zum einen häufig mit anderen nicht lebensfähigen Fehlbildungen vergesellschaftet [48, 193, 261, 330, 375], zum anderen verhindert der atretische Larynx die Drainage der Lungenflüssigkeiten in utero, sodaß die betroffenen Kinder zumeist unter dem Bild eines Hydrops fetalis totgeboren werden [165,240,393,394] bzw. bei sonografischem Nachweis einer fetalen tracheo-pulmonalen Überdehnung und fehlender Larynxbewegung die Schwangerschaft abgebrochen wird [208]. Nur in seltensten Ausnahmefällen ist ein Kind mit einer Larynxatresie theoretisch lebensfähig: wenn der immer angelegte Ductus pharyngoglotticus (früher: pharyngotrachealis) weit genug für die Abgabe der pulmonalen Sekretionen ist und postpartal bis zur lebensrettenden Nottracheotomie eine Überdruckbeatmung erlaubt [170,275], oder wenn über eine synchrone tracheooesophageale Fistel die Beatmung bis zur Nottracheotomie möglich ist [53,77].

2.1.5.3
Larynxatresie Typ 3: Diaphragma laryngis „glottic webs"

2.1.5.3.1
Definition

Das Diaphragma laryngis repräsentiert die mildeste Form der kongenitalen Larynxatresie in Gestalt einer membranartigen Synechie der Stimmbänder, die sowohl in vertikaler als auch horizontaler Richtung unterschiedlich stark ausgeprägt sein kann. Die Membran ist immer im anterioren Bereich der Glottis lokalisiert und begrenzt posterior mit einem konkaven Bogen das verbliebene glottische Lumen (embryonaler ductus pharyngoglotticus).

Die umfassendste Darstellung der Problematik des Diaphragma laryngis stammt von Cohen, der 51 von dieser Fehlbildung betroffene Kinder analysierte und eine Klassifikation vornahm, auf die im Folgendem Bezug genommen wird [59]:

TypI: Das Segel nimmt nur 35 % der vorderen Glottis ein. Die Stimmbänder sind durch das zarte Segel gut zu erkennen. Der Luftweg ist kaum eingeschränkt, die Stimme allenfalls etwas heiser.

TypII: Die Glottis wird durch ein Segel, das dünn oder maßig verdickt sein kann, zwischen 35 % und 50 % eingeengt. Das Segel zeigt eine angedeutete subglottische Ausdehnung. Die Stimmbänder sind innerhalb der Segelbildung noch zu erkennen. Eine nennenswerte Atmungsbehinderung besteht nicht, die Stimme ist heiser, manchmal schwach.

TypIII: Die Glottis ist zwischen 50 % und 75 % eingeengt. Das Segel ist im vorderen Bereich dick und zeigt eine deutliche subglottische Ausdehnung. Die Atmung ist mittelgradig eingeschränkt, die Stimme sehr heiser.

TypIV: 75–90 % der Glottis ist durch eine gleichbleibend dicke Platte eingeengt, die gleichfalls deutlich in den subglottischen Raum herabreicht. Die Stimmbänder sind nicht mehr erkennbar und können miteinander verschmolzen sein. Das Kind ist aphon, die Atmung hochgradig eingeschränkt. Eine Tracheotomie muß unmittelbar nach der Geburt erfolgen.

2.1.5.3.2 Therapie

Die Therapie richtet sich nach der Ausprägung des Befundes [nach: 181]:

TypI: Keine unbedingte Indikation zur Intervention. Diese Segel verlaufen häufig asymptomatisch und werden zum Teil erst später im Leben als Zufallsbefund erkannt.

TypII: Endoskopische Dilatation oder Durchtrennung des Segels nahe an der Kante eines der immer sichtbaren Stimmbänder, eventuell schrittweise zeitversetzt.

TypIII: Endoskopische Durchtrennung und Einlage eines Platzhalters oder Thyreofissur mit Platzhaltereinlage. Eine Tracheotomie sollte bei diesen Maßnahmen durchgeführt werden.

TypIV: Thyreofissur mit ventraler Erweiterung durch Rippenknorpelimplantation und anschließender Schienung mit einem endotrachealen Tubus [39].

2.1.5.4 Die subglottische (Cricoid) Stenose

2.1.5.4.1 Definition

Die kongenitale subglottische Stenose ist die zweithäufigste Ursache für Stridor bei Neugeborenen, Säuglingen und Kleinkindern [180]. Wie im Bereich der Supraglottis und der Glottis kommen auch im subglottischen Bereich alle Schweregrade vor, von vollständiger, atretischer Stenosierung bis hin zur leichten, funktionell kaum oder erst nach infektbedingter Schleimhautschwellung beeinträchtigenden Einengung [79,187,258]. Der kongenitalen, subglottische Stenose liegt ursächlich, mit wenigen Ausnahmen, eine Malformation des Ringknorpels zugrunde, der entweder in sich zu klein, aber normal konfiguriert ist, oder aber eine fehlgebildete, abnorme Form aufweist. Beide Varinaten können isoliert auftreten oder sind Teilaspekt eines Syndroms, wie z. B. des VATER Syndroms [192], des Keutel-Gabriel-Syndroms [45] oder des Larsen-Syndroms [174]. Die Fehlbildung des Ringknorpels kann auf einer konzentrischen, stenosierenden Volumenzunahme des gesamten ventralen Bogens beruhen [37,38,252], eine elliptische, längsovale Form aufweisen [188,333,372], oder eine querovale Einengung zeigen

[181]. Seltener wird eine Kranialverlagerung der ersten Trachealspange in die Subglottis mit resultierender Stenose beobachtet [372]. Die schweren Formen der Ringknorpelfehlbildung bewirken eine komplette subglottische Atresie [192,258]. Während Holinger congenitale subglottische Stenosen primär als Knorpelstenosen definiert [181], unterteilt Cotton [66] diese noch in eine membranöse und eine knorpelige Form: Die membranöse Form ist danach entweder durch vermehrtes Bindegewebe oder durch eine Hyperplasie dilatierter Schleimdrüsen ohne Entzündungszeichen verursacht [372].

2.1.5.4.2 Symptome

Hochgradige subglottische Stenosen werden unmittelbar post partum asphyktisch und sind nur überlebensfähig, wenn eine Überdruckbeatmung über eine synchrone tracheooesophageale Fistel möglich ist [192] oder eine Nottracheotomie gelingt. Da diese schweren Formen der subglottischen Stenosen pränatal mit sonographischem Nachweis dilatierter Lungen und Trachea erkannt werden können, ist es denkbar, diese Kinder zu retten: So berichten Richards et al. [317] von einem derartigen Fall, bei dem das Kind unmittelbar post partum mit noch nicht unterbundener Nabelschnur tracheotomiert werden konnte und so am Leben gehalten werden konnte.

Das vorherrschende Symptom ist der Stridor, der nahezu immer biphasisch, da fixiert, auftritt. Häufig führt ein banaler Infekt der oberen Luftwege zu einer dramatischen Verschlimmerung der Symptome, mit zusätzlichem trockenen, pseudokruppartigen Husten und Zunahme des Stridors. Da es innerhalb des ersten Lebensjahres praktisch keinen Pseudokrupp gibt, deuten diese Symptome auf die vorbestehende, bis dahin eventuell stumme, subglottische Stenose: Der subglottische Raum des reifen Neugeborenen hat einen Durchmesser von 5–7 mm. Ein entzündliches Ödem von nur 1 mm reduziert ein Lumen von ursprünglich 6 mm Durchmesser auf 44 % des ursprünglichen Querschnitts. (Abb. 7). Dieser Wechsel ist ungleich dramatischer bei vorbestehender subglottischer Einengung: Wenn in diesem Fall der subglottische Larynx einen Durchmesser von z. B. 4 mm aufweist, beträgt sein Querschnitt 12,2 mm^2. Ein entzündliches Ödem von 1 mm reduziert den subglottischen Querschnitt auf 3,1 mm^2, d.h. auf nur 25 % (!) des gesunden Wertes [182]. Eine subglottische Stenose verschärft einerseits die Symptome eines Infektes der oberen Luftwege, andererseits begünstigt sie auch die Infektanfälligkeit, sodaß rezidivierende, kruppöse Infekte bei Kleinkindern innerhalb des ersten Lebensjahres als pathognomonisch für eine subglottische Stenose gelten können.

2.1.5.4.3 Diagnose

Bei Verdacht auf eine subglottische Stenosierung kann ein Röntgenbild des Halses in zwei Ebenen den Nachweis bringen. Die endgültige Diagnose wird endoskopisch mit Einsatz starrer Optiken gestellt, entweder in Insufflationsnarkose oder in Maskenbeatmung und Apnoe. Ein Intubationversuch muß in jedem Fall unterbleiben, ehe nicht das Ausmaß der Stenose endoskopisch festgestellt wurde. Kommt das Kind mit Stridor zur Untersuchung, sollte eine Palpation oder auch nur die Berührung der Stenose mit den Optiken vermieden werden, um nicht ein zusätzliches Anschwellen der zarten Schleimhaut und damit eine Verschärfung der Symptomatik zu provozieren, die dann eine Maskenbeatmung eventuell unmöglich werden läßt. In diesen Fällen sollte die Indikation zur (passageren) Tracheotomie großzügig gestellt werden, um anschließend ungefährdet die Stenose hinsichtlich Durchmesser und kranio-kaudaler Ausdehnung ausmessen zu können.

2.1.5.4.4 Therapie

Die einzuschlagende Therapie richtet sich nach dem endoskopischen Befund, eventuell unter Zuhilfenahme des CT oder MRT. Lange Zeit galt die auf Holinger [183,187] zurückgehende Einstellung gegenüber kongenitalen subglottischen Stenosen als Richtschnur des Handelns: Danach sei eine aktive Maßnahme an der Stenose selbst nicht indiziert, da sie mit zunehmendem Alter des Kindes durch Größenwachstum des Kehlkopfes in ihrer Symptomatik zurückgedrängt wird, sich quasi „auswächst“. Es wurde eine abwartende Haltung („wait and see“), bei zunehmender Luftnot als einzige Maßnahme die Tracheotomie (in 47 % der Fälle) empfohlen [187]. Für die schwereren Formen wurde zur vorsichtigen Dilatation geraten [41,150,183,187,244]. Erst mit den Erfolgen der operativen Therapie der erworbenen subglottischen Stenosen (s.dort), änderte sich allmählich auch die Einstellung gegenüber der kongenitalen Variante der subglottischen Stenose. Dazu kommt, daß der Tracheotomie bei Kindern in der damaligen Zeit eine Mortalität zwischen 11 % [111] und 24 % [112] angelastet wurde, sodaß die häufig unumgängliche Tracheotomie nicht unproblamatisch war.

Aufgrund besserer endoskopischer, anästhesiologischer und bildgebender Techniken können wir heute feststellen: Die weitaus größte Zahl der kongenitalen subglottischen Stenosen sind Knorpelstenosen, sodaß die früher empfohlene Dilatation oder die Lasertherapie nicht erfolgversprechend sein kann [181, 183,187].

Das subglottische Lumen bei den normal konfigurierten, jedoch insgesamt zu kleinen Ringknorpeln, nimmt in der Tat mit dem Wachstum zu, verlangt jedoch initial häufig eine Tracheotomie, die nach heutiger Auffassung, wenn möglich, vermieden werden sollte. Die einzige Untersuchung über den klinischen Verlauf kongenitaler subglottischer Stenosen [324], d.h. Größenzunahme des subglottischen Raumes, erlaubt wichtige Rückschlüsse bezüglich der Therapie: 27 von 39 Kindern, d.h. 69 % (!), mußten tracheotomiert werden. Im Mittel konnte die Kanüle nach 16 Monaten entfernt werden, wobei einige Kinder die Kanüle auch 38 Monate tragen mußten. 18,5 % der Kinder konnten auch nach dieser Zeit nicht dekanuliert werden, und benötigten eine Erweiterungsoperation. 45 % der tracheotomierten Kinder mußten wiederholt und langfristig wegen stomabedingter Komplikationen stationär behandelt werden. Zwei Kinder starben, davon ein Kind aufgrund einer verstopften Trachealkanüle [324]. Diese Untersuchung unterstreicht, daß die abwartende Einstellung der früheren Jahre gegenüber kongenitalen subglottischen Stenosen heute nicht mehr zu empfehlen ist.

Bei schweren Stenosen mit zunehmendem Stridor wird heute eine aktive, chirurgische Einstellung auch gegenüber kongenitalen Stenosen empfohlen [181,277,324]. Ist eine Tracheotomie nicht zu umgehen, sollte sie nur als passagere Maßnahme bis zur endgültigen Korrektur der Stenose geplant werden.

Von den zahlreichen Methoden, die zu Therapie der erworbenen laryngotrachealen Stenosen entwickelt wurden (s.dort), werden für die kongenitalen Stenosen folgende Operationen empfohlen:

Die ventrale Ringknorpelspaltung („anterior cricoid split"). Diese Methode, die ursprünglich zur Vermeidung einer Tracheotomie bei Extubationsschwierigkeiten von Neugeborenen und Kleinkindern entwickelt wurde [81], wird auch zur Therapie der kongenitalen subglottischen Stenose empfohlen [74,91,181,291]. Das Prinzip beruht auf einer Spaltung der Stenose mit anschließender nasotrachealer Intubation mit einem altersentsprechendem Tubus für durchschnittlich 7 Tage.

Die ventrale Erweiterungsplastik mit Eigenrippentransplantat. Diese von Cotton [67] vorgeschlagene und ständig modifizierte Methode [70,73,76] wird auch in anderen großen Zentren erfolgreich bei kongenitalen Stenosen angewandt [277]. In jüngerer Zeit wird die einzeitige Variante, wie sie erstmals von Prescott vorgestellt wurde [310], für die kongenitale subglottische Stenose bevorzugt, da mit ihr häufig auch die Tracheotomie zu vermeiden ist, bzw. bei bereits bestehender Tracheotomie, diese im gleichen Eingriff mit verschlossen werden kann [75,181,341,358]. Detaillierte Beschreibung bei den erworbenen Stenosen.

Cricotracheale Resektion (CTR). Die cricotracheale Resektion mit thyro-trachealer Anastomose wurde bei Kindern erstmals von Monnier et al. [263,264] für kongenitale und erworbene subglottische Stenosen vorgestellt. Die exzellenten Resultate, die mit dieser Methode zu erzielen sind, wurden kürzlich von Stern et al. [359] und von unserer Arbeitsgruppe bestätigt [380]. Während die subglottischen Stenosen, die auf einem hypoplastischen Ringknorpel beruhen, mit allen drei hier erwähnten Methoden zu korrigieren sind, lassen sich die durch eine Cricoidfehlbildung hervorgerufenen Stenosen wahrscheinlich nicht oder nur sehr schwer mit den ersten beiden Methoden korrigieren. Hier liegt ein Vorteil der cricotrachealen Resektion: da mit dieser Technik die pathologischen subglottischen Verhältnisse komplett entfernt werden, entfallen störanfällige Rekonstruktionsmaßnahmen in vorgeschädigter oder fehlgebildeter Umgebung (Abb. 7). Die cricotracheale Resektion ist wahrscheinlich die zur Zeit beste und erfolgversprechendste Operationsmethode für die verschiedenen Varianten der subglottischen Stenosen. Auch Fehlschläge z. B. nach cricoid split sind mit der cricotrachealen Resektion gut zu beherrschen [174].

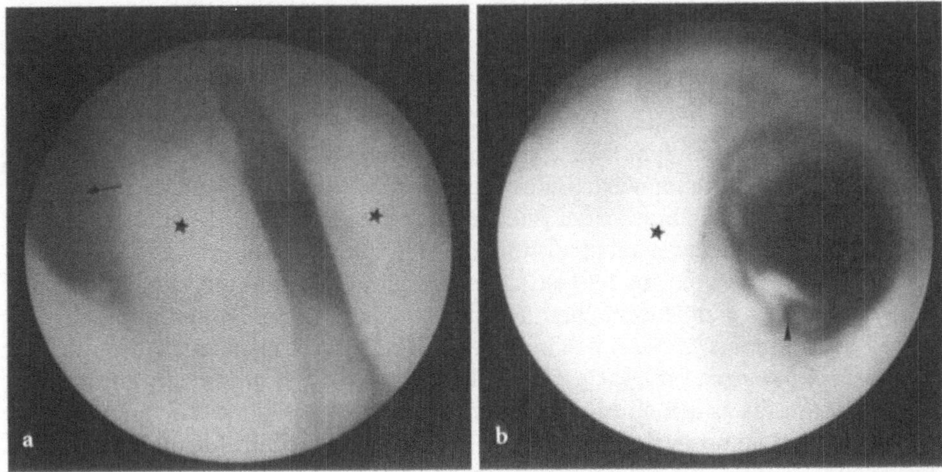

Abb. 7. Hochgradige kongenitale subglottische Stenose (T.L. 11 Wochen alter Säugling) **a** Schlitzförmiges subglottisches Restlumen bei hochgradiger konzentrischer Einengung. *Sternchen:* Stimmbänder, *Pfeil:* Sinus Morgagnii **b** postoperativer Zustand 6 Tage nach CTR. *Sternchen:* linkes Stimmband, Pfeilspitze: subglottische Anastomose.

2.1.6 Kongenitale Tumoren

2.1.6.1 Subglottisches Hämangiom

2.1.6.1.1 Definition

Hämangiome sind die häufigsten Tumoren des Kindesalters, die sich in 60 % der Fälle im Kopf-Hals-Bereich manifestieren. Im subglottischen Raum werden Hämangiome sehr selten angetroffen: sie machen nur 1,5 % aller kongenitalen laryngealen Anomalien aus, wobei Mädchen doppelt so häufig betroffen sind wie Knaben [183,273]. Histologisch liegt in über 90 % der Fälle ein kapilläres Hämangiom vor, das bevorzugt die linke Larynxseite befällt, obwohl auch dorsale oder bilaterale Hämangiome beobachtet werden [309], der vordere subglottische Raum bleibt jedoch regelmäßig ausgespart [44]. Kongenitale subglottische Hämangiome sind in 46 % bis 64 % mit anderen Hämangiomen vergesellschaftet, die sich in über 90 % als kutane Manifestationen zeigen [304,348,350].

2.1.6.1.2
Symptome

Das Kardinalsymptom subglottischer Hämangiome ist der Stridor, der vorwiegend als inspiratorisch [348] von anderen Autoren jedoch zumeist als biphasisch, [181,304,350] beschrieben wird. Charakteristisch ist die asymptomatische Neonatalperiode, sodaß sich zumeist erst nach einem Intervall von einigen Wochen eine zunehmende Atemwegsobstruktion, die sich bei Agitation und Schreien deutlich steigert, bemerkbar macht [350]. Die Intensitätsschwankung des Stridors bei Agitation wird unterschiedlichen Füllungszuständen des Hämangioms zugeschrieben. Mehr als 80 % der Kinder entwickeln die typischen Symptome bis zum 6. Lebensmonat [181,304,350], die Diagnose wird nach einer umfassenden Übersicht durchschnittlich im 3,6. Lebensmonat gestellt [348]. Wie auch bei der subglottischen Stenose, sind rezidivierende Laryngotracheitiden, unter dem Bild des Pseudokrupps, hinweisend auf ein subglottisches Hämangiom [254,309]. Allerdings sind im Gegensatz zur subglottischen Knorpelstenose die Symptome bei subglottischen Hämangiomen inkonstanter. Deren fluktuierender Charakter, der täglich oder häufiger wechseln kann, wird als hochcharakteristisch für das subglottische Hämangiom beschrieben [21].

2.1.6.1.3
Diagnose

Inspiratorischer oder biphasischer Stridor mit verzögertem Beginn innerhalb der ersten Lebensmonate ist hochgradig verdächtig auf ein subglottisches Hämangiom, insbesondere dann, wenn sich kutane Hämangiome im Kopf-Hals-Bereich nachweisen lassen. Die Diagnose kann röntgenologisch mit Nachweis einer *asymmetrischen,* subglottischen Weichteilschwellung erhärtet werden [276,363], wobei subglottischen Stenosen und ductale Zysten differentialdiagnostisch in Erwägung gezogen werden müssen [181]. Bei Verdacht auf eine extralaryngeale Ausdehnung oder multiple Manifestationen wird ein CT oder MRT empfohlen [350]. Die Diagnose wird endoskopisch gestellt: Charakteristisch ist die asymmetrische, subglottische Lumeneinengung, die durch intakte Schleimhaut rötlich bis bläulich durchschimmert und kompressibel ist. Die Stenosierung beginnt häufig direkt unterhalb eines Stimmbandes und setzt sich unterschiedlich weit in den subglottischen Raum, manchmal bis in die zervikale Trachea fort. Der Befund ist so charakteristisch, daß eine zusätzliche histologische Sicherung im Allgemeinen nicht für notwendig erachtet wird [175,181,304,350]. Andererseits ist bei unklarem Befund auch aus einem subglottische Hämangiom gefahrlos eine Probeexcision zu entnehmen: Nur nach 2 von 82 Probeexcisionen (0,6 %) aus subglottischen Hämangiomen entwickelte sich eine nennenswerte Blutung, die jeweils ohne Probleme konservativ beherrscht wurde [348].

2.1.6.1.4 Therapie

Das Charakteristikum infantiler *kutaner* Hämangiome ist ihr phasenhafter Verlauf: Nach rasantem Wachstum während der ersten Lebensmonate erreicht die Proliferationsphase mit 6 bis 10 Monaten ein Plateau, um dann in eine langsame Involutionsphase überzugehen, die 5 bis 12 Jahre in Anspruch nehmen kann [119,139,407]. Ein ähnliches Verhalten zeigen auch kongenitale subglottische Hämangiome, obwohl über deren zeitlichen Verlauf keine exakten Daten zu erhalten sind, da sie aufgrund ihrer Lokalisation zu teilweise lebensbedrohlichen Atemnotsymptomen führen und zu frühzeitigem Eingreifen zwingen. Einen Einblick in die Dynamik subglottischer Hämangiome erlauben die Arbeiten von Feuerstein [115] sowie Sebastian und Kleinsasser [339], die über die Tracheotomie als einzige Maßnahme zur Sicherung der Atmung berichten, ohne das Hämangiom selbst zu tangieren. Die Kinder konnten durchschnittlich mit 30,5 Monaten [115] bzw. 17 Monaten [339] dekanüliert werden. Nach dieser Zeit war zwar die normale Atmung wieder möglich, sie ist jedoch nicht gleichzusetzen mit einer vollkommenen Involution des Hämangioms. Tracheotomierte Kleinkinder sind durch das Stoma einer potentiellen Lebensgefahr ausgesetzt: So berichten Shikani et al. [348] in einer zusammenfassenden Darstellung von insgesamt 323 subglottischen Hämangiomen über 32 Kinder, deren Therapie ausschließlich in einer Tracheotomie bestand. Von diesen starben 14 (44 %!) an einer der Tracheotomie angelasteten Komplikation. Wenn auch heute die Mortalität tracheotomierter Kinder deutlich geringer ist – sie liegt nach jüngeren Zusammenstellungen zwischen 11 % [334] und 1,8 % [221] – so verbleibt doch eine Gefährdung der Kinder und eine große Belastung für die Familie, sodaß eine (Langzeit-)Tracheotomie als alleinige Therapie abgelehnt werden muß. Aus dem gleichen Grund sollte, sobald eine Tracheotomie unumgänglich wird, eine aggressive Therapie eingeschlagen werden, um die Zeit der Tracheotomie möglichst kurz zu halten [309]. Die Notwendigkeit für ein aktives Vorgehen bei subglottischen Hämangiomen ergibt sich aus der Mortalitätsrate für unbehandelte Fälle von 30 % bis 70 % [44,348].

Die externe Bestrahlung subglottischer Hämangiome wurde in den 80er Jahren aufgrund der Gefahr einer Strahleninduktion von malignen Kopf-Hals- Tumoren, vor allem von Schilddrüsenkarzinomen, aufgegeben. Nur vereinzeilt wird eine Telekobaltbestrahlung, allerdings für sehr ausgedehnte Hämangiome, auch heute noch empfohlen [100].

Die intratumorale Bestrahlung mit radioaktiven Gold-seeds hat sich, obwohl über Erfolge berichtet wurde [29,30], nicht durchgesetzt, wahrscheinlich aufgrund der nicht kalkulierbaren Spätschäden für Larynx und Halsorgane.

Die Kryochirurgie wird nach zunächst erfolgversprechenden Mitteilungen [206,211], inzwischen aufgrund der Entwicklung subglottischer Stenosen zurückhaltend beurteilt bzw.abgelehnt [309,348].

Die Systemische Kortisontherapie wird unter der Vorstellung einer Hemmung der Angiogenese während der Proliferationsphase appliziert [388]. Im Gegensatz zu den bemerkenswerten Resultaten bei kutanen Hämangiomen [212,418] wird die Effektivität dieser Therapie in der Behandlung subglottischer Hämangiome uneinheitlich beurteilt: Während einige Autoren über Erfolge berichten [62,224], sahen andere Autoren keine eindeutige Rückbildung des Hämangioms durch die Kortisontherapie allein [30,276,304,342]. Dazu kommen aufgrund der notwendigen Langzeittherapie unerwünschte Nebenwirkungen, wie Cushing-ähnliche Veränderungen, Wachstumsretardierung und Infektanfälligkeiten [157,350]. Die Evaluation einer Kortisontherapie ist insofern schwierig, als sie häufig in Kombination mit anderen Maßnahmen (Laser Therapie, Tracheotomie) erfolgt und da die Langzeittherapie mit Kortison auch in die spontane Involutionsphase des Hämangioms fallen könnte, sodaß eine Reduktion derTracheotomiefrequenz durch eine Kortisontherapie nicht erkennbar ist [126]. Möglicherweise hilft die systemische Kortisontherapie nur bei kleinen Hämangiomen mit fluktuierender Symptomatik sowie bei inflammatorischen Schwellungen im Rahmen akuter respiratorischer Infekte [342].

Intratumorale Kortisontherapie. Eine sehr interessante Alternative zu systemischen Kortisontherapie ist die von Meeuwis et al. vorgestellte intraläsionale Kortisonapplikation [254]: Nachdem 20-40 mg Methylprednisolon in den Tumor injiziert werden, wird der Patient intubiert für 3 bis 10 Tage auf der Intensivstation beobachtet. Alle 6 so behandelten Patienten waren am Ende der Therapie symptomfrei: 3 Patienten nach einer Injektion, 2 Patienten nach 3 und ein Patient nach 5 Injektionen. Erwähnenswert ist, daß drei der Patienten Therapieversager einer hochdosierten systemischen Kortisontherapie waren, und ferner, daß kein Kind tracheotomiert zu werden brauchte. Diese bemerkenswerten Ergebnisse wurden kürzlich anhand eines größeren Patientenkollektivs aus der gleichen Klinik bestätigt [175].

Lasertherapie. Seit Healy über erste gute Ergebnisse mit dem CO_2-Laser berichtete [161], hat sich die Laserchirurgie zu der wahrscheinlich am häufigsten angewandten Therapieform entwickelt [162,181,260,318,350]. Aus der Klinik mit der größten laserchirurgischen Erfahrung in der Therapie kindlicher subglottischer Hämangiome mußten in 43 % der Fälle zwei laserchirurgische Eingriffe, in 24 % mehr als drei Sitzungen erfolgen [350]. 25 % der Kinder mußten tracheotomiert werden, 10 % kamen bereits tracheotomiert zur Laserbehandlung, bei allen konnte das Tracheostoma nach durchschnittlich 22,7 Monaten wieder verschlossen werden. Eine systemische Kortisontherapie wurde zusätzlich bei 80 % der Patienten durchgeführt [350].

Wenn der Laser auch einfach zu handhaben ist, so ist sein Einsatz in der Therapie subglottischer Hämangiome nicht ohne Komplikationen: Selbst in erfahrensten Händen entwickelten sich in 20 % der Fälle subglottische Stenosen, von denen die Hälfte eine laryngotracheale Rekonstruktion mit Rippenknorpel benötigten. Auf diese Gefahr haben auch Cotton und Tewfik [82] hingewiesen und vor unkritischem Einsatz gewarnt: Nach ihrer Meinung sind laserinduzierte subglottische Stenosen vor allem bei den Hämangiomen zu erwarten, die eine Ausdehnung in die zervikale Trachea erkennen lassen, oder das innere Perichondrium involvieren. Ferner sind bilaterale Hämangiome und ausgedehnte Befunde mit Befall einer Seite und der Hinterwand schrittweise in mehreren zeitlichen Intervallen zu therapieren, um eine subglottische Stenosierung zu vermeiden [260,309]

Die Resektion über die Laryngofissur. Mulder und van den Brock leiteten aufgrund der Fortschritte der pädiatrischen Intensivmedizin die Renaissance einer Resektion des subglottischen Hämangioms über eine Laryngofissur erstmals ein, die auf Sharp zurückgeht [269,346]. Wegen der bekannten Risiken, denen tracheotomierte Kleinkinder ausgesetzt sind, sowie der Tatsache, daß eine Tracheotomie weder mit der systemischen Kortisontherapie noch mit der Lasertherapie vorhersehbar zu vermeiden ist, hat diese Methode in jüngster Zeit wieder zahlreiche Fürsprecher gefunden [126,128,304,342]. Aufgrund der guten Resektionsergebnisse sollte diese Methode primär angewandt werden [126], da sich auch ausgedehnte Hämangiome unter Erhalt der Schleimhaut ausschälen lassen. Dies sei nach vorheriger laserchirurgischer Zerstörung der Schleimhaut ungleich schwieriger. Mit einer postoperativen Intubation für 5 Tage sei eine Tracheotomie fast immer zu umgehen [126].

In der Vergangenheit scheute man sich, eine invasive Methode bei einem gutartigen Tumor anzuwenden, der sich zudem in der Regel spontan zurückbildet. Zum anderen bestanden Bedenken wegen der Gefahr einer subglottischen Stenosierung. Es sollte jedoch dieses denkbare Risiko gegenüber der bereits erwiesenen Inzidenz von 20 % subglottischer Stenosen nach laserchirurgischen Resektionen subglottischer Hämangiome in Rechnung gestellt werden [82,342]. Dazu kommt, daß auch in der Hand erfahrenster Laserchirugen in 35 % der Fälle eine Tracheotomie nicht zu umgehen ist [342], mit der Resektion aber nach bisherigen Mitteilungen vermieden werden kann bzw. eine bereits bestehende Tracheotomie im gleichen Eingriff verschlossen werden kann [126,128,304,342].

Einen relativ neuen therapeutischen Ansatz stellt die *Interferontherapie* dar. Die ersten Erfahrungen wurden bei ausgedehnten, lebensbedrohlichen Hämangiomen bei 20 Säuglingen und Kleinkindern von Ezekowitz et al. mitgeteilt [107]: Nach 8 Monaten zeigten die zuvor gegenüber systemischer Kortisontherapie resistenten Hämangiome eine Schrumpfung um wenigstens 50 %. Die einzige Arbeit, die Interferon für die Therapie subglottischer Hämangiome zum Inhalt hat, stammt von Ohlms et al. [287]: 15 Kinder, die zuvor nicht auf eine Lasertherapie und/oder eine systemische Kortisonbehandlung ansprachen, wurden behandelt. Die zu Therapiebeginn noch nicht tracheotomierten Kinder (8 von 15) mußten auch während der Therapie nicht tracheotomiert werden, von den 7 zuvor tracheotomierten Kindern konnten 6 nach Abschluß der Behandlung mit einem durchschnittlichen Lebensalter von 25 Monaten dekanüliert werden.

Da noch zu wenig Erfahrung mit der Interferontherapie speziell für subglottische Hämangiome zur Verfügung steht, ist ein endgültiges Urteil noch nicht möglich.

2.1.6.2 Das Lymphangiom

Lymphangiome sind kongenitale Tumoren des lymphatischen Systems, die in 40 % der Fälle bereits bei Neugeborenen und in 75 %–90 % der Fälle am Ende des zweiten Lebensjahres symptomatisch werden [140]. Im Gegensatz zu Hämangiomen, zeigen Lymphangiome keine Involution, sodaß die Chirurgie die einzige Therapie darstellt. Aufgrund des diffusen infiltrierenden Wachstums ist eine vollständige Resektion in der Regel nicht möglich [137,321]. Lymphangiome des Larynx stellen fast ausschließlich eine zusätzliche Manifestation eines primär ausgedehnten Angioms des Halses dar, sodaß eine detailierte Beschäftigung mit diesem Thema den Rahmen dieses Referates sprengen würde. In der Literatur existieren nur drei Arbeiten, die einen isolierten Larynxbefund beschreiben [185,293,328]. Für die intensivere Beschäftigung mit dieser Thematik sei auf eine ausführliche, zusammenfassende Darstellung von 160 cystischen Hygromen des Halses hingewiesen [61].

2.1.6.3 Das Larynxhamartom

Hamartome des Larynx gehören zu den ausgesprochen Seltenheiten: In der englischsprachigen Literatur finden sich seit der Erstbeschreibung durch Zapf et al. [417] bisher insgesamt nur sieben Veröffentlichungen über 9 Fälle dieser seltenen kongenitalen Fehlbildung [15,57,118,229,297,398,417]. Die Symptomatik ist unspezifisch: Stridor und Schluckstörungen deuten auf eine Verlegung der oberen Luftwege hin. Die Diagnose wird endoskopisch durch die Probeexzision gestellt. Bei zwei Kindern mußte eine partielle Laryngektomie durchgeführt werden, die übrigen Hamartome konnten endoskopisch, laserchirurgisch reseziert werden [398].

2.2 Erworbene Veränderungen des kindlichen Larynx

2.2.1 Die subglottischen Stenosen (SGS)

2.2.1.1 Definition

Subglottische Stenosen sind die zweithäufigste Ursache für Stridor und Atemwegsobstruktionen des Neugeborenen- und Kleinkindesalters [180] und stellen die häufigste Indikation für eine Tracheotomie bei Kindern innerhalb des ersten Lebensjahres dar [372]. Während laryngotracheale Stenosen bis zur Mitte der 60er Jahre vorwiegend als kongenitale Stenosen angetroffen wurden [180,187], tritt diese Form inzwischen gegenüber der erworbenen subglottischen laryngotrachealen Stenose weit in den Hintergrund. Dies ist eine direkte Folge der neonatologischen Intensivmedizin mit Langzeitbeatmung von Frühgeborenen immer leichteren Geburtsgewichtes sowie immer jüngeren Gestationsalters. In über 90 % der Fälle ist das Intubationstrauma verantwortlich für die Entwicklung einer subglottischen laryngotrachealen Stenose [70,112], sodaß man dieses Krankheitsbild als Tribut an die Erfolge der pädiatrischen Intensivmedizin auffassen kann.

2.2.1.2
Ätiologie und Pathogenese

Die subglottische Stenose ist die schwerste Form eines Intubationstraumas. Zu Beginn jedes Intubationstraumas steht eine Schleimhautverletzung, die eintritt, wenn der Druck des Tubus' größer ist, als der Kapillardruck der Schleimhaut mit resultierender Ischiämie, gefolgt von Ödem und Ulzeration [404]. Der Druck des Tubus wird vorwiegend auf drei Regionen des posterioren Larynx ausgeübt: erstens auf die innere Fläche der Aryknorpel, die Cricoarytaenoidgelenke und die Processus vocales, zweitens auf die Interarytaenoidregion und drittens auf den subglottischen Raum, besonders die dorsale Lamina des Cricoids [404]. Benjamin dokumentierte in einer umfassenden Studie den stadienhaften Verlauf von Intubationsschäden endoskopisch und klassifizierte dabei verschiedene Entwicklungsmöglichkeiten [28] (Abb. 8a,b)

Bleibt die Verletzung auf die *Schleimhaut* beschränkt (Abb. 8a) so entwickelt sich als reparative Maßnahme zungenförmiges *Granulationsgewebe,* das immer vom proc. vocalis seinen Ausgang nimmt und den Tubus regelrecht umfließen kann (A). Wenn diese Granulationszungen nach der Extubation nicht ausheilen, können sie sich entweder zu einem Intubationsgranulom entwickeln (B), oder – bei inkompletter Abheilung – ein kleines fibröses Knötchen auf dem proc.vocalis bilden (C). Manchmal bilden sich Adhäsionen zwischen den dorsalen Granulationszungen, die nach der Extubation zu interarytaenoiden Adhäsionen, d.h. zu einem fibrösen Band werden können (D). Wird ein tieferer Schaden gesetzt, der neben der Schleimhaut auch das *Perichondrium* verletzt, so entwickeln sich *Ulzerationen,* mit schwerwiegenderen Folgen, die in Abb. 8b dargestellt sind: Entweder es entstehen Ulkusrinnen an der Innenseite des Aryknorpels und des cricoarytaenoid Gelenkes (a), die später als furchenartige Vertiefungen (in cranio-caudaler Richtung) im Bereich des proc. vocalis abheilen oder zu einer Fixierung des Cricoarytaenoidgelenkes führen können (b). Wirkt der Tubusdruck besonders stark in der posterioren Glottisregion, entwickeln sich hier nach Perichondriumverletzung ringförmige Ulzerationen (c), die im weiteren Verlauf zu Granulationspolstern in der posterioren Glottis führen (d) und nach narbigem Umbau zu einer kompletten Fixierung der Aryknorpel unter dem Bild einer narbigen posterioren Glottisstenose ausheilen können (e). Eine Ulzeration des Ringknorpelperichondriums (Arcus oder dor-

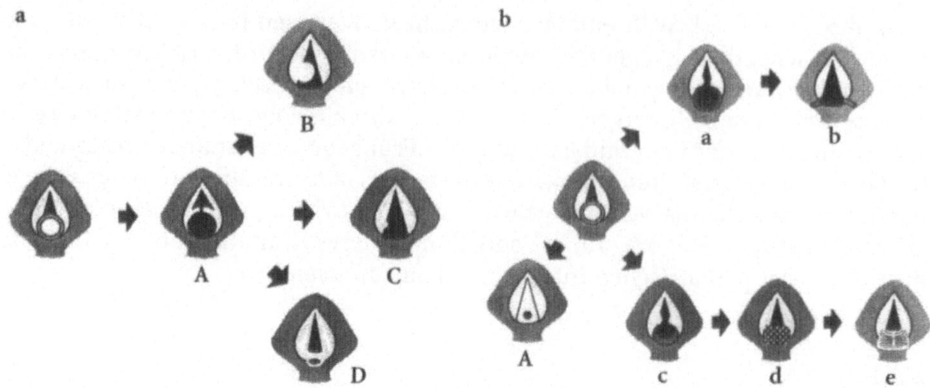

Abb. 8. Unterschiedliche Folgen eines Intubationsschadens. **a** Bei auf die Schleimhaut beschränktem Intubationstrauma. **b** Nach schwerem Intubationstrauma mit Verletzung des Perichondriums Erläuterungen s.Text. (Nach Benjamin [28])

sale Lamina) kann zur Entwicklung einer subglottischen Stenose führen (A), die durch zwei Faktoren begünstigt wird: zum einen stellt der Rinknorpel die engste Stelle der oberen Luftwege dar, zum anderen ist es der einzige Ort, an dem der Luftweg allseits von Knorpel umgeben ist: druckinduzierte Schleimhautödeme können sich nur in eine Richtung, nach innen, ausdehnen und erhöhen dadurch den Druck, der auf die Schleimhaut ausgeübt wird.

Ein Intubationstrauma kann also zu einer Vielzahl unterschiedlicher bleibender Schäden im Kehlkopf führen, von denen die subglottische Stenose die morphologisch schwerste, und für das betroffene Kind die bedrohlichste Form darstellt.

Obwohl das Intubationstrauma für über 90 % der subglottischen Stenosen verantwortlich ist, sind die pathogenetischen Mechanismen, die zu dieser katastrophalen Entwicklung führen, noch nicht verstanden: Anhand pathohistologischer Untersuchungen an Autopsiepräparaten konnte nachgewiesen werden, daß mit der Intubation nahezu *regelmäßig* eine akute Schädigung resultiert, die zu einem subglottischen Schleimhautuntergang von bis zu 100 % führen kann [143]. Aber schon nach wenigen Tagen setzt eine Re-Epithelisierung ein, die in der Regel nach 30 Tagen – *trotz des in situ befindlichen Endotrachealtubus'* – abgeschlossen ist, und auch direkt vom Knorpelgewebe ausgehen kann [142,143]. Diese Untersuchungen erklären, warum von den zahlreichen langzeitbeatmeten Kindern die *Mehrzahl keine* subglottische Stenose entwickeln. Die Ausbildung einer subglottischen Stenose, deren Inzidenz zwischen 1,5 % [86,152] und 9 % [109,347], in Übersichtsartikeln zwischen 4 und 8,5 % [76] angegeben wird, könnte durch Prozesse begünstigt werden, die die Re-Epithelisierung behindern, wie z. B. Infektionen, gastrooesophagealer Reflux mit Aspiration oder wiederholte Traumatisierung [143].

Von den prädisponierenden Faktoren für die Entwicklung einer subglottischen Stenose werden die Intubationsdauer und die Tubusgröße regelmäßig als die wichtigsten genannt [28].

Dauer der Intubation: Es gibt keine festen Richtwerte für die tolerable Dauer einer endotrachealen Intubation. Generell können Kinder länger ohne Gefahr eines Intubationsschadens endotracheal beatmet werden als Erwachsenene. Der unreifere, flüssigkeitsreichere Knorpel von Kleinkindern soll sich flexibel dem Druck des Tubus anpassen [154,155], sodaß bei guter Tubuspflege praktisch kein zeitliches Limit für eine endotracheale Intubation besteht [28]. Ein signifikanter Anstieg von subglottischen Stenosen fand sich nach einer Intubationsdauer von über 50 Tagen [86]. Andererseits werden schwere Intubationsschäden bei Neugeborenen schon nach einer Woche beschrieben [230], sodaß Cotton die Kausalitätskette umkehrt: Ein *frühes* subglottisches Intubationstrauma führe zu Extubationsschwierigkeiten, die unweigerlich eine längere Intubationsdauer nach sich ziehe und dann zur Stenose führe [66].

Tubusgröße: Der zu große endotracheale Tubus ist nach Contencin und Narcy [63] der wesentliche Risikofaktor für die Entwicklung einer subglottischen Stenose. Daher sollte der kleinste Tubus gewählt werden, der die Beatmung mit einem gerade noch vertretbaren, hörbaren Luftleck bei einem inspiratorischem Beatmungsdruck von 20 cm H_2O erlaubt [181]. Die theoretische Auswahl der Tubusgröße nach Alters- und Gewichtstabellen ist nicht korrekt, da ein altersentsprechender Tubus für einen kongenital kleinen Larynx zu groß ist, sodaß wahrscheinlich zahlreiche erworbene subglottische Stenosen auf ein Intubationstrauma eines kongenital kleinen Larynx zurückzuführen sind [266].

Neben Intubationsdauer und Tubusgröße werden andere Faktoren für die SGS angeschuldigt: Wiederholte Intubationen [86,347], ein Geburtsgewicht von weniger als 1500g [86], die Intubationsart oro- bzw. nasotracheal [156] sowie ein gastrooesophagealer Reflux [145,204,223]. Die zahlreichen Denkmodelle unterstreichen, daß die Entwicklung einer SGS ein multifaktoriell bedingtes Geschehen ist und daß wir im Augenblick noch keinen grundlegenden Mechanismus dingfest machen können. Retrospektive Analysen sind aufgrund zu vieler unterschiedlicher Daten (Alter und Gewicht der Patienten, Grunderkrankungen, Intubationsdauer, bzw. -zeitpunkt, Tubusgröße) nur schwer miteinander zu vergleichen. Auch in einer prospekiven Untersuchung [151] konnten keine definitive Faktoren für die Entwicklung einer SGS erarbeitet werden. Diese Autoren glauben eher, daß die zunehmende Häufigkeit erworbener subglottischer Stenosen Ausdruck der heute möglichen Behandlung immer kleinere Kinder immer jüngeren Gestationsalters ist. Die „angeschuldigten“ Faktoren korrelieren demnach mehr mit der anatomischen und physiologischen Unreife der Kinder, als mit der direkten Verursachung einer subglottischen Stenose [151].

2.2.1.3
Symptome

Das Kardinalsymptom der erworbenen subglottischen Stenose ist, wie auch bei der kongenitalen Variante, der Stridor. Im Gegensatz zur kongenitalen Stenose, die im Allgemeinen unmittelbar nach der Geburt symptomatisch wird, verlangt die erworbene Stenose ein adäquates Trauma, d.h. eine Intubation in der Vorgeschichte. Der Stridor kann unmittelbar nach der Extubation in Erscheinung treten, fällt aber zumeist erst 1 bis 4 Wochen nach dem Trauma auf [66], manchmal werden auch protrahierte Verläufe mit einer Latenz bis zu 8 Monaten beschrieben [81]. Stridor in körperlicher Ruhe wird erst bei mittelgradigen subglottischen Stenosierungen von ca. 70 % des Lumens beobachtet, bei höhergradigen Einengungen treten supraclaviculäre und intercostale inspiratorische Einziehungen hinzu. Die Symptomatik verschärft sich bereits bei geringergradigen Formen der Stenosen, wenn zusätzlich andere, den Gasaustausch negativ beeinflussende Faktoren hinzukommen, wie z. B. die bronchopulmonale Dysplasie, cardiovaskuläre Malformationen, Trachealstenosen u.a. Kinder mit nennenswerter Behinderungen der Atmung zeigen generell Ernährungs- und Gedeihstörungen, da sie sich bei der Nahrungsaufnahme schnell erschöpfen.

2.2.1.4
Diagnose und Klassifikation

Besteht aufgrund der Anamnese und der klinischen Befunde der Verdacht auf eine subglottische Stenose muß mit einer endoskopischen Untersuchung diesem Verdacht nachgegangen werden und, bei Bestätigung einer Stenose, eine exakte Dokumentation bezüglich Ausdehnung und Schweregrad erfolgen.

Ehe der endolaryngeale Befund bekannt ist, d.h. bei jeder Erstuntersuchung, muß mit dem Anästhesisten, solange das Kind nicht schon tracheotomiert ist, eine Endoskopie *ohne Intubation* abgesprochen werden, entweder als Inhalationsnarkose mit Spontanatmung, oder als Maskennarkose mit Endoskopie in Apnoe.

Für die Planung der Operation ist eine exakte Bestimmung der Stenose in transversaler und longitudinaler Ausdehnung mit Hilfe der starren 0°-Optik wichtig: Hierbei ist neben der Form der Stenose (anterior, posterior oder zirkulär) vor allem die kranio-kaudale Ausdehnung sowie das punktum maximum der Stenose von Bedeutung. Die engste Stelle des Larynx', das Cricoid, hat bei reifen Neugeborenen einen subglottischen Durchmesser von 5-7 mm, bei Frühgeboren von ca 3,5 mm. Ein subglottischer Durchmesser von 4 mm bei einem reifen Neugeborenen gilt schon als Stenosierung [66]. Die maximale Einengung des subglottischen Raumes wird als Prozentwert im Vergleich zu der normalen Weite vom Operateur geschätzt. Diese, von Cotton vorgeschlagene und generell akzeptierte Klassifizierung [69,71], hat sich in den vergangenen Jahren sehr bewährt. Danach werden die subglottischen laryngotrachealen Stenosen in 4 Grade eingeteilt: Grad I = Stenose von 0–70 %; Grad II = Stenose von 70–90 %, Grad

III= Stenose von 90–99 % und Grad IV= kein erkennbares Lumen. Um nicht auf die subjektive Einschätzung der Stenose vertrauen zu müssen, wurde diese Klassifizierung von Cotton´s Arbeitsgruppe 1994 durch ein objektiveres Meßsystem ersetzt [274]: Hierbei wird die Stenose mit standardisierten Endotrachealtuben intubiert. Die Größe des ideal passenden Tubus' wird mit der altersentsprechenden Tubusgröße verglichen (Abb. 9a,b). Dieser Vergleich erlaubt die Bestimmung der prozentualen Obstruktion, die in der neuen Klassifikation ebenfalls in 4 Schweregrade unterteilt ist: Grad I = 0–50 %, Grad II = 51–70 %, Grad III = 71–99 % Obstruktion, Grad IV = kein erkennbares Lumen [274].

Patient Age		ID 2.0	ID 2.5	ID 3.0	ID 3.5	ID 4.0	ID 4.5	ID 5.0	ID 5.5	ID 6.0
Premature		40								
		58	30		no obstruction					
0-3/12		68	48	26						
3/12-9/12	No Detectable Lumen	75	59	41	22					
9/12-2		80	67	53	38	20				
2		84	74	62	50	35	19			
4		86	78	68	57	45	32	17		
6		89	81	73	64	54	43	30	16	
	Grade IV	Grade III			Grade II		Grade I			

a

b

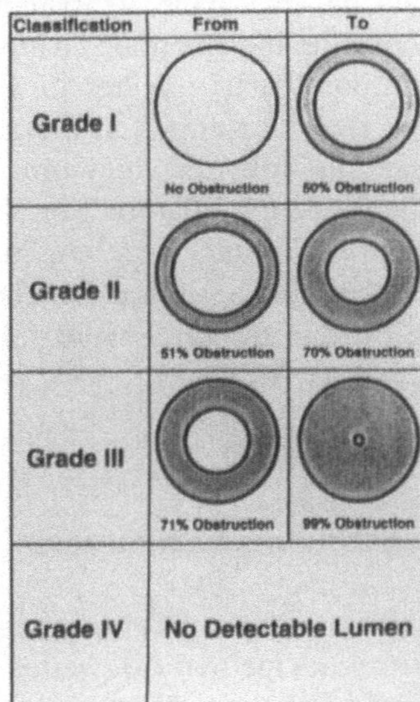

Abb. 9. a Klassifizierung subglottischer Stenosen. Die Größe des gerade die Stenose passierende endotrachealen Tubus' wird mit der des altersentsprechenden Tubus verglichen. Für einen 3 Monate alten Säugling z. B. ist ein Innendurchmesser von 3,5 mm altersentsprechend, erlaubt die Stenose nur einen Tubus von 2,0 mm Innendurchmesser, liegt eine Stenose Grad II vor, d.h. 70 % Obstruktion. **b** Grading der Stenosen: die prozentuale Obstruktion wird durch Vergleich der tatsächlichen Tubusgröße mit der altersentsprechenden Größe ermittelt. (Aus: Myer et al. [274])

2.2.1.5
Therapie

2.2.1.5.1
Allgemeine Vorbemerkungen

Die Therapie der erworbenen, subglottischen Stenose (SGS) stellt eine Herausforderung für jeden mit dieser Problematik beschäftigten Chirurgen dar. Die starke Behinderung der Kinder, die eingreifenden Maßnahmen sowie die häufigen Fehlschläge mit der Konsequenz von Zweit- und Dritteingriffen verlangt viel Geduld, nicht nur von Seiten des Operateurs, sondern im Besonderen auch von Seiten der Eltern der betroffenen Kinder.

Die erworbene SGS verlangt ein frühzeitiges chirurgisches Vorgehen aus folgenden Gründen: Erstens ist eine abwartende Haltung nicht gerechtfertigt, da eine „Spontanheilung" durch Wachstum bei Narbenstenosen nicht denkbar ist. Zweitens sind die zu 97 % tracheotomierten Kinder [67] als Kanülenkinder hochgradig in ihrer körperlichen, sprachlichen und psycho-sozialen Entwicklung beeinträchtigt. Zum Dritten stellt das Tracheostoma per se einen potentiell lebensbedrohlichen Zustand für die betroffenen Kinder dar, eine Gefahr, die um so größer ist, je jünger die Kinder sind und je hochgradiger die Stenose oberhalb des Stomas ist [227,349].

Obwohl Rethi bereits 1956 erfolgreich die Laryngofissur mit Laminotomie und anschließender Platzhaltereinlage zur Therapie von Narbenstenosen des Erwachsenen vorstellte [316], scheute man sich lange derart eingreifende Maßnahmen am kindlichen Kehlkopf vorzunehmen, vor allem in der Sorge hierdurch dessen Wachstum und Entwicklung maßgeblich zu stören. Erst die Pionierarbeiten von Fearon und Cotton, mit denen gezeigt wurde, daß nach ventraler Larynxspaltung mit Rippenknorpelimplantation eine für die normale Atmung ausreichende Weite erzielt werden konnte, ohne das Wachstum des kindlichen Kehlkopfes negativ zu beeinflussen, brachte den Durchbruch [67,112]. Es ist der Verdienst Cottons und seiner Schule, mit der laryngotrachealen Rekonstruktion durch ventrales Rippenknorpelimplantat der Therapie der kindlichen SGS einen zukunftsweisenden Impuls gegeben zu haben und in den folgenden zwei Jahrzehnten systematisch Indikation, Zeitpunkt und operative Strategie dieses schweren Krankheitsbildes weiterentwickelt und modifiziert zu haben [67,69,70, 72,73,74,76].

2.2.1.5.2
Endoskopische Methoden

Eine *Bougierung* kann erfolgreich sein [51,155], ein bleibender Erfolg wird jedoch im Allgemeinen bezweifelt [69,83,113,277]. Die Methode der Wahl für eine endoskopische Therapie ist der *Laser*, der vor allem für das frühe Intubationstrauma mit frischem Granulationsgewebe geeignet ist [66,159]. Die laserchirurgische Therapie ausgedehnterer subglottischer Stenosen ist zwar durchführbar [345, 389,400,405], wird aber von den meisten Zentren abgelehnt [66,227,277]. Aus der Feder erfahrener Laserchirurgen [353] werden als *Kontraindikationen* für eine endoskopische Lasertherapie folgende Befunde genannt: Die zirkuläre Stenose, eine Längenausdehnung der Stenose von mehr als einem Zentimeter, eine signifikante posteriore Stenose, die Tracheomalazie und ein fehlendes knorpeliges Stützgerüst. Der Einsatz des Lasers muß generell auch im Hinblick auf die Induktion subglottischer Stenosen nach laserchirurgischer Therapie anderer Befunde (s.subglottisches Hämangiom) mit äußerster Zurückhaltung bewertet werden [82,350].

2.2.1.5.3 Die Erweiterungsoperationen

Die offene, operative Korrektur ist bei den meisten Stenosen II. Grades und bei allen höhergradigen subglottischen Stenosen indiziert, mit dem Ziel das Tracheostoma so früh wie möglich zu schließen. Ehe eine operative Maßnahme zur Erweiterung der subglottischen Stenose durchgeführt wird, muß die Funktion der Nn.recurrentes abgeklärt sein und eine posteriore Glottisstenose mit Immobilisation der Stimmbänder nachgewiesen oder ausgeschlossen sein. Als *Kontraindikation* für jede Form der Korrektur einer SGS gilt ein Zustand, der auch nach erfolgreicher Korrektur noch ein Tracheostoma verlangt, wie z. B. neurologische Krankheitsbilder mit Schlucklähmung und Aspiration. Zweitens ein nachgewiesener gastrooesophagealöer Reflux, der zuvor medikamentös oder chirurgisch kontrolliert sein sollte [66].

2.2.1.5.3.1 Die Laryngofissur und Laminotomie nach Rethi

Die klassische Rethi Technik ohne Knorpelimplantation wurde 1971 erstmals im Kindesalter von Grahne [144] und – unabhängig davon – von Kleinsasser [220] angewandt. In einer Folgeuntersuchung der Langzeitergebnisse [320] mußte jedoch festgestellt werden, daß sich in 23 % der Fälle Re-Stenosen entwickelten, und nur 44 % der Kinder eine normale bzw. nur leicht eingeschränkte Atmung aufwiesen. Obwohl seit Beginn der 80er Jahre die von Cotton inaugurierte Methode der Lumenerweiterung durch Knorpelimplantation allgemein akzeptiert wurde, haben einige, wenige Zentren an der ursprünglichen Rethi Methode festgehalten [130,172]. Allerdings wurde aufgrund äußerst schlechter funktioneller Langzeitergebnisse sowie einer nahezu regelmäßig auftretenden Re-Stenose (unterschiedlichen Ausmaßes) kürzlich von einer dieser Arbeitsgruppen die (Rethi Methode) als nicht mehr adäquat und zeitgemäß beurteilt [124].

2.2.1.5.3.2
Die Laryngotrachealplastik (LTP)

Der Begriff der Laryngotrachealplastik wurde von Evans und Todd [106] für eine ventrale laryngotracheale Erweiterungsoperation mit besonderer Schnittführung geprägt. Mit einer „castellated incision" (lautmalerisch: „mit Türmen und Zinnen") wird der stenotische laryngotracheale Übergang eröffnet und erweitert (Abb. 10). Die auseinandergezogenen Hälften werden an ihren Kontaktpunkten durch Naht gesichert und das erweiterte Lumen wird mit einer selbstexpandierenden Silastikrolle („swiss roll") [270,284], einem soliden Silastik Stent [70] oder einem Montgomery Röhrchen [337] endolaryngeal für 4-6 Wochen geschient. Die LTP nimmt eine Mittlerrolle ein, zwischen der originalen Rethi Methode und den verschiedenen Rekonstruktionsmethoden mit Rippenknorpelimplatation. In einer vergleichenden Untersuchung an 103 Kindern mit subglottischen Stenosen konnten mit beiden Operationstechniken vergleichbar gute Ergebnisse erzielt werden [70], eine Erfahrung, die von anderen Arbeitsgruppen bestätigt werden konnte [270,277,284]. Allerdings ist die LTP aufgrund ihrer komplizierten Schnittführung bei schweren narbigen Veränderungen oder bei hochgradigen Stenosen mit kaum noch nachweisbaren Lumen schwierig, wenn überhaupt durchführbar, sodaß sie vor allem für kongenitale Stenosen empfohlen wurde [66,284,335]. Die Entwicklung der verschiedenen Rekonstruktionstechniken hat die LTP inzwischen in den Hintergrund gedrängt, sodaß sie auch in großen Zentren nicht mehr eingesetzt wird [270,277].

2.2.1.5.3.3
Die laryngotracheale Rekonstruktion (LTR)

Diese erstmals von Cotton [67] angegebene Methode war die Initialzündung für die moderne operative Therapie der erworbenen subglottischen Stenosen mit all ihren Modifikationen: Der laryngotracheale Übergang wird nach Längsspaltung bis zum Tracheostoma in der Medianline auseinandergezogen und das so erweiterte Lumen wird durch Implantation eines modellierten Rippenknorpeltransplatates, dessen Perichondrium zum Lumen zeigt, stabilisiert (Abb. 11a,b). Auf eine „submuköse" Resektion der Narbe soll in jedem Fall verzichtet werden [66]. Um das Transplantat sicher zu verankern und seine endolaryngeale Dislokation zu vermeiden, wurde seine ursprünglich elliptische Form später modifiziert, indem an den Enden zwei „Schultern" belassen wurden [414] (Abb. 12). Je nach Ausgangsbefund muß das Transplantat durch einen Stent gesichert werden. Die LTR mit anteriorer Rippenknorpelimplantation hat sich in den Folgejahren für viele Formen der SGS außerordentlich bewährt [13,69,70,238,270,277,284]. Auch mehrfach voroperierte, hochgradige laryngotracheale Stenosen nach weitgehendem Umbau des Cricoids sind mit dieser Methode sehr zuverlässig zu korrigieren [381]. Außer Rippenknorpel als Transplantat, der für diese Indikation praktisch unbegrenzt zur Verfügung steht, wurde auch mit Ohrknorpel [235] oder mit muskelgestieltem Zungenbein über gute Ergebnisse berichtet [280,391]. Der Ein-

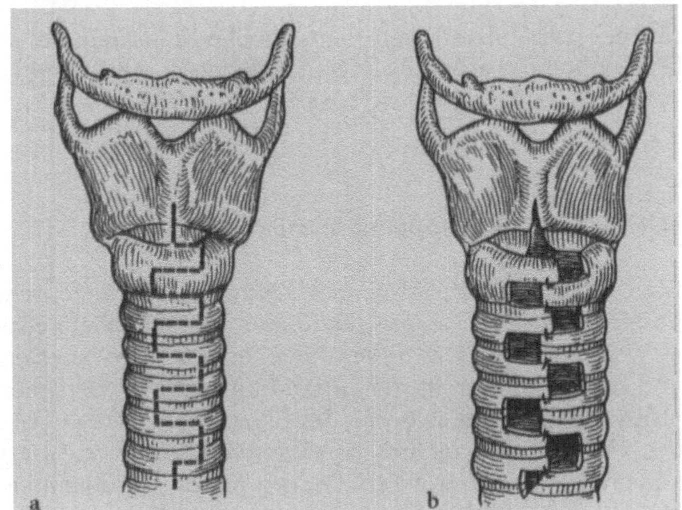

Abb. 10. Die Laryngotrachealplastik nach Evans und Todd. (Aus: [106])

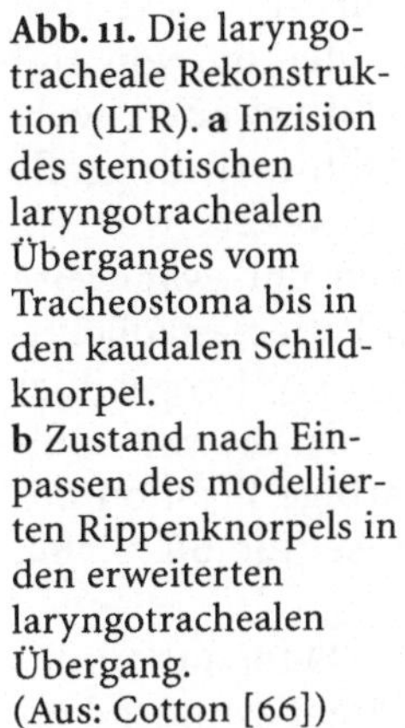

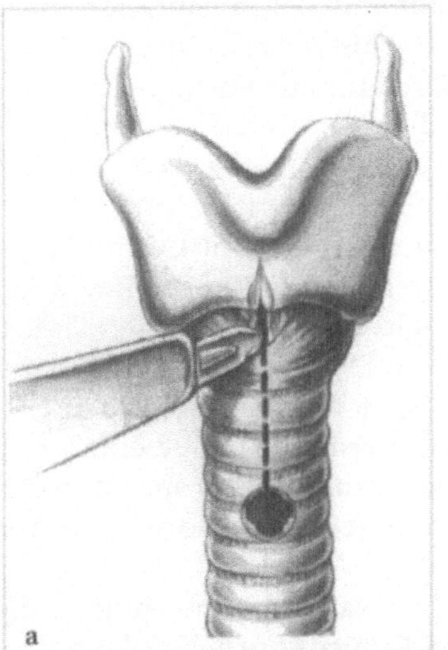

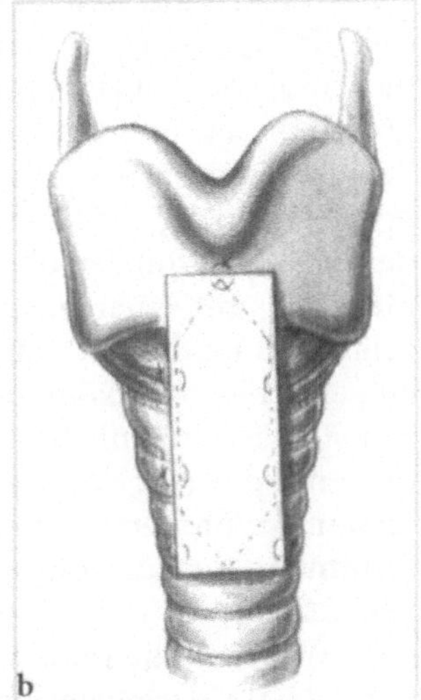

Abb. 11. Die laryngotracheale Rekonstruktion (LTR). **a** Inzision des stenotischen laryngotrachealen Überganges vom Tracheostoma bis in den kaudalen Schildknorpel.
b Zustand nach Einpassen des modellierten Rippenknorpels in den erweiterten laryngotrachealen Übergang.
(Aus: Cotton [66])

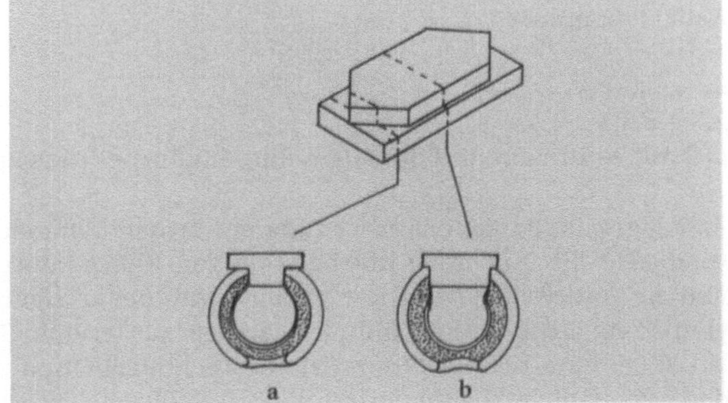

Abb. 12. Präparation des Rippenknorpels für die LTR. (Nach Zalzal und Cotton [414])

satz des revaskularisierten Haut-Knochentransplantates aus der Fibula erscheint hinsichtlich der ausgezeichneten Ergebnisse mit Rippenknorpel weit überzogen [104].

2.2.1.5.3.4 LTR mit dorsalem Rippenknorpelimplantat

Die LTR ist bei posteriorer Vernarbung, insbesondere wenn es zu einer narbigen posterioren Glottisstenose gekommen ist, nicht allein geeignet, eine ausreichende Weite zu erzielen. In diesen Fällen muß eine Erweiterung des dorsalen Larynx' und der Glottis durch die Laminotomie mit zusätzlicher dorsaler Knorpelimplantation zur Stabilisierung des Ergebnisses erfolgen (Abb. 13a,b,c). Auch hierbei wird auf den Versuch einer submukösen Narbenresektion verzichtet. Das lumenwärts orientierte Perichondrium des Transplantates sollte im Niveau der Mucosa liegen und nicht in das Lumen prolabieren [408]. Nach der Erstbeschreibung einer dorsalen Rippenknorpelimplantation nach Laminotomie durch Weerda [395,396], folgte eine größere Serie durch Cotton et al.[78]. Diese Methode wurde von Hof [177] generell für alle Formen der subglottischen Stenosierung übernommen, während andere Autoren diese Technik nur für die schwersten Stenosen anwenden [71,238]. Die Tatsache, daß sämtliche Kinder, die von Hof operiert wurden [177], mit einem dorsalen Knorpeltransplantat erweitert wurden, während von den über 200 Kindern, die Cotton 1989 vorstellte [71], die große Mehrzahl mit einer anterioren Rippenknorpelimplantation erweitert wurden, zeigt, daß beide Methoden gleichwertig nebeneinander stehen und wahlweise eingesetzt werden können. Die Erfolgsrate bei beiden großen Patientenkollektiven stellte sich ähnlich dar: 85 % mit der dorsalen Erweiterung [177] gegenüber 91 % mit der anterioren Erweiterung [71]. Die einzige Ausnahme, die eine Hinterwandverbreiterung *zwingend* notwendig macht, ist die narbige Fixation der Stimmbänder im Rahmen einer posterioren Glottisstenose [20,69,71,289, 381,408,409]

Während die reine Vorderwandverbreiterung häufig ohne Stent auskommt [70] ist bei einer posterioren Rippenknorpelimplantation ein Stent zwingend erforderlich. Die Problematik des Stents wird ausführlich in einem gesonderten Kapitel besprochen.

2.2.1.5.3.5 LTR mit ventralem und dorsalem Rippenknorpeltransplantat

Eine logische Indikationsausweitung der beiden Methoden der Larynxerweiterung stellt die synchrone Implantation von Rippenknorpel in die Hinterwand und die Vorderwand dar. Diese Variante wird bei hochgradigen, zirkulären subglottischen Stenosen bzw. mit gleichzeitiger posteriorer Glottisstenose empfohlen oder, wenn sich nach dorsaler Knorpelimplantation und Platzhaltereinlage der Larynx nicht spannungsfrei über dem Platzhalter schließen läßt [13,66,68,

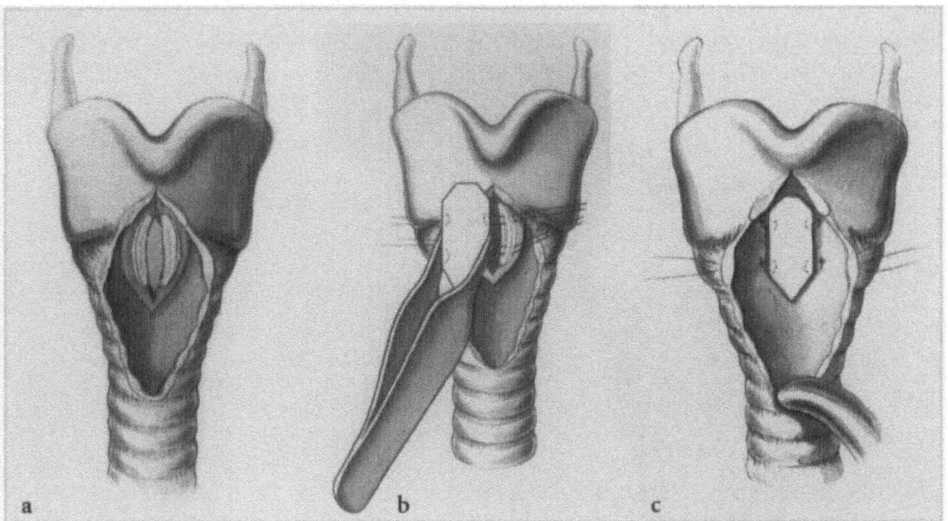

Abb. 13. Die laryngotracheale Rekonstruktion mit dorsalem Rippenknorpelimplantat. **a** Nach ventraler Inzision der Stenose unter Einbeziehung des Schildknorpels erfolgt die Längsspaltung der Ringknorpelplatte (Laminotomie). **b** Einpassen des Rippenknorpeltransplantates. **c** Posteriore Erweiterung mit eingenähtem Rippenknorpeltransplantat. (Aus: Cotton [66])

238,408,409,410]. Eine postoperative Stentversorgung ist in jedem Fall notwendig. Eine laryngotracheale Rinne [335] erscheint angesichts der zahlreichen zur Verfügung stehenden Varianten, insbesondere der simultanen Vorder- und Hinterwandverbreiterung, nicht mehr zeitgemäß.

2.2.1.5.3.6 Die 4 Quadranten Inzision des Cricoids

(four-quadrant cricoid cartilage division). Für schwerste Deformitäten des Cricoids mit kaum mehr erkennbaren Lumen hat Cotton zusätzlich zur ventralen und dorsalen Laryngofissur die seitliche Durchtrennung des Cricoids, die 4 Quadranten Inzision, propagiert,eine Technik, die ursprünglich von Drake vorgestellt wurde [72,96] (Abb. 14). Während in die ventralen und dorsalen Inzisionen (teilweise) Knorpel implantiert wurde, blieben die lateralen Inzisionen offen und verlangten einen Langzeit-Stent (Aboulker) mit einer durchschnittlichen Liegezeit von 6,6 Monaten. Da definitionsgemäß die Ausgangslage für diese Operation schlecht war (Grad III und Grad IV Stenosen), sind die mitgeteilten Resultate eher entäuschend: Nur 58 % der Patienten konnten dekanüliert werden. Nach – teilweise mehrfachen Revisionoperationen – konnten insgesamt (nur) 76 % der Patienten als Erfolg verbucht werden [72,73], sodaß diese Methode wahrscheinlich nur als Übergangslösung angesehen werden kann, insbesondere hinsichtlich der ausgezeichneten Ergebnisse mit der Resektionsmethode (s.dort).

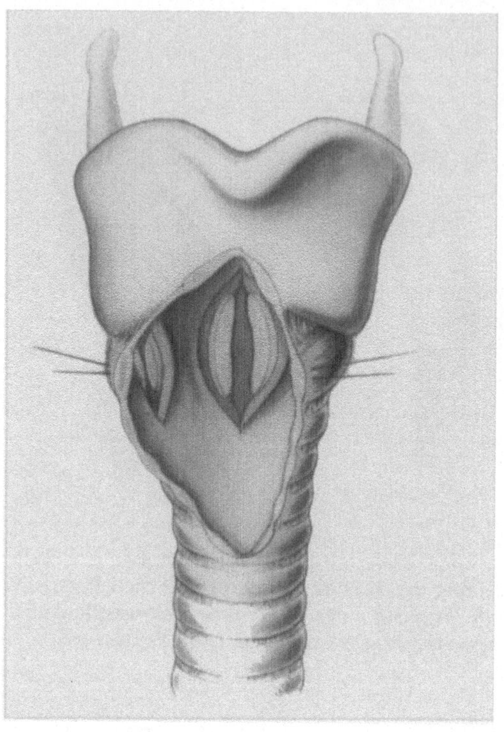

Abb. 14. Die 4 Quadranten Inzision bei hochgradiger subglottischer Stenose. (Aus: Cotton [66])

2.2.1.5.3.7
Die einzeitige LTR

(single-stage laryngotracheal reconstruction). Im Bemühen die für die Kinder belastende und auch gefährdende Zeitdauer der Tracheotomie möglichst zu verkürzen, wurde die einzeitige laryngotracheale Rekonstruktion entwickelt [310]: Nach Spaltung des laryngotrachealen Überganges unter Einbeziehung des Tracheostomas wird das Kind umintubiert. Ein entsprechend langes Rippenknorpelsegment wird in den erweiterten laryngotrachealen Übergang eingepaßt. Hierdurch erfolgt die Korrektur der Stenose simultan mit der des Tracheostomas. Das Kind wird nasotracheal beatmet auf die Intensivstation verlegt, wobei der Tubus als endotracheale Schienung dient. Nach 3–5 Tagen wird der ursprüngliche Tubus gegen einen etwas kleineren Nasotrachealtubus ausgetauscht, um eine bessere Resorption des postoperativen Ödems zu ermöglichen. Die vielversprechenden Resultate der Erstbeschreibung führten in der Folgezeit zu einer raschen Verbreitung dieser Technik in den verschiedenen Zentren [73,234,341]. Der Vorteil dieser Methode liegt nicht nur darin, daß die Trachealkanüle im gleichen Eingriff mit entfernt wird, sondern vor allem darin, daß die bei Langzeitkanülenträgern nahezu obligat vorhandene umschriebene Tracheomalazie (suprastomaler Kollaps) ebenfalls korrigiert wird. Aufgrund dieser überzeugenden Vorteile stellte diese Technik in der Klinik mit der größten Erfahrung (Cotton/Cincinatti) in einem Jahr 30 % aller laryngotrachealer Operationen [75].

Während Grad I und II Stenosen primär nach durchschnittlich 9,5 Tagen extubiert werden konnten, bereiteten einige Grad III Stenosen und alle Grad IV Stenosen große Schwierigkeiten, die zu Re-Tracheotomien zwang und Revisionsoperationen nach sich zogen. Höhergradige Stenosen, vor allem wenn dorsale Knorpelimplantate verwendet werden, sind daher mit dieser Methode nicht sicher zu therapieren [75]. Für diese Fälle sollte auf die oben beschriebenen Techniken der Hinter- und/oder Vorderwandverbreiterung und anschließender endolaryngealer Schienung vertraut werden. Probleme drohen den Kindern außerdem von seiten der Lunge während der postoperativen Intensivtherapie: Viele Kinder entwickelten passagere pulmonale Probleme, wie Atelektasen oder Pneumonien, die jedoch immer beherrschbar waren [22,310,358]. Dennoch zeigen diese Ereignisse, daß die einzeitige Rekonstruktion nur in Zusammenarbeit mit einer gut eingespielten pädiatrischen Intensivstation statthaft ist.

2.2.1.5.3.8
Der Sonderfall: Die neonatologische subglottische Stenose

Die anteriore laryngotracheale Dekompression (anterior cricoid split; ACS). Neugeborene, insbesondere Frühgeborenen, die nach einer Periode der endotrachealen Beatmung extubiert werden sollen, zeigen nicht selten unmittelbar nach der Extubation einen hochgradigen inspiratorischen Stridor als Ausdruck eines Intubationsschadens, der zur Re-Intubation zwingt. Wenn sich dieses Ereignis mehrfach wiederholt, stellte dies in der Vergangenheit zumeist die Indikation zur Tracheotomie dar, in deren weiteren Verlauf sich der subglottische Schaden zumeist in eine straffe subglottische Stenose umwandelte.

Für diese Fälle wurde die ventrale Ringknorpeldekompression – anterior cricoid split – empfohlen [81], in der Vorstellung, daß nach Spaltung des einzigen kompletten zirkulären Knorpelringes der Druck auf die Mukosa nachläßt bzw. das Ödem und gestaute submuköse Drüsen drainiert werden [190], sodaß eine Ausheilung des Intubationsschadens und die *Extubation ohne Tracheotomie* ermöglicht wird, d.h. der anteriore cricoid split ist als Alternative zur Tracheotomie zu sehen. Interessant in diesem Zusammenhang sind tierexperimentelle Untersuchungen, die zeigen, daß für die Öffnung des Cricoids nach ventraler Spaltung nicht „extrinsic factors“ (Stent, Tubus) sondern knorpeleigene Faktoren („intrinsic factors“) ursächlichverantwortlich sind [343]. Wahrscheinlich sind hierfür die Zugspannungen des Perichondriums „interlocked stresses“, ähnlich wie beim Septumknorpel, verantwortlich, wobei die Kräfte des äußeren die des inneren Perichondriums überragen [4,23,377].

Im Einzelnen wird folgendermaßen vorgegangen (Abb. 15a,b): Nach Darstellung des Larynx' über die übliche horizontale Hautinzision, erfolgt eine mediane Inzision durch den Ringknorpel und die oberen beiden Trachealknorpel. Aufgrund des subglottischen Drucks springt der Ringknorpel auf und der nasotracheale Tubus wird sichtbar. Die Inzision wird nach kranial bis in das untere

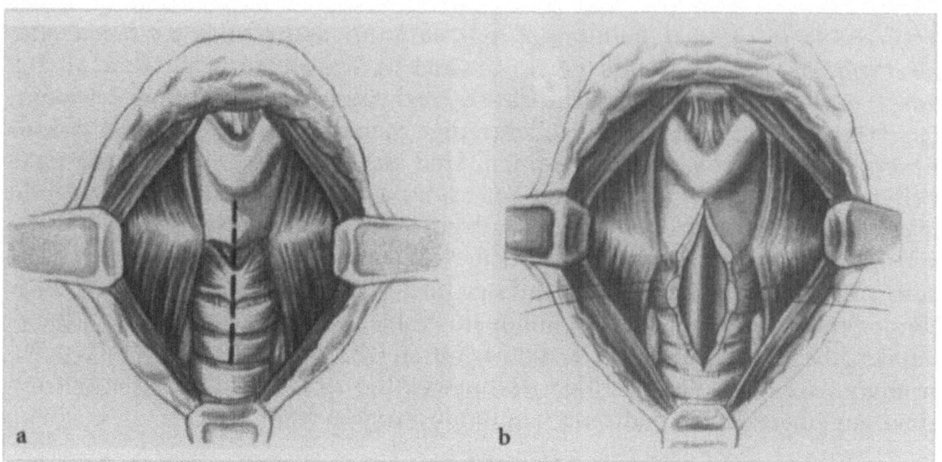

Abb. 15. „anterior cricoid split" **a** Inzision des laryngotrachealen Überganges. **b** Nach dem „Aufspringen" des Cricoids wird der nasotracheale Tubus sichtbar. Die Haltefäden sichern den Zugang für eine accidentelle Extubation (s.Text). (Aus: Cotton [66])

Drittel des Schildknorpels fortgesetzt, um eine vollständige Dekompression zu erreichen. Die Ringknorpelhälften werden mit zwei Haltefäden versehen, die aus der Halswunde herausgeleitet werden. Der nasotracheale Tubus bleibt in situ, über den das Kind für 7-10 Tage auf der Intensivstation nachbeatmet wird. Die Wunde wird locker über einer Drainage verschlossen. Die Haltefäden des Cricoids sind als Sicherheitsmaßnahme für den Fall einer versehentlichen Extubation vorgesehen: in diesem Fall sollte notfallmäßig über die Cricotomie re-intubiert werden, um nicht bei orotrachealer Intubation eine via falsa in die Halsweichteile zu schaffen. Nach Stabilisierung der Situation muß unter optimalen Bedingungen die erneute nasotracheale Intubation erfolgen [81]

Die Indikation für den ACS wurde in den kommenden Jahren auch auf das Kleinkind- und Kindesalter ausgedehnt und bezog auch bereits tracheotomierte Kinder ein, in der Hoffnung, die aufwendigere laryngotracheale Rekonstruktion umgehen zu können [65,74]. Auch kongenitale und erworbene subglottische Stenosen wurden erfolgreich nach dieser Methode operiert, teilweise mit Hyoidinterposition [251,291,296]. Das jüngste Kind, das erfolgreich nach einem ACS extubiert werden konnte, war eine Frühgeburt in der 23.Woche mit einem ACS in der 34.Woche [110], das älteste Kind war 5,5 Jahre alt [291]. Die Erfolgsrate dieser Methode liegt zwischen 70 % [11,74,285] und 90–100 % [18,95,386] und scheint mit der Intubationsdauer korreliert zu sein, d.h. die Fehlschläge nehmen mit steigender Intubationsdauer zu [11]. Der Erfolg eines ACS ist zudem von der Lokalisation des Extubationshindernisses abhängig: am besten sprechen isolierte subglottische Stenosierungen an (59 %), gefolgt von kombiniert glottisch-subglottischen Läsionen (42 %). Der geringste Effekt eines ACS ist bei isolierten Glottisläsionen (15 %) zu erwarten [386]. Auch mehrfache ACS Manöver nach Re-Stenosierungen sind möglich und erfolgversprechend [285,386].

Die Schwierigkeit mit dem ACS liegt nicht in der Technik, sondern in der postoperativen intensivmedizinischen Betreuung der Kinder: Die Kinder müssen sediert, teilweise vollkommen relaxiert und beatmet werden. Bei zu geringer Sedierung droht die – möglicherweise fatale – accidentelle Selbstextubation [11]. Da die Wunde und die laryngotracheale Region offen bleiben, werden Infektionen bis hin zur Sepsis beschrieben [11], in 48 % der Fälle traten pulmonale Atelektasen auf [291]. Schwerwiegendere Komplikationen bestanden in (vorübergehender) cortikaler Blindheit, langanhaltenden Agitationszuständen nach der Extubation, sowie einer ausgeprägten Muskelschwäche [422]. Die aufgezeigten Probleme verdeutlichen, daß eine gut ausgestattete und bestens trainierte pädiatrische Intensivstation die unabdingbare Voraussetzung für die Planung einer ACS Operation ist [66].

Für einen sicheren und erfolgversprechenden ACS werden folgende Kriterien angegeben: Mindestens zwei erfolglose Extubationsversuche, das Gewicht des Kindes sollte wenigstens 1500g betragen, keine assistierte Beatmung seit 10 Tagen vor der geplanten Operation, zusätzlicher Sauerstoffbedarf vor der Operation weniger als 35 %, keine kongestive Herzerkrankung innerhalb des letzten Monats, keine Infektion der oberen Luftwege sowie keine antihypertensive Therapie [66].

2.2.1.5.3.9 Die therapeutische Intubation

Alternativ zum ACS nach Langzeitbeatmung von Frühgeborenen, kann mit einer erneuten Intubation eine Tracheotomie umgangen werden [173,176]. Die Autoren unterschieden drei Schweregrade des Intubationsschadens: Ödem, Ulzeration und Granulationsgewebe, die unterschiedlich lange Zeit intubiert bleiben mußten. Die therapeutische Intubationsdauer betrug im Mittel 17 Tage (1–66 Tage). Von insgesamt 23 Patienten konnten 22 extubiert werden, ein Patient wurde tracheotomiert. Nach einer Nachbeobachtungszeit von 34 Monaten, waren 17 Patienten beschwerdefrei, 5 zeigten leichte Atemwegsbehinderungen. Ein Kind entwickelte 5 Jahre nach Abschluß der Behandlung eine posteriore Glottiseinengung, die in Zukunft wahrscheinlich behandelt werden muß [173,176].

2.2.1.5.4 Platzhalter (Stent) nach laryngotrachealen Rekonstruktionen

2.2.1.5.4.1 Stent-Typen

Für den Erfolg der operativen Therapie hochgradiger laryngotrachealer Stenosen sind verschiedenen Faktoren verantwortlich: die Art der Operation, der Zeitpunkt des Eingriffs und die Maßnahmen, das erzielte operative Ergebnis zu sichern, d.h die Wahl des Stents sowie die Dauer seiner Anwendung. Neben der

Stabilisierung des rekonstruierten Areals (der wichtigsten Funktion angesichts der Schluckbewegung des laryngotrachealen Komplexes) soll der Stent noch zwei weitere Aufgaben erfüllen: er soll Narbenzügen und Kontrakturen entgegenwirken und er soll als Leitschiene für das neu auswachsende Epithel dienen.

Die ursprünglich für die Laryngotrachealplastik vorgestellte „swiss roll" Silastikfolie [106] wird ebenso, wie der solide Montgomery Silastik Stent, als laryngeales Ausgußpräparat [78]aufgrund heftiger reaktiver Granulationsbildung inzwischen nicht mehr empfohlen [69,70,76,408].

Der *Aboulker Stent*, der 1966 für die Therapie der erwachsenen Narbenstenosen des Larynx und der Trachea vorgestellt wurde [1], wurde 1971 auch für die Therapie der kindlichen SGS vorgestellt [144,320]. Seit dieser Zeit hat sich der aus hartem Teflon gefertigte Aboulker Stent in den USA als der am häufigsten, teilweise ausschließlich eingesetzte Stent für die zahlreichen Varianten der laryngotrachealen Rekonstruktionen erwiesen [69,73408,411,416]. Der Aboulker Stent wird im Kindesalter in zwei Varianten verwendet. Zum einen, wie ürsprünglich empfohlen, in seiner langen Form mit einer inkorporierten Stahl-Trachealkanüle, die den Stent ohne zusätzliche Fixierung in situ hält(Abb. 16a). Zum zweiten in gekürzter Form als rein suprastomaler Larynx -Stent (Abb. 16b). Diese Variante muß mit transfixierenden Nähten gesichert werden, die Atmung erfolgt in jedem Fall über die belassene Trachealkanüle.

Das *Montgomery T-tube*, ein aus weichem Silikon gefertigtes T-Röhrchen, wird vor allem im deutschsprachigen Raum [335,336,337,381], in Frankreich [124,130] seltener in den USA [73,405] zur postoperativen Stabilisierung nach laryngotrachealer Rekonstruktion verwendet (Abb. 17). Obwohl äußerlich ähnlich, ist seine Handhabung grundsätzlich anders: Während der Aboulker Stent im Prinzip eine nach kranial verlängerte Trachealkanüle darstellt, bei der die Atmung über die Kanüle (das Stoma) erfolgt, und der kraniale Schenkel eine reine Platzhalterfunktion ausübt, setzt das T-Röhrchen einen *funktionfähig* rekonstruierten laryngotrachealen Luftweg voraus, über den geatmet werden muß. Der horizontal durch das Tracheostoma nach außen ragende Schenkel des T-Röhrchens, der normalerweise verschlossen ist, hat lediglich die Aufgabe, das Röhrchen in situ zu halten und – bei starker Verschleimung – ein Absaugen des Sekretes zu ermöglichen. Der Aboulker Stent hat zwar eine kleine kraniale Öffnung, die jedoch eine Atmung nur unzureichend zuläßt; Sprechen ist aufgrund der harten Wandung des Stents und der damit verbundenen Stimmbandimmobilisation, im Gegensatz zum T-Röhrchen, nicht möglich. Dafür ist die Aspirationsgefahr mit transglottischer Position des T-Röhrchens größer, als mit dem Aboulker Stent.

2.2.1.5.4.2
Indikation und Dauer der Stent-Einlage

Cotton beschrieb in seinen ersten Arbeiten eine laryngotracheale Rekonstruktion (LTR) ohne postoperative Stent-Einlage [67,70,112]. Allerdings entwikkelten sich in der ersten Serie bald Re-Stenosen, die langwierige Bougierungen nach sich zogen,

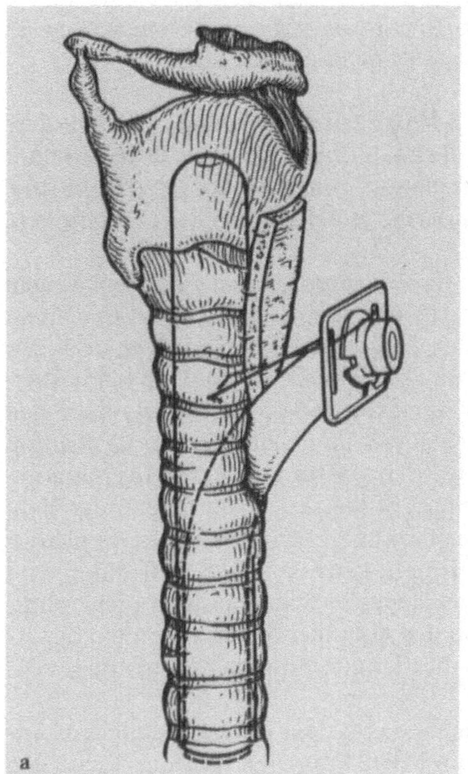

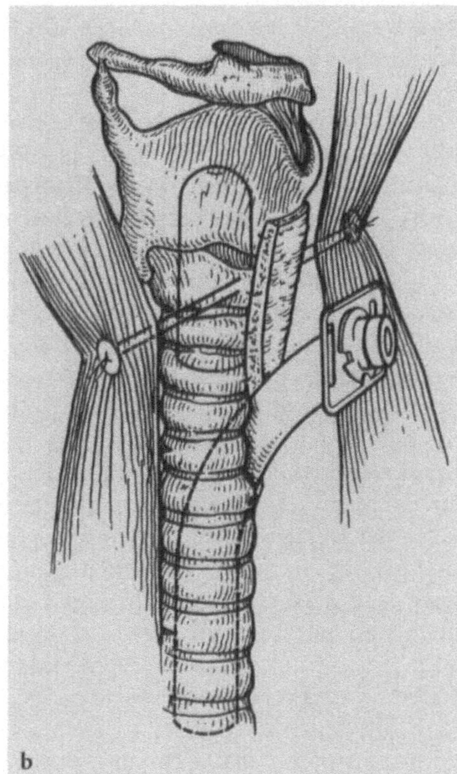

Abb. 16. Der Aboulker Stent. **a** langer Stent mit inkorporierter Trachealkanüle. **b** kurzer Stent, der mit transfixierenden Nähten in situ gehalten wird. Beachte den Druck der Trachealkanüle auf die rekonstruierte suprastomale Trachea und das Rippenknorpeltransplantat. (Aus: Lusk et al. [236])

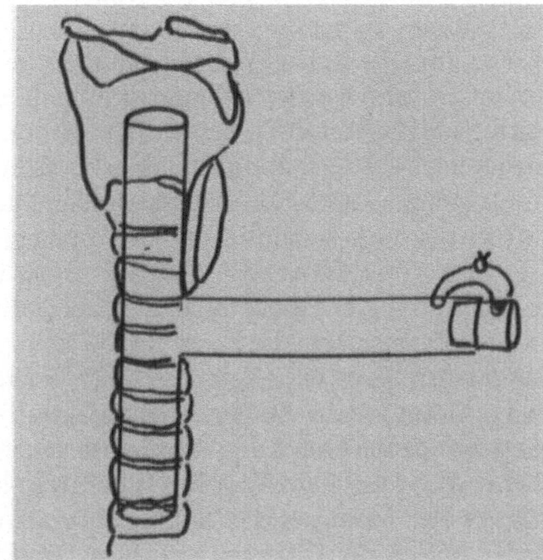

Abb. 17. Montgomery T-tube. Der Stent schient die suprastomale Region und das Transplantat. Der Stöpsel sollte am Röhrchen angenäht sein, da sein Verlust zu gefährlicher Verkrustung des Röhrchen führt (s.Text).

sodaß nur für mittlere Stenosen des Typ II und bei stabilem Stützgerüst (z. B. kongenitale Form) eine Rekonstruktion ohne Stent zu vertreten ist.

Einen Stent benötigen: alle schweren subglottische Stenosen, insbesondere alle zirkulären Stenosen [13, 76,145,408], alle posterioren Stenosen nach erfolgter Laminotomie mit und ohne Knorpelimplantat [68,69,78,144,177,289,408,409, 410], schließlich alle Stenosen mit verminderter Stützfunktion des Cricoids, d.h. auch alle Revisionsoperationen [72,73,381].

Der *Aboulker Stent* wird in zwei Varianten, dem kurzen und dem langen Stent, eingesetzt. Die kurze Form verursacht häufig Scheurartefakte an seinem kaudalen Ende, die zu zirkulären Stenosen führen können, sodaß er nach 4–5 Wochen entfernt werden muß [145,408,411]. Die seltener empfohlene kurze Variante [13,177,289] sollte nicht extern über der Haut fixiert werden, da über den Stichkanal schwere Infektionen des Transplantats und weitgehender Resorption der cricoidalen Stützstruktur beobachtet werden, die für eine Revisionsoperation ein minderwertiges Transplantatlager hinterläßt [76,381]. Trotz fixierender Naht kann der kurze Stent nach kranial wandern und hier zu schweren Komplikationen bis hin zur supraglottischen Stenose führen [411]. Aus diesen Gründen, und weil nach 4 Wochen ein schwerer laryngotrachealer Schaden noch nicht genügend stabilisiert ist, wird die lange Version des Aboulker Stents allgemein bevorzugt [68,72,73,277,408]. Die Verweildauer des langen Aboulker Stents liegt zwischen 2,5 und 6 Monaten [68,72,73,277,411]

Mit dem *Montgomery T-tube* stellt sich die Frage der unterschiedlichen Länge nur insofern, als versucht werden kann, den kranialen Teil des vertikalen Schenkels unterhalb der Stimmbandebene enden zu lassen, um Atmung, Schluckvorgang und Sprache gleichermaßen problemlos zu ermöglichen. Da häufig die Stenosierung unmittelbar subglottisch beginnt, und damit auch das zu schienende Gebiet dort endet, ist dies nur selten möglich, ohne reaktives Granulationsgewebe durch Irritation der subglottischen Schleimhaut an dem T-tube zu induzieren. In diesem Fall droht das Granulationsgewebe die kraniale Öffnung des T-tubes zu verlegen (Stridor!), sodaß der Stent umgehend gegen einen längeren, zumeist transglottisch liegenden, ausgetauscht werden muß. In dieser Position ist zumeist die Atmung problemlos möglich, die Stimme aufgrund der nachgiebigen Wandung des T-tubes erstaunlich gut – wenn auch heiser –, jedoch droht jetzt die Aspiration. Die meisten Kinder lernen jedoch mit dieser Situation umzugehen. Durchschnittlich kann der T-tube nach 10 Monaten entfernt werden (Tracheostomaverschluß 4 Wochen später) [337,381].

Die *Verweildauer* des Aboulker Stents ist mit 2,5–6 Monaten zwar kürzer, seine Entfernung ist jedoch nicht gleichbedeutend mit einem baldigen Verschluß des Tracheostomas, wie das nach T-tube Behandlung üblich ist. In einer großen Zusammenstellung [68] erfolgte 26 Wochen nach Entfernung des Aboulker Stents erst bei 61 % der Kinder der Tracheostomaverschluß, nach 52 Wochen waren schließlich 83 % der Kinder von ihrem Tracheostoma befreit, sodaß sich die Gesamtdauer der Behandlung mit dem Aboulker Stent nicht kürzer – häufig eher länger – darstellt, als mit dem Montgomeryröhrchen. In einem anderen Zentrum waren nach 20 Monaten erst 3/4 der Patienten von ihrem Tracheostoma befreit [282].

Für die *Wahl des Stents* – Aboulker oder T-tube – sollten neben persönlichen Erfahrungen auch objektive Kriterien eine Rolle spielen. Der Aboulker Stent in seiner langen Form ist sicher für die postoperative Phase der unproblematischere Stent, da sich für das Kind und das Pflegepersonal nichts ändert: die Atmung erfolgt nach wie vor durch die Trachealkanüle, an die die Kinder bereits gewöhnt sind. Kritikwürdig am Aboulker Stent erscheint uns die Notwendigkeit, nach seiner Entfernung noch für Monate eine Trachealkanüle tragen zu müssen [68]. Hierdurch wird u.E. die erreichte Stabilisierung der suprastomalen Trachealregion erneut geschwächt. Gleichzeitig entfernt man sich mit dieser Maßnahme vom angestrebten Ziel, die Kinder so schnell wie möglich von ihrem Tracheostoma zu befreien. Auch der lange Stent wird nicht reaktionslos toleriert, häufig schießen schwer kontrollierbare Granulationen an seinem kaudalen Ende auf [73], nahezu regelmäßig führen entzündliche Granulationen peristomal unter dem Schild der Kanüle zu Problemen [409,410], die zu einer Schwächung des Trachealgerüstes führen können und dann den Einsatz eines Montgomery T-tubes verlangen [69,72]. Um diese peristomalen entzündlichen Komplikationen zu vermeiden, wurde eine Modifikation des Aboulker Stents mit herausnehmbarer Trachealkanüle vorgestellt [262]. *Ein Bruch des Aboulker Stents* stellt eine wesentliche, bedrohliche Komplikation dar, über die in der Literatur wiederholt berichtet wurde [13,68,408,415].

Eine Vielzahl Autoren sieht daher im Montgomery T-tube den idealen Stent [124,130,335,336,337,381]: Er wird problemlos toleriert, vorausgesetzt sein kraniales Ende kollidiert nicht mit der subglottischen Stimmbandregion. Peristomale Granulationen kommen nicht vor. Da er flexibel ist, ist ein Bruch ausgeschlossen, die Stimme ist auch bei transglottischer Lage des T-tubes aufgrund seiner Flexibilität erhalten, wenn auch heiser. Ein wesentlicher Vorteil ist, daß mit dem T-tube die suprastomale Trachea und das kaudale Ende des Transplantates gestützt werden, sodaß kurze Zeit nach Entfernung des T-tubes (ca. 4 Wochen) das Tracheostoma verschlossen werden kann. Dennoch ist das Kind auch durch ein T-Röhrchen gefährdet, jedoch nur bei unsachgemäßem Gebrauch. Das T-Röhrchen verlangt eine Atmung per vias naturales, sodaß eine Verkrustung des Röhrchens praktisch ausgeschlossen ist. Der horizontale Schenkel darf *keinesfalls* als Ersatz einer Trachealkanüle angesehen werden und für die Atmung genutzt werden. Er dient ausschließlich zum Absaugen überreichlich gebildeten Trachealsekretes, wenn dies nicht über das Röhrchen abgehustet werden kann. Kommt das Kind in eine Atemnotsituation, die nur durch Öffnen des T-tubes zu beheben ist, so muß das Röhrchen umgehend entfernt werden und durch eine normale Trachealkanüle ersetzt werden. Erst recht gilt dies, wenn die Luftnot auch bei geöffneten T-tube bestehen bleibt. Anderenfalls droht die lebensgefährliche Aspiration des T-tubes [7,47,277].

2.2.1.5.5 Die cricotracheale Resektion (CTR)

Die große Zahl unterschiedlicher Operationsverfahren für die Therapie der laryngotrachealen Stenosen unterstreicht, daß es keine universelle Methode für alle Formen dieses schweren Krankheitsbildes gibt und daß auch bei sorgfältigster Technik Fehlschläge nicht immer zu vermeiden sind. Selbst aus erfahrensten Zentren werden Mißerfolge zwischen 20 und 30 % mitgeteilt [71,277,283]. Monnier et al. [263,264] wagten als erste die cricotracheale Resektion (CTR) bei Kindern, ausgehend von den überzeugenden Resultaten, die mit dieser Operation bei Erwachsenen in den vergangenen Jahren erzielt wurden [148,237,239,298,299]. Mit dieser Methode, über die für Kinder bisher zwei weitere Mitteilungen vorliegen [359,380], ist es häufig möglich, durch Resektion der Stenose und End-zu-End Anastomose des Restlarynx mit der gesunden Trachea, primär eine volle Rehabilitation ohne Tracheostoma zu erreichen. Die Resektion wird im zwei unterschiedlichen Ebenen durchgeführt (Abb. 18a,b): Um die Nn.recurrentes nicht zu verletzen, muß die obere Resektionsebene in einer schrägen Richtung von cranio-ventral nach kaudo-dorsal verlaufen, und muß sich hierbei ventral des thyro-cricoidalen Gelenkes halten. Die untere Resektionsebene verläuft horizontal zwischen erster und zweiter Trachealspange oder weiter kaudal, je nach Ausdehnung der Stenose. Nach Mobilisation der Trachea erfolgt die thyro-tracheale Anastomose. Der Vorteil dieser Methode liegt darin, daß mit dem Eingriff die gesamten pathologischen Veränderungen im subglottischen Raum entfernt werden können, sodaß das Ausmaß der Stenose für die CTR keine Rolle spielt und auch komplett atretische Ringknorpel mit dieser Technik saniert werden können (s.kongenitale Stenose). So lassen sich auch die Narben auf der Ringknorpelplatte mit dem Diamantbohrer planieren, bis gesunder Knorpel erreicht ist. Die große Wundfläche wird mit der pars mambranacea der Trachea gedeckt, die bei der Anastomose *in* den Kehlkopf hineingleitet. Da ein mühseliger Wiederaufbau

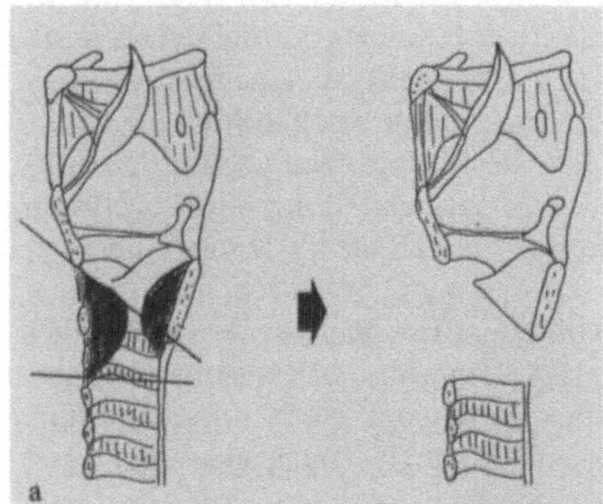

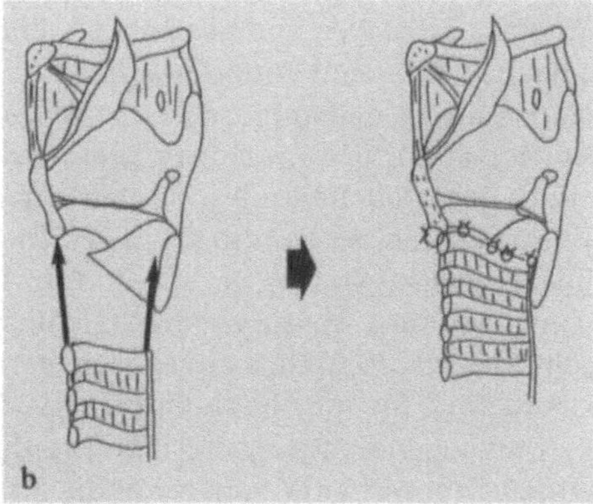

Abb. 18. Die cricotracheale Resektion. **a** Die kraniale Resektion erfolgt von cranio-ventral nach kaudo-dorsal und endet an der kaudalen Begrenzung der Ringknorpelplatte, um die Nn.recurrentes nicht zu verletzen. Die Trachea wird horizontal am kaudalen Ende der Stenose abgesetzt. Die rechte Bildhälfte zeigt den Endzustand der Resektion, nach Glätten der Ringknorpelplatte mit dem Diamantbohrer. **b** die thyrotracheale Anastomose: die mobilisierte Trachea gleitet in den Larynx hinein und deckt die Ringknorpelplatte dorsal. Die Anastomose verbindet die kraniale Trachealspange mit dem rudimentären Ringknorpelbogen bzw. mit dem Schildknorpel. Die pars membranacea wird mit der subglottischen Schleimhaut anastomosiert. (Aus Vollrath et al. [380])

in einem narbigen Umfeld entfällt und gesunde Strukturen miteinander vereinigt werden, werden unmittelbar nach der Extubation (in der Regel nach 5 Tagen) stabile Verhältnisse vorgefunden. Probleme können bei vorbestehender Tracheotomie entstehen, insbesondere wenn diese (zu) tief angelegt wurde und in die Resektion nicht mit einbezogen werden kann: In diesen Fällen kann durch die peristomal malazische Trachea ein suprastomaler Kollaps das Dekanulement erschweren. In der Mehrzahl der Fälle läßt sich das Stoma in die CTR mit einbeziehen, sodaß die Probleme des Stents und der Trachealkanüle entfallen. Die CTR ist m.E. nach dem bisherigen Stand die Methode der Wahl und sollte vor allen anderen Methoden als erste zur Therapie erworbener und kongenitaler laryngotrachealer Stenosen erwogen werden. Aufgrund der exzellenten Ergebnisse mit der CTR müssen jüngste Empfehlungen aus prominenter Quelle in Frage gestellt werden: So wird diese Technik nur für Stenosen des kaudalen Cricoids und der oberen Trachea mit einem normalen subglottischen Lumen von wenigstens 10 mm empfohlen [66,236]. Darüberhinaus sei für Kinder unter 10 Jahren die Operation nicht zu empfehlen, da die Gefahr der Recurensschädigung für kleinere Kinder zu groß sei [236]. Keine der drei Arbeitsgruppen, die bisher über Erfahrungen mit der CTR bei Kindern berichteten, mußte einen Recurrensschaden beklagen, wobei die Mehrzahl der Stenosen unmittelbar subglottisch begannen [263,264,359,380].

2.2.1.5.6
Zeitpunkt für die operative Therapie der subglottischen Stenosen

Um die Indikation für einen larynxerweiternden Eingriff abzuwägen, müssen vor allem zwei Fragen geklärt werden. Erstens: wie hoch ist das Risiko eines Tracheostomas für das betroffenen Kind einzuschätzen? Zweitens: Mit welchem Alter ist eine laryngotracheale Rekonstruktion technisch durchführbar und spielt das Alter des Kindes eine Rolle bezüglich des operativen Ergebnisses? Wie in den vergangenen Kapiteln dargestellt, wird ein Tracheostoma, besonders bei Kleinkindern, als potentiell bedrohlicher Zustand, in jedem Fall aber als eine die körperliche und psychische Entwicklung des Kindes negative beeinflussende Situation angesehen – abgesehen von der starken Belastung, die ein tracheotomiertes Kind für die Familie darstellt. Unter diesen Voraussetzungen ist eine erweiterungsplastische Maßnahme so früh wie möglich anzustreben. In früheren Jahren wurde aus Angst vor möglichen negativen Einflüssen auf Wachstum und Funktion des Larynx' und der Trachea ein Korrektureingriff bewußt bis ins 10–11 Lebensjahr hinausgezögert [257]. Aufgrund der rasanten Zunahme erworbener laryngotrachealer Stenosen während der letzten 20 Jahre, nahm auch die Erfahrung in der chirurgischen Therapie dieses schweren Krankheitsbildes zu, sodaß sich die Altersgrenze für einen Korrektureingriff stetig zu jüngeren Lebensaltern hin verschob: Herberhold und Walter [169] halten das 6. Lebensjahr für den geeigneten Zeitpunkt, Schultz-Coulon [335,337] sieht im 3.Lebensjahr den geeigneten Zeitpunkt für eine erweiterungsplastische Maßnahme. Zalzal et al. [413] untersuchten 50 (!) Kinder, bei denen sie im Alter zwischen 8 und 48 Monaten eine laryngotracheale Rekonstruktionn durchführten. Auch die jüngsten Kinder konnten erfolgreich operiert (und dekanüliert) werden, die Komplikationshäufigkeit war jedoch bei der Gruppe der unter zwei Jahre alten Kinder signifikant größer, als bei den über zwei Jahre alten Patienten. Ein Alter von zwei Jahren gilt demnach als sicher und erfolgversprechend für eine LTR.

Während die laryngotracheale Rekonstruktion für das zweite Lebensjahr empfohlen werden kann (die Hälfte der von uns operierten Kinder war 2 Jahre alt [381]), hat die Entwicklung der cricotrachealen Resektion (CTR) die Altersfrage endgültig in den Hintergrund gedrängt: Das jüngste von uns mit einer CTR operierte Kind war 11 Wochen alt (s.kongenitale subglottische Stenose), Monnier et al. [264] berichten über die CTR bei einem 3 Monate alten Kind. Daraus folgt: Eine laryngotracheale Stenose sollte sobald sie symptomatisch wird, jedoch *spätestens* dann, wenn eine Tracheotomie unumgänglich erscheint, mit einer CTR operiert werden. Das Alter des Kindes spielt für das operative Ergebnis keine Rolle mehr, die CTR sollte *statt* der früher üblichen Tracheotomie erfolgen.

2.2.2 Erworbene Tumoren

2.2.2.1 Juvenile Larynxpapillomatose

Die juvenile Larynxpapillomatose (JLP) ist der häufigste Kehlkopftumor im Kindesalter (Alter < 15Jahre), der in 75 % aller Fälle innerhalb der ersten 5 Lebensjahre diagnostiziert wird [33]. Der Larynx ist zu 100 % betroffen, primär immer im Bereich der Glottis, gefolgt vom supraglottischen Befall, seltener ist die subglottische Region befallen. Ein Befall der Trachea wird zwischen 17 % und 26 % angegeben [362,399]. Eine Tracheotomie erhöht dramatisch die Gefahr eines trachealen Befalls – und bewirkt damit eine wesentlichen Verschlechterung der Prognose – und muß daher wenn irgend möglich vermieden werden.

2.2.2.1.1 Ätiologie

Die JLP wird durch das HPV-Virus (**H**umanes **P**apillom **V**irus), ein zu den Papovaviren zählendes DNA-Virus, verursacht. Die früher gebräuchliche Differenzierung der Erkrankung in eine juvenile und eine adulte Form, hat vom ätiologischen Standpunkt keine Berechtigung mehr, da alle Formen der Larynxpapillomatose durch das gleiche Virus induziert werden. Der klinische Verlauf zeigt jedoch insofern Unterschiede, als die JLP primär multizentrisch auftritt und aggressiver verläuft, als die adulte Variante [313]. Das HPV-Virus läßt sich serologisch in zahlreiche verschieden Typen unterteilen, von denen HPV-6 und HPV-11 für die JLP verantwortlich sind. Eine weitere Subtypisierung ergab, daß HPV-6C für den besonders aggressiven Verlauf der JLP verantwortlich ist [268].

Es gibt eine enge Verbindung zwischen der JLP und den genitalen Warzen (condylomata acuminata), da beide Erkrankunden durch serologisch identische HPV-6 und HPV-11 Viren verursacht werden [309]. Der ursächliche Zusammenhang wird durch die Seltenheit der JLP nach Kaiserschnittentbindung sowie die über 50 % betragende Inzidenz der JLP bei Kindern, deren Mütter während der Schwangerschaft an Condylomen litten, unterstrichen [344,362].

2.2.2.1.2 Klinik der JLP

Papillome imponieren als rosa-rote, teils gestielte, teils flächenhaft wachsende maulbeeratige Epithelformationen unterschiedlicher Größe, die häufig multilokulär den Larynx befallen. Das Kardinalsymptom ist die heisere, rauhe Stimme (häufig zunächst als Pseudokrupp verkannt), zu dem im weiteren Verlauf noch Atemnotsymptome hinzukommen können. Eine hormonelle Beeinflussung des klinischen Verlaufs mit eventueller Regression in der Pubertät wurde vemutet, ausgehend von der Größenzunahme genitaler Warzen während der Schwangerschaft [309], von anderer Seite jedoch nicht für wahrscheinlich gehalten [33]. Tatsächlich ist der Verlauf der JLP unvorhersehbar und durch zahlreiche Rezidive in unterschiedlichen zeitlichen Intervallen gekennzeichnet. Die mögliche Erklärung liegt in der nachgewiesenen Persistenz des Virus in klinisch unauffälligen Schleimhautarealen in der Nachbarschaft von manifesten Papillomen, sowie innerhalb einer klinischen Remissionsphase [357]. Da die Grenze zwischen Plattenepithel und Flimmerepithel als Prädilektionsstelle für das Auftreten der Papillomatose angesehen wird [213], wird angenommen, daß die Rezidive in ehemaligen Excisions- und Biopsiearealen (u.a. Tracheotomie,) durch iatrogene Schaffung einer derartigen Plattenepithel-Flimmerepithel – Grenze zu sehen ist [309].

2.2.2.1.3 Therapie

Der Verlauf der JLP ist unvorhersehbar und es ist bisher keine Therapie bzw. Therapiekombination bekannt, die das HPV-Virus und damit die JLP sanieren könnte. In der Vergangenheit bewirkte jeder neue therapeutische Ansatz zunächst eine euphorische Stimmung, die später dann aufgrund der unweigerlichen Rezidive einer sachlichen, nüchternen Betrachtungsweise Platz machte. So ging es auch dem CO_2-Laser, der zwar nicht die ursprüngliche Hoffnung, die JLP sanieren zu können, erfüllte, der aber dennoch heute als Methode der Wahl für die chirurgische Therapie der JLP anzusehen ist. Sein Vorteil ist die Präzision des kontaktlosen Arbeitens in Verbindung mit seiner hämostatischen Qualität. Das Prinzip aller chirurgischer Interventionen, so auch mit dem Laser, ist es, die Tumormasse zu verkleinern, um eine möglichst unbeeinträchtigte Atmung und Stimme zu erzielen. Eine radikalchirurgische Maßnahme ist unmöglich, u.a. aufgrund des Virusnachweises in klinisch nicht befallenen Schleimhautarealen [357] und ist wegen der Gefahr der unkontrollierten Vernarbung mit irreversibler Stimmschädigung und/oder postoperativer Glottisstenose kontraindiziert. Wetmore et al. [403] beschrieben in 35 % der Fälle nach laserchirurgischen Eingriffen wegen JLP im weiteren Verlauf Narbenkomplikationen. Besonders kritisch ist die Region der vorderen Komissur, die daher besser schrittweise, in mehreren aufeinanderfolgenden Eingriffen angegangen werden sollte [309]. In jedem Fall ist es günstiger im Ausmaß der Resektion zurückhaltend zu sein und gesunde Schleimhautareale zu schonen, selbst auf die Gefahr residuelle Papillome in situ zu belassen, als die Gefahr eine Larynxstenose heraufzubeschwören. Ob die kürzlich für die Therapie der JLP empfohlene Argonplasmakoagulation [35,36] wirklich einen Fortschritt darstellt, bleibt abzuwarten.

Unterstützend zur laserchirurgischen Resektion wird die *Interferontherapie*, als kausaler therapeutischer Ansatz, seit Beginn der 80er Jahre eingesetzt. Es sprengt den Rahmen eines Referates über die Chirurgie des kindlichen Larynx', auf die umfangreiche Literatur der Interferontherapie näher einzugehen. Pauschal kann gesagt werden, daß auch hier die zunächst hohen Erwartungen [138,247] im Verlauf der Zeit gedämpft wurden, insbesondere durch den Nachweis persistierener HPV-DNA in den Schleimhäuten des Larynx' während einer Remission bzw. durch Rezidive unter der Interferontherapie [356]. Vor diesem Hintergrund und wissend, daß auch in klinisch nicht befallenen Schleimhäuten nahezu gleich hohe Konzentrationen an HPV-DNA gemessen wurden, wie im Papillom selbst [305], muß die Erfolgsaussicht einer intraläsionalen Interferontherapie [387] sehr zurückhaltend beurteilt werden.

3 Trachea

3.1 Tracheotomie

Obwohl m.E. immer ein epithelisiertes Tracheostoma angelegt werden sollte, hat sich der Begriff der Tracheostomie bisher nicht durchsetzen können, sodaß Tracheo**tomie** und Tracheostomie austauschbare Begriffe sind. Im Verlauf des Kapitels wird deutlich werden, warum heute unter einer Tracheotomie immer eine Tracheostomie verstanden und auch in diesem Sinn operiert werden sollte.

3.1.1 Indikation

Ursprünglich stellte die Tracheotomie die ultima ratio für eine drohenden Verlegung der oberen Luftwege dar, die im Kindesalter früher nahezu ausschließlich entzündlicher Genese war: Während im letzten Jahrhundert hier die Diphterie an erster Stelle stand, trat in diesem Jahrhundert die Laryngotracheobronchitis und insbesondere die akute Epiglottitis als Hauptindikation für eine kindliche Tracheotomie in den Vordergrund. Noch in einer Übersichtsarbeit aus dem Jahr 1972, in der 4000 (!) Tracheotomien analysiert wurden, stellte diese Indikation bis zum Jahr 1960 mit 36 % aller Tracheotomien die häufigste Indikation dar, wobei besonders bemerkenswert ist, daß Kinder mit einer akuten Epiglottitis damals zu 100 % tracheotomiert wurden [373]. Eine Erweiterung der Indikation erfuhr die Tracheotomie zur Langzeitbeatmung im Rahmen der Poliomyelitis-Epidemien (Bulbärparalyse).

Mit Entwicklung der endotrachealen Langzeitbeatmung im Rahmen der pädiatrischen Intensivmedizin in den 60er Jahren, hat sich das Indikationsspektrum für die Tracheotomie deutlich gewandelt. Während entzündliche Atemwegsverlegungen 1982 noch für 11 % der Tracheotomien verantwortlich zeichneten [402], sind sie in jüngeren Arbeiten nicht mehr in diesem Zusammenhang zu finden: Die akut entzündliche Verlegung der oberen Luftwege (akute Epiglottitis) wird heute intubiert. Die stenosierende subglottische Laryngitis (Pseudokrupp) wird fast immer konservativ beherrscht (Epinephrin, Atemluftbefeuchtung, Sedierung, Sauerstoffgabe, Kortison) und verlangt nur in Ausnahmefällen eine Intubation. Dennoch stellt die Verlegung der oberen Luftwege auch heute noch mit einer Häufigkeit zwischen 43 % und 80 % eine Hauptindikation für die Tracheotomie dar [43,136,216,349], jetzt aber aufgrund kongenitaler oder erworbener subglottischer Stenosen [43,50,84,93,216,349,351,384]. Die Langzeitbeatmung wegen IRDS und bronchopulmonaler Dysplasie stellt die zweithäufigste Indikation [43,136,216,334,365].

Die Fortschritte der pädiatrischen Intensivtherapie haben einerseits zu einem dramatischen Rückgang der Tracheotomiefrequenz geführt [84,93], andererseits den Zeitpunkt der Tracheotomie zu immer jüngeren Lebensaltern hin verschoben: Während das Durchschnittsalter für Tracheotomien Anfang der 80er Jahre noch 5,3 Jahre betrug [84] bzw. in dieser Zeit nur 30–45 % der Kinder unter einem Jahr alt waren [50,373], sind inzwischen 70 % der tracheotomierten Kinder jünger als ein Jahr [349], mehr als die Hälfte dieser Gruppe ist jünger als 5 Monate [351], nicht selten muß dieser Eingriff bei Frühgeborenen und Säuglingen durchgeführt werden [216,301,334]. Die gestiegene Tracheotomiefrequenz bei Säuglingen und Kleinkindern ist eine direkte Folge der verbesserten pädiatrischen Intensivmedizin aufgrund der steigenden Zahlen intubationsbedingter subglottischer Stenosen. Diese Entwicklung ist dafür verantwortlich, daß in jüngerer Zeit wieder eine Zunahme der Tracheotomien beobachtet wird [292].

3.1.2 Operation

Eine Tracheotomie ist technisch recht einfach, dennoch, insbesondere bei Kindern, eine verantwortungsvolle Operation hinsichtlich möglicher Folgeschäden. Über eine horizontale Hautinzision in Höhe des Cricoids (das bei Kindern sehr hoch steht), wird die äußere Larynxmuskulatur dargestellt, in der linea alba längs gespalten und retrahiert. Der Schilddrüsenisthmus wird unterminiert und durchtrennt. Die Trachea wird zwischen 2. und 4.Trachealspange *längs inzidiert.* Es wird kein Knorpel entfernt und auch kein gestielter Tracheallappen (z. B.Björk Lappen) angelegt (Stenosegefahr). Damit ist die Tracheotomie beendet, es erfolgt jetzt die *Tracheostomie:* Die mobilisierte Halshaut wird mit monofilem Nahtmaterial (Prolene oder Monocryl) mit der Trachealwand vereinigt mit Schaffung einer muco-cutanen Anastomose, des plastischen Tracheostomas. Dieser Schritt erscheint uns eminent wichtig, um Spätschäden zu vermeiden und wird leider allzu wenig praktiziert (Im englischsprachigen Schrifttum scheint diese Technik kaum bekannt zu sein). Eine perkutane Dilatationstracheotomie ist im Kindesalter kontraindiziert [55,323]

Jede Tracheotomie sollte als plastische Maßnahme, als Tracheostomie, durchgeführt werden, aus folgenden Gründen: Erstens ist der Kanülenwechsel problemlos möglich, da sich kein subcutanes Gewebe bzw. die Längsmuskulatur des Halses vor das Stoma schieben kann. Zweitens schützt das epithelisierte Stoma die Halsweichteile vor Kontamination und Infektion durch evtl. entzündlich verändertes Trachealsekret. Drittens besteht nach evtl. auftretender accidenteller Kanülendislokation nicht die Gefahr einer via falsa bei dem Versuch die Kanüle rasch, teilweise notfallmäßig, wieder zu einzuführen. Viertens wird der sonst unvermeidliche, stets superinfizierte Granulationskanal vermieden, der zu intratrachealen und suprastomalen Granulationen führt. Fünftens ist dieser Granulationskanal verantwortlich für Spätschäden nach einer Tracheotomie, insbesondere für die Trachealstenose. Sechstens ist nach Fortfall der Indikation für die Tracheotomie das Tracheostoma sauber und problemlos mit Hilfe eines Türflügellappens zu verschließen, der gleichzeitig zu einer Stabilisierung der Tracheavorderwand führt. Dieses verhindert schließlich die als Komplikation eingestufte Entwicklung einer tracheokutanen Fistel, wie sie häufig nach dem Dekanulement eines nicht plastisch angelegten Tracheostomas auftritt.

3.1.3 Notfalltracheotomie

Die Notfalltracheotomie (Coniotomie) in akut lebensbedrohlicher Atemnotsituation ist im Kindesalter ein ungleich schwierigerer und komplikationsträchtigerer Eingriff als im Erwachsenenalter: Das subcutane Fett ist stärker ausgeprägt, die knorpeligen Strukturen des laryngotrachealen Skeletts sind weicher, sodaß die Orientierung für den palpierenden Finger außerordentlich erschwert ist. Man sollte sich am Zungenbein orientieren, das auch bei Frühgeborenen deutlich palpabel ist, um zunächst eine Höhenvorstellung des Larynx zu erhalten und dann, den Larynx zwischen zwei Fingern fixiert, eine vertikale Hautinzision ca. 3 cm unter dem Zungenbein durchführen. Mit dem Finger wird das Lig.conicum *gefühlt* und horizontal inzidiert. Nach Einführen eines Endotrachealtubus' und Stabilisierung der Herz-Kreislaufsituation, muß sich die lege artis Tracheotomie anschließen und die Coniotomie verschlossen werden. In größter Not kann eine Punktion der Trachea mit einer großlumigen intravenösen Verweilkanüle versucht werden, an die eine Spritze angeschlossen ist, um durch Luftaspiration die endotracheale Lage zu erkennen [401].

3.1.4 Komplikationen der Tracheotomie

3.1.4.1 Intraoperative Komplikationen

Bei Kindern, insbesondere bei Säuglingen, muß aufgrund des sehr hoch stehenden Larynx die Schnittführung dementsprechend angepaßt werden. Eine zu weit kaudal gewählter Zugang kann zu Problemen mit den großen Gefäßen führen: der Aortenbogen liegt bei Kindern manchmal in Höhe des manubrium sterni, ein hoch verlaufender Truncus brachiocephalicus (Art. Anonyma) kann die zervikale Trachea kreuzen [401]. Ein weiteres intraoperatives Problem entsteht durch Lufteintritt zwischen der tiefen und der oberflächlichen Halsfaszie, mit resultierendem Emphysem, Pneumomediastinum oder Pneumothorax in 3–9 % der Fälle. Zur Vermeidung dieser ernsten Komplikation wird empfohlen, die prätracheale Faszie so weit wie möglich zu schonen. Schließlich kann bei nicht streng medianer Präparation die hoch stehende Pleurakuppel (Pneumothorax) verletzt werden [401].

3.1.4.2 Postoperative Komplikationen

Eine seltene jedoch häufig fatale Frühkomplikation nach einer kindlichen Tracheotomie ist die *Arrosionsblutung* [84,308]. Erst kürzlich wurde eine tödliche Arrosionsblutung bei einem 4 Monate alten Kind beschrieben, bei dem mit der Trachealkanüle über die Hautwunde eine via falsa ins Mediastinum geschaffen wurde, in deren Verlauf es zu einer Arrosion der Aorta kam [300]. Dieser tragische Fall unterstreicht die Wichtigkeit der oben dargestellten Operationstechnik mit Schaffung eines epithelisierten Stomas, das diese Komplikation sicher vermieden hätte. (Auch überlange Kanülen können zu einer Läsion der Tracheavorderwand und danach zur arteriellen Arrosionsblutung führen. Dieses deutet sich jedoch schon vorher durch Blutung aus der Trachealschleimhaut an).

Hautemphysem und Pneumothorax sind relativ häufige Frühkomplikationen mit einer Inzidenz zwischen 3 und 9 % [50,216,301,351,373], bei frühgeborenen bis zu 25 % [301], teilweise mit tödlichem Ausgang [120].

Die gefürchtesten und zugleich häufigsten Frühkomplikationen sind die *Kanülendislokation* und die *Kanülenobstruktion* durch Sekret. Diese, in einem hohen Prozentsatz für die tracheotomiebezogene Mortalität verantwortliche Zwischenfälle, werden in nahezu allen Übersichtarbeiten als schwerwiegende Komplikationen beschrieben [84,93,136,216,373]. Je kleiner die Kinder sind, desto höher ist auch diese Komplikationsrate, ein Zusammenhang, der besonders bei tracheotomierten Frühgeboren deutlich wird: diese erleiden doppelt so häufig lebensbedrohliche Komplikationen, wie reife Neugeborene [136,216,301,334]. Nicht selten enden diese Komplikationen fatal. Zwar ist die direkt der Tracheotomie bei Kindern angelastete Mortalität von erschreckenden 24 % aus dem Jahr 1974 [112], über 11 % [334] bzw. 8,5 % [402] auf inzwischen 1,8 % [221] gesunken, dennoch unterstreicht der mit 19 % immer noch hohe Anteil an lebensgefährlichen Zwischenfällen in einer großen Klinik die Gefahr, in der tracheotomierte Kinder schweben [351]. Die tödlichen Zwischenfälle beruhen – von seltenen Ausnahmen abgesehen – auf den Kanülenobstruktionen bzw. -dislokationen [136,301,334,349,351,402]. Während die Kanülenobstruktion ein immanentes Problem darstellt, das eventuell durch verbesserte Überwachung und Pflegemaßnahmen (Atemluftbefeuchtung, medikamentöse Sekretolyse, Absaugen des Sekretes, pulsoxymetrische Überwachung etc.) verbessert werden kann, wäre m.E. manche tödliche verlaufende Kanülendislokation, insbesondere für die Fälle, die zu einer via falsa führten, mit der oben dargestellten Operationstechnik vermeidbar gewesen. Es muß daher verwundern, daß die Tracheotomie bis in die jüngste Zeit – soweit die Operationstechnik in der Literatur beschrieben wurde – als einfache Tracheotomie mit einem sich selbst überlassenem Granulationskanal beschrieben wird [84,93,136,301, 349,365].

Die Kanülenprobleme bestehen solange das Tracheostoma besteht, es gesellen sich jedoch noch andere, typische *Spätkomplikationen* hinzu, allen voran die peristomalen und intratrachealen Granulationen. Die Granulationspolypen entstehen durch Scheuerirritationen der Kanüle im Stomabereich, besonders am Ort des größten Drucks, d.h. am kranialen Pol. Nach einigen Autoren sind diese Granulationspolypen, die teilweise als gestielte Polypen zu einer komplettenVerlegung des Larynx führen können [153], derart regelmäßig anzutreffen, daß sie nicht mehr zu den Komplikationen zu rechnen seien [255,325,349]. Die wesentliche Ursache für diese reaktiven Veränderungen liegt in einem nicht epithelisierten Stoma, da hier die Kanüle in ständigem Kontakt mit dem Granulationskanal steht. Von einer endoskopischen oder externen Abtragungen dieser Polypen wird aufgrund der hohen Rezidivrate abgeraten, solange die Noxe, d.h. die Kanüle vorhanden ist [325]. Die stets superinfizierten Granulationspolypen und die häufig gleichzeitig vorhandenen peristomalen Granulationen sind die Ursache für eine weitere Spätkomplikation, den *suprastomalen Kollaps,* als Ausdruck einer umschriebenen Tracheomalazie [50,84,266,402], der zu einem nennenswerten Hindernis bei einem geplanten Dekanülement werden kann. Beide Veränderungen, Granulationsbildung und suprastomaler Kollaps, sind mit der plastischen Tracheotomie zwar nicht immer zu vermeiden, da auch das epithelisierte Stoma den Druck der Kanüle auf die suprastomale Trachea nicht endgültig auffangen kann, sie sind jedoch deutlich geringer ausgeprägt.

3.1.5 Das Dekanülement

Nach Ausheilen der grundlegenden Erkrankung ist ein Tracheostoma nicht mehr nötig, sodaß es verschlossen werden kann. Vor einem Verschluß, der eine normale Lungenfunktion voraussetzt, muß eine Laryngo-Tracheo-Bronchoskopie erfolgen, um reaktive Veränderungen, die zu einer Atemwegsobstruktion führen können, auszuschließen bzw. diese zu beseitigen. Suprastomale Granulationspolypen sind jetzt zu entfernen. Für das Dekanülement eines nicht plastisch angelegten Stomas wird der tägliche Kanülenwechsel mit immer kleineren Durchmesser („down-sizing") empfohlen [282,301], um die dynamischen Veränderungen, insbesondere eine malazische Einengung ohne Gefährdung des Kindes zu erkennen und gegebenenfalls therapieren zu können. Nach problemloser Tolerierung der kleinsten (geblockten) Kanüle, wird diese entfernt und das residuelle Stoma abgeklebt, um sekundär abheilen zu können. Zwei unterschiedliche *Komplikationen* führen zu Problemen bei dieser Art von Dekanülement: Der sich sebst überlassene Granulationskanal hält häufig dem endotrachealen Druck nicht stand, sodaß sich eine *tracheokutane Fistel entwickelt,* deren Häufigkeit mit 3,3 % [288] bis zu 52 % [282] angegeben wird. Diese Fistel ist im Allgemeinen problemlos mit einem kleinen Folgeeingriff zu verschließen [43].

Ernstere Probleme bereitet die zweite Komplikation, die umschriebene *Tracheomalazie* bzw. der *suprastomale Kollaps,* der ein Dekanülement erschweren kann. Bei 10 % bis zu 29 % der kindlichen Tracheotomien führt die Schwächung der Trachealwand dazu, daß diese Region durch den inspiratorischen Sog einwärts verlagert wird und eine Stenosierung bewirkt [16,226]. Die Therapie dieses erschwerten Dekanülements erfolgt durch eine Hochnaht der suprastomalen Trachea an die äußere Längsmuskulatur des Halses bzw. an das Sternum [6,16,146,282,311,384] oder durch Verstärkung der Tracheavorderwand mit Rippenknorpel [384].

Das Dekanülement nach einer plastischen Tracheotomie verläuft nach unseren Erfahrungen problemloser, insbesondere da die suprastomalen Granulationen eine geringere Rolle spielen. Erkennt man vor dem geplanten Dekanülement bei der obligaten Endoskopie, daß die Kanüle eine Dorsalverlagerung der Trachea nennenswerten Ausmaßes (d.h. wenigstens zu 50 % des Lumens) bewirkt hat, so führen wir eine Stomarevision durch, bei der die suprastomale Trachea nach außen verlagert wird und mit der unter Spannung stehenden Haut des Halses vereint wird. Anschließend wird das Ergebnis für 4–8 Wochen mit einem T-tube geschient. Danach wird das Stoma, wie in den anderen Fällen auch, mit Hilfe eines kleinen Türflügellappens, der die Tracheavorderwand rekonstruiert, verschlossen. Sollte diese Maßnahme nicht ausreichen, kann die Tracheavorderwand mit einem Rippenknorpeltransplantat wie bei der laryngotrachealen Rekonstruktion stabilisiert werden [381].

Die dritte, schwerwiegende Spätkomplikation einer Tracheotomie, die *Trachealstenose* wird im folgenden Kapitel besprochen.

3.2 Kongenitale Fehlbildungen der Trachea

3.2.1 Atresie bzw. Agenesie der Trachea

Diese seltene Fehlbildung ist mit dem Leben nicht vereinbar. Nur für kurze Zeit können Kinder überleben, wenn eine ösophagobronchiale Verbindung besteht. Auch Versuche, den Ösophagus als Trachealersatz zu nutzen, scheiterten an den schweren synchronen Mißbildungen [331].

3.2.2 Trachealsegel

Hierbei handelt es sich um konzentrische oder exzentrische dünne Schleimhautmembranen, die zu unterschiedlich ausgeprägter Stenosierung des Lumens führen können. Das Trachealgerüst selbst ist nicht betroffen. Die Behandlung besteht in einer endoskopischen Dilatation [331]oder in einer laserchirurgischen Durchtrennung.

3.2.3 Umschriebene, bindegwebige Trachealstenosen

Umschriebene fibröse Stenosen können im gesamten Verlauf der Trachea vorkommen. Ihre Längenausdehnung ist größer als bei den Segelbildungen und sie involviert auch tiefere Schichten der Trachealwand [34]. Die Kinder zeigen einen expiratorischen, in fortgeschrittenen Fällen einen biphasischen Stridor mit interkostalen und substernalen Einziehungen.

Eine Dilatation von rigiden ausgedehnteren Trachealstenosen ist selten erfolgreich, kann aber bei Erwachsenen versuchsweise durchgeführt werden [345]. Bei Kindern hat sich eine Bougierung nicht bewährt [353] und ist aufgrund der tangential wirkenden Scheuerkräfte während der Bougierung sowie des kleineren Durchmessers der Trachea immer mit der Gefahr einer akuten, ödem- oder blutungsbedingten Lumenverlegung verbunden, die besonders bei distalen, carina-nahen Stenosen eine vitale Gefährdung darstellen [179,196]. Gute Ergebnisse in der Therapie congenitaler (und erworbener) kindlicher Trachealstenosen wurden mit der endoskopischen Ballondilatation mitgeteilt [19,164]: Der angioplastische Ballonkatheter wird über den endotrachealen Tubus bzw. über das Tracheostoma bis in die Stenose geführt und dort mit 4–6 bar insuffliert. Üblicherweise erfolgen 2–3 Insufflationen innerhalb von 20–45 Sekunden, ein Vorgehen, das teilweise nach Tagen oder Wochen wiederholt werden muß [164,201,256].

Die sicherste und endgültige Therapie einer umschriebenen Trachealstenose besteht in der Resektion des involvierten Trachealsegmentes mit End-zu-End Anastomose [222,382,383,163,149].

3.2.4 Fehlbildungen des Trachealknorpels

3.2.4.1 Tracheomalazie

Die kongenitale Tracheomalazie ist eine relativ häufig vorkommende Fehlbildung, die in 15 % aller diagnostischer Endoskopien bei Kleinkindern und Säuglingen nachgewiesen wurde, die häufig mit bronchopulmonaler Dysplasie, niedrigem Geburtsgewicht oder Frühreife verknüft ist [200]. Nicht selten finden sich andere Fehlbildungen, allen voran die tracheooesophageale Fistel [26] bzw. eine Oesophagusatresie [117].

Bei der Tracheo(broncho)malazie ist die atemsynchrone Lumenveränderung der Trachea abnorm übersteigert, sodaß bei der Expiration, insbesondere wenn sie forciert erfolgt, wie z. B. beim Schreien oder beim Husten die pars membranacea die Tracheavorderwand berührt und damit eine funktionelle Stenose verursacht [331]. Die Symptomatik des teilweise hochfrequenten Stridors kann bereits bei der Geburt vorhanden sein, sie steigert sich jedoch mit zunehmender Aktivität des Säuglings oder nach unspezifischen Infekten. In der Regel – falls keine weiteren Fehlbildungen vorhanden sind – bessern sich die Symptome von selbst und sind im Allgemeinen mit 18–24 Monaten verschwunden [331].

Bei einigen Kindern verursacht die funktionelle Stenosierung des Tracheobronchialbaumes jedoch ernste pulmonale Probleme mit Sekretretentionen, Bronchitiden, Bronchiektasen und Pneumonien, sodaß ein aktives Vorgehen indiziert ist. Die häufigste Maßnahme besteht in einer Tracheotomie mit folgender CPAP Beatmung [200,210], eventuell in Verbindung mit einer überlangen Trachealkanüle als zusätzliche endotracheale Schienung [424].

3.2.4.2 Trachealstenose durch komplette Trachealringe und Gefäßmißbildungen

Die kongenitale Trachealstenose auf dem Boden fehlgebildeter, kompletter ringförmiger Trachealspangen („Ringknorpeltrachea") repräsentiert einen lebensbedrohlichen Zustand. In der Erstbeschreibung über 24 Fälle [49], wurde die langstreckige Trachealfehlbildung in drei Kategorien unterteilt: Die generelle Hypoplasie vom Cricoid bis zur Carina, die tunnelförmige Stenose und die segmentale Stenose. Seitdem wurden weniger als 100 derartiger Fehlbildungen beschrieben [87]. Zu 30 % ist die Ringknorpel-Trachea mit einer Fehlbildung der Art.pulmonalis (pulmonary artery sling) kombiniert [17]: Hierbei entspringt die linke Art.pulmonalis distal von der rechten Pulmonalarterie und zieht zwischen Trachea und Ösophagus zur linken Lunge. Dies in Kombination mit dem ligamentum arteriosum zwischen linker Pulmonalarterie und Aorta bildet den vaskulären Ring („ring-sling-complex"). Eine weitere Gefäßanomalie, die häufig zu einer Trachealstenose führt und auch in Kombination mit einer Ringknorpeltrachea gesehen wird, ist die abnorm verlaufende Art. anonyma (Truncus brachiocephalicus), die weiter distal als üblich entspringt und daher schräg von links kaudal nach rechts cranial über die Trachea verläuft und eine ventrale Kompression der distalen Tracheavorderwand bewirkt [103,207,248]. Die Diagnose erfolgt endoskopisch mit Nachweis einer ventral pulsierenden Stenose der distalen Trachea. Durch Kompression des Gefäßes mit dem Bronchoskop kann typischerweise der Radialispuls der rechten Hand ausgelöscht werden. Die endgültige Diagnose erfolgt mit dem MRT [103,379]. Die Therapie der gefäßinduzierten Trachealstenose erfolgt durch die dekomprimierende Aortopexie [207,248]

Die Symptome der *Ringknorpeltrachea* entsprechen einer Obstruktion der großen Luftwege: Dyspnoe, biphasischer Stridor, Giemen und Cyanose. Bei einer abnorm verlaufenden Art. anonyma sind reflektorische Atemstillstände, die Reflexapnoe („dying spells") ein typisches Symptom [207]. Die Ausdehnung bestimmt den Zeitpunkt der Beschwerden: segmentale kurzstreckige Fehlbildungen werden später symptomatisch, als langstreckige Verläufe. Ist die gesamte Trachea betroffen, entsteht unmittelbar postpartal ein Atemnotsyndrom. Die Diagnose erfolgt endoskopisch. Bei Verdacht auf eine synchrone Gefäßmißbildung hat sich das MRT bewährt, das nach jüngsten Untersuchungen als der „Gold-Standard" für diese Form der Fehlbildung gelten kann [103].

3.2.4.2.1 Therapie

Die Therapie ist abhängig von der Ausdehnung des Befundes: Die endoskopische Ballondilatation konnte bei kurzstreckigen segmentalen Ringknorpeln erfolgreich durchgeführt werden [19]. Im Allgemeinen wird jedoch bei segmentalen Ringtracheen die *Resektion mit End-zu-End Anastomose* bevorzugt [149,163,423]. Mattingly berichtete von einer ausgedehnten kongenitalen Trachealstenose, bei der er 50 % der Trachea resezierte und eine End-zu-End Anastomose durchführen konnte [246]. Dies dürfte das Maximum einer jemals mit dieser Methode versorgten Fehlbildung sein. Für die Fälle, die nicht mehr mit einer primären Anastomose zu versorgen sind, wurde von Kimura die Trachealplastik mit *Rippenknorpelimplantation* in die ventral eröffnete Ringknorpeltrachea empfohlen. Diese Methode, die analog zu der laryngotrachealen Rekonstruktion zu sehen ist, ermöglichte die Sanierung einer bis dahin als unheilbar angesehen Fehlbildung [125,368]. Um auch langstreckige Trachealfehlbildungen, die sich in den Bronchialbaum ausdehnen können, zu versorgen, wurde das Rippenknorpelimplatat durch die *Pericard Tracheoplastik* ersetzt [194]. Das Pericard läßt sich leichter modellieren und hat darüber hinaus den Vorteil, daß es in ausreichender Menge

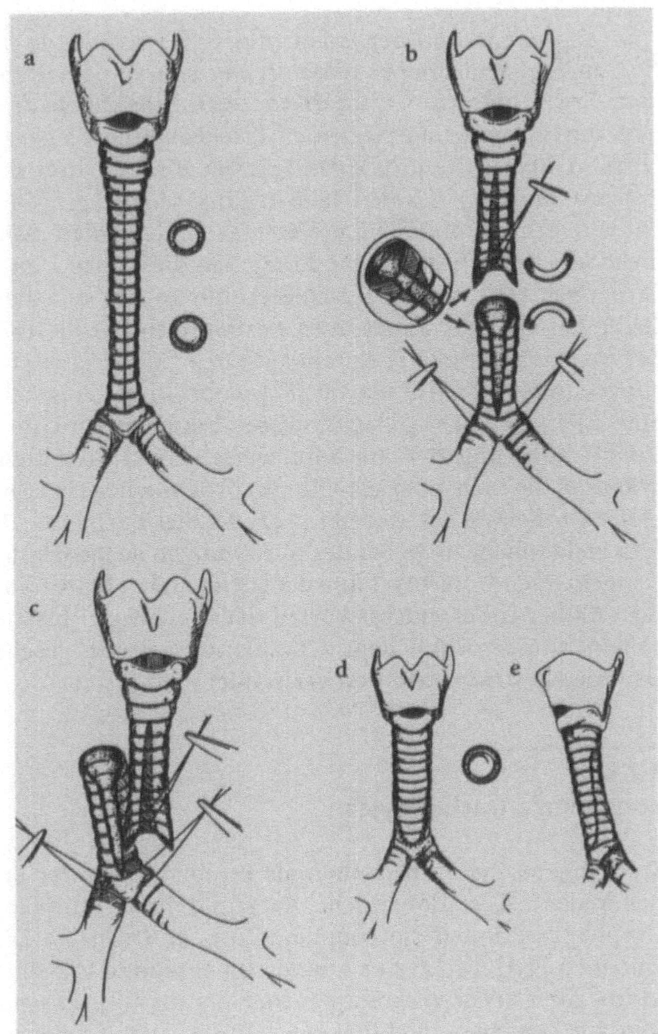

Abb. 19. Tracheagleitplastik. Die Stenose wird in der Mitte quer durchtrennt (**a**). Das obere Segment wird an der Hinterwand, das kaudale Segment an der Vorderwand längs inzidiert und so erweitert (**b**). Die beiden Trachealsegmente gleiten nach Mobilisation übereinander (**c**) und werden miteinander anastomosiert (**d, e**). (Nach Grillo aus [85])

im Operationsgebiet (die Operation wird nach medianer Sternotomie mit extrakorporaler Zirkulation durchgeführt) gewonnen werden kann, sodaß es noch kürzlich die am häufigsten eingesetzte Operationstechnik war [17,64,99]. Dennoch darf nicht vergessen werden, daß die Korrektur langstreckiger Trachealstenosen ein schwieriger und ungewöhnlich komplikationsträchtiger Eingriff ist, der mit einer hohen Mortalität zwischen 23 % und 77 % der Fälle verbunden ist [12,87,232].

Eine noch sehr junge, gänzlich andere Operationsmethode, wurde 1989 von Tsang et al. unter dem Begriff „Tracheagleitplastik" (slide tracheoplasty) vorgestellt, die ohne ortsfremdes Material (Rippenknorpel bzw. Pericard) auskommt [367]. (Abb. 19).

Ausgehend von der Erfahrung, daß maximal 50 % der Trachea mit einer End-zu-End Anastomose reseziert werden können, wird bei der langstreckigen, vom Cricoid bis zur Carina reichenden Ringknorpeltrachea diese in der Mitte quer durchtrennt, und die beiden Tracheahälften an gegenüberliegenden Flächen längs inzidiert: Die proximale Trachea wird an ihrer dorsalen Seite, die distale Trachea an ihrer ventralen Seite in gänzer Länge gespalten. Anschließend gleiten beide Trachealstümpfe übereinander und werden Seite-zu-Seite miteinander anastomosiert. Hierdurch verkürzt sich die Trachea um die Hälfte, der Umfang verdoppelt sich, sodaß der Querschnitt in der 4-fachen Dimension zunimmt. Grillo berichtete erstmals über 4 erfolgreich mit dieser Methode operierte Kinder ohne nennenswerte Komplikationen [147]. Inzwischen liegen weitere Erfahrungen mit dieser Technik vor [87], wobei in der jüngsten Mitteilung bereits über eine 4 jährige Nachbeobachtungszeit berichtet wird, ohne daß sich eine Wachstumsverzögerung der anastomosierten Trachealhälften nachweisen ließ [85]. Während die nicht operierte Ringknorpeltrachea (in segmentaler Form) ein normales Größenwachstum zeigt [242], ist dies nach einer Tracheagleitplastik insofern erstaunlich, als es bei der notwendigen ausgedehnten Mobilisation zu einer weitgehenden Unterbrechung der segmentalen Blutversorgung der Trachea kommen muß. Als besonderer Vorteil der Tracheagleitplastik wird das weitgehende Fehlen von bedrohlichem Granulationsgewebe gesehen, da trachea-eigenes Gewebe zur Rekonstruktion verwendet wird [85,147].

3.2.5 Kongenitale Trachealzysten

Tracheogene Zysten entstehen als Fehlbildungen der primitiven Trachealknospen in der 4. Gestationswoche. Aufgrund ihrer embryologischen Beziehung zum Ösophagus können sie ösophageale oder tracheale Differenzierungsprodukte enthalten [331]. Die Zysten können im gesamten Verlauf der Trachea vom Cricoid bis zur Carina vorkommen und bis ins Erwachsenenalter asymptomatisch sein. Im Fall einer Infektion machen sie nach Größenzunahme durch Verdrängungserscheinungen auf sich aufmerksam, entweder von Seiten der Trachea (Stridor, Giemen, Husten) oder von Seiten des Ösophagus' (Dysphagie). Die Diagnose wird radiologisch (CT, MRT) und endoskopisch mit Nachweis einer extratrachealen Kompression gestellt. Die Therapie besteht in der chirurgischen Entfernung der Zyste [331].

3.2.6 Trachealbronchus

Diese relativ häufige Fehlbildung, die in ca 3 % aller erwachsener Bronchogramme nachzuweisen ist, besteht in einem trachealen Abgang des rechten Bronchus oberhalb der Carina. Die Fehlbildung wird zumeist als Zufallsbefund aufgedeckt und bedarf üblicherweise keiner besonderen Therapie [331].

3.3 Erworbene Veränderungen der Trachea

3.3.1 Sekundäre Tracheo(broncho)malazie

Die sekundäre Erweichung des primär stabilen trachealen Stützgerüstes ist die häufigere Form der Tracheomalazie. Die Langzeitbeatmung bei Frühgeborenen ist ein wesentlicher Auslöser für diese Entwicklung. Als häufigstes Symptom findet sich die Apnoeattacke (56 %), gefolgt von Stridor (52 %) und Tachypnoe (50 %), chronischer Husten und asthmatoides Giemen wurden seltener beobachtet [200]. Neben einem ursächlichen Beatmungstrauma kann auch im Kindesalter die Tracheomalazie durch externen Druck verursacht sein, wie z. B. durch Gefäßmißbildungen [245,376], durch eine Struma [133], den Thymus [200] oder durch Teratome und bronchogene Zysten [27].

Die *Therapie* hängt ab von der zugrundeliegenden Störung: Die Tracheomalazie nach Langzeitbeatmung wegen IRDS oder bronchopulmonaler Dysplasie wird mit CPAP Beatmung über eine endotracheale Intubation oder über eine Tracheotomie erfolgreich behandelt [98,200,424]. Gefäßmißbildungen werden thorxchirurgisch versorgt: Re-Implantation der Art.subclavia bzw. Aortopexie [3,117,366,424]. Ist die Malazie Resultat einer externen Kompression (Thymus, Struma, Zysten etc.) muß die entsprechende Pathologie chirurgisch beseitigt werden. Für die Fälle, die nach der Dekompression noch einen Tracheo(bronchialen) Kollaps zeigen, ist die segmentale Resektion des malazischen Areales anzustreben [90].

Probleme bereiten längerstreckige Malaziebezirke, die nicht primär reseziert werden können, unabhängig von ihrer Lokalisation und dem zugrunde liegenden Pathomechanismus. Die äußere Schienung mit einem Metallgitterstent, z. B. Marlex mesh [116,378] ist insofern problematisch, als diese Gitter nach Jahren die Tracheawand durchwandern und zu komplikationsträchtigen Granulationen führen können [121]. Gute Ergebnisse werden bei Rippenknorpeltransplantaten mitgeteilt [90,319,378], wobei ein stabiles Widerlager für das Implantat kranial und kaudal der Malazie Voraussetzung für ein tragfähiges Ergebnis ist. Sind ausgedehntere Areale der Trachea von der Erweichung betroffen, insbesondere wenn es zu einer zirkulären Malazie gekommen ist, dann ist eine ventrale Rippenknorpelverstärkung allein nicht ausreichend, da die übrige Trachealwand dem Implantat nicht genügend Halt bietet. In diesen Fällen muß eine äußere Stabilisierung erfolgen z. B.mit Keramikspangen [9], wie sie schon von Weerda et al. vorgestellt wurden [396,397]. Aber auch die mehrzeitigen Rekonstruktionen, die Meyer in seiner Monographie ausführlich darstellte, entweder über eine Tracheopexie mit extratracheal applizierten Rippenknorpel oder über eine Trachealrinne, haben für langstreckige Tracheomalazien noch heute ihre Gültigkeit behalten [257]. In jüngerer Zeit wird auch bereits für Kleinkinder die Versorgung mit einem endotrachealen Metallgitterstent für anderweitig nicht beherrschbare Fälle schwerer Tracheomalazie empfohlen [46,116,329,361]. Allerdings liegen diesbezüglich noch keine Langzeitergebnisse vor, sodaß mit der Anwendung dieser Stents äußerste Zurückhaltung geübt werden sollte.

3.3.2 Trachealstenose

3.3.2.1 Ätiologie

Die erworbenen Stenosen können durch ein externes Trauma verursacht sein (stumpfe oder scharfe Gewalteinwirkung im Rahmen von Verkehrsunfällen, Fahrradunfällen, Strangulation, Stich-und Schnittverletzung, Tracheotomie) oder durch ein internes Trauma ausgelöst werden (Intubationstrauma, Verätzung, iatrogene Schädigung durch Endoskope oder Hitze, i.e.Laser). Während das externe Halstrauma für Trachealstenosen des Erwachsenen eine große Rolle spielt, wird diese Ursache bei Kindern nur seltem angetroffen, da sie zum einen bei Verkehrsunfällen in ihren Kindersitzen besser geschützt sind, zum anderen die Anatomie des Halses bei Kindern, insbesondere bei Kleinkindern, eine direkte äußere Gewalteinwirkung auf den Larynx und die zervikale Trachea verhindert: Larynx und zervikale Trachea stehen in dieser Altersgruppe sehr hoch, der Hals ist insgesamt sehr kurz, sodaß der Unterkiefer die von vorn einwirkende Gewalt auffängt. Bis zum 2. Lebensjahr kommen Schädigungen der Trachea ausschließlich als internes Trauma (Intubation) vor, zwischen 2. und 12. Lebensjahr kommen zusätzliche Traumen durch Fremdkörperaspiration bzw. iatrogene Folgen im Rahmen ihrer Entfernung dazu [189].

Während der oro- oder nasotracheale Tubus bevorzugt den Larynx im subglottischen Bereich traumatisiert, erfolgt eine tracheale Schädigung bei langzeitbeatmeteten Kindern durch das Tracheostoma bzw. durch die Trachealkanüle. Ein wesentlicher wegbereitender Faktor für die Entwicklung einer stomalen Trachealstenose ist die Tracheotomie in der nicht epithelisierten Form [311], aber auch die Anlage eines Tracheallappens, sowie ein Mißverhältnis von Kanülengröße zur Stomaweite [131,219]. Die Inzidenz der Trachealstenosen nach einer Tracheotomie wird mit 14 % angegeben [226], wobei die genaue Zahl wahrscheinlich größer ist, da viele Kinder erst nach Jahren eine funktionell wirksame Stenose entwickeln, die häufig anderenorts versorgt wird.

3.3.2.2 Therapie

Im Gegensatz zu dem suprastomalen Kollaps, der als Frühschaden der Tracheotomie ein erschwertes Dekanülement verursacht und noch modellierbar ist (s.dort), entwickelt sich die stomale Trachealstenose Monate oder Jahre nach verschlossenem Tracheostoma.

Analog zu den höher gelegenen laryngotrachealen Stenosen bieten sich auch für die trachealen Stenosen zwei prinzipelle Vorgehensweisen an: Die Rekonstruktion der Trachea mit einem Rippenknorpelimplantat in die vertikal gespaltene Vorderwand [125,311,384,406]. Zweitens die Resektion der stenotischen Trachea mit End-zu-End Anastomose [8,163,222,243, 382,383]. Die Querresektion kann heute als die Methode der Wahl bei zervikalen Trachealstenosen des Kindesalters angesehen werden [149]. Voraussetzung für ein funktionsfähiges Ergebnis ist die spannungsfreie Anastomose: so berichten Wiatrak und Cotton [406], über 3 Kinder in ihrer Serie, die nach einer Querresektion eine Re-Stenose entwickelten und anschließend mit einem Rippenknorpelinterponat plastisch erweitert werden mußten. Um eine zu große Spannung nach ausgedehnterer Tracheaquerresektion zu vermeiden, hat sich die infrahyoidale Entlastungsinzision nach Montgomery bewährt. Nicht selten wird nach einer Tracheotomie, vor allem bei zu hoher Position des Tracheostomas, auch der kaudale Ringknorpel in die Stenose mit einbezogen, sodaß im Prinzip eine laryngotracheale Stenose resultiert. Diese Fälle galten bis vor kurzem als nicht resektabel [406]. Inzwischen muß dieses Urteil aufgrund der exzellenten Resultate mit der cricotrachealen Resektion revidiert werden [263,380].

Auch hochgradige Trachealstenosen können mit dem Laser reseziert werden, benötigen aber zur Stabilisierung anschließend ein T-tube oder einen Metallgitterstent [315,345]. Es verbleibt bei dieser Methode jedoch eine narbig geschwächte Trachealwand, die einen locus minoris resistentiae darstellt und eventuell zu einer Re-Stenose führt. Obwohl die laserchirurgische Therapie möglich ist, bietet sie keinen Vorteil. Im Gegenteil: sie verlangt eine lange Zeit der postoperativen Schienung und hinterläßt ein geschwächtes Trachealgerüst.

Distale Trachealstenosen enstehen durch Druck der Spitze des endotrachealen Tubus bzw. durch das kaudale Ende einer Trachealkanüle. Diese Stenosen können gleichermaßen durch Querresektion saniert werden. Im Frühstadium sind sie jedoch ungleich gefährlicher als die hohen Trachealstenosen, da sie zu akuter, kaum beherrschbarer Verlegung des Luftweges führen können: Isaacson beschreibt sehr eindrücklich in 4 Fällen akut lebensbedrohliche distale Trachealobstruktionen, die teilweise nur mit starrem Instrumentarium durchbrochen werden konnten und einmal mit einem angioplastischen Katheter aufgedehnt werden mußte [196].

Als Ausblick auf zukünftige Entwicklungen und bereits heute als ultima ratio anderweitig nicht mehr beherrschbarer langstreckiger Trachealstenosen angewandt, kann die von Herberhold erstmalig 1992 vorgestellte Trachealtransplantation gelten [168]. Bei insgesamt 24 Kindern, die an lebensbedrohlichen, bereits erfolglos voroperierten, langstreckigen Trachealstenosen litten, wurde die Transplantation konservierter Leichentrachea durchgeführt. Die Nachbeobachtungszeit reicht von 5 Monaten bis zu 10 Jahren, mit einer Überlebensrate von 83 % [101,198,199].

Literatur

1. Aboulker P, Sterkers JM, Demaldent JE (1966) Modifications apportees a líntervention de Rethi; interest dans les stenoses laryngotracheales et tracheales. Ann Otol Laryngol (Paris) 83: 98-106
2. Abrante Jeminez A, Perez Fernandez F, Mata Maderuelo F et al. (1992) Congenital paralysis of vocal cords: a review of 14 cases. Acta Otorhinolaringol Esp 43: 314-316
3. Adler SC, Isaacson G, Balsara RK. (1995) Innominate Artery compression of the trachea: Diagnosis and treatment by anterior suspension. a 25 year experience. Ann Otol Rhinol Laryngol 104: 924-927
4. Adriaansen FCP, Verwoerd Verhoef HL, van der Heul RO et al. (1988) A morphometric study of the growth of the subglottis after interruption of the circular structure of the cricoid. Otorhinolaryngology 50: 54-66
5. Ahmad, Sami KA, Rabeeah A (1993) A bifurcated endobronchial tube in the management of laryngotracheoesophageal cleft repair. Br. J.Anaesth 70: 696-698
6. Al Saati A, Morrison GAJ, Clary RA et al. (1993) Surgical Decannulation of Children With Tracheostomy. J Laryngol Otol 107: 217-221
7. Alpert CC, Brahen NH, Halstead LA et al. (1991) Aspiration into the trachea of a tracheal T tube in a pediatric patient. Anesth Analg 72: 693-695
8. Alstrup P, Sorensen, HR (1984) Resection of acquired tracheal stenosis in childhood. J Thorac Cardiovasc Surg 87: 547-549
9. Amedee RG, Mann WJ, Lyons GD (1992) Tracheomalacia repair using ceramic rings. Otolaryngol Head Neck Surg 106: 270-274
10. Amin MR, Isaacson G (1997) State dependent laryngomalacia. Ann Otol Rhinol Laryngol 106: 887-890
11. Anderson GJ, Tom LWC, Wetmore RF et al. (1988) The anterior cricoid split: the Children´s Hospital of Philadelphia experience. Int J Pediatr Otorhinolaryngol 16: 31-38
12. Andrews TM, Cotton RT, Bailey WW et al. (1994) Tracheoplasty for congenital complete tracheal rings. Arch Otolaryngol Head Neck Surg 120: 13631369
13. April MM, Marsh BR (1993) Laryngotracheal reconstruction for subglottic stenosis. Ann Otol Rhinol Laryngol 102: 176-181
14. Archer SM (1992) Acquired flaccid larynx. A case report supporting the neurologic theory of laryngomalacia. Arch Otolaryngol Head Neck Surg 118: 654-657
15. Archer SM, Crockett DM, McGill TJI. (1988) Hamartoma of the larynx. report of two cases and review of the literature. Int J Pediatr Otorhinolaryngol 16: 237-243
16. Azizkhan RG, Lacey SR, Wood RE (1993) Anterior cricoid suspension and tracheal stomal closure for children with cricoid collaps and peristomal tracheomalacia following tracheostomy. J Pediatr Surg 28: 169-171
17. Backer CL, Idriss FS, Holinger LD et al. (1992) Pulmonary artery sling. J Thorac Cardiovasc Surg 103: 638-691
18. Bagwell CE, Marchildon MB, Pratt LL (1987) Anterior cricoid split for subglottic stenosis. J Pediatr Surg 22: 740-742
19. Bagwell CE, Talbert JL, Tepas JJ (1991) Balloon dilatation of long segment tracheal stenosis. J Pediatr Surg 26: 153-159
20. Bailey CM (1988) Surgical management of aquired subglottic stenosis. J Laryngol Otol (Suppl) 17: 45-48
21. Batsakis J (1979) Tumors of the head and neck. Baltimore: Williams and Wilkins Co. Kapitel 9.
22. Bauman NM, Oyos TL, Murray DJ et al. (1996) Postoperative care following single stage laryngotracheoplasty. Ann Otol Rhinol Laryngol 105: 317-322
23. Bean JK, Verwoerd Verhoef HL, Verwoerd CDA (1994) Intrinsic and extrinsic factors relevant to the morphology of the growing cricoid ring after a combined anterior and posterior cricoid split: an experimental study in rabbits. Int J Pediatr Otorhinolaryngol 29: 129-137

24. Bell DW, Christiansen TA, Smith TE et al. (1977) Laryngotracheoesophageal cleft: the anterior approach. Ann Otol Rhinol Laryngol 86: 616-622
25. Belmont JR, Grundfast K (1984) Congenital laryngeal stridor (laryngomalacia). etiologic factors and associated disorders. Ann Otol Rhinol Laryngol 93: 430-435
26. Benjamin B (1984) Tracheomalacia in infants and children. Ann Otol Rhinol Laryngol 93: 438-441
27. Benjamin B (1980) Endoscopy in congenital tracheal anomalies. J Pediatr Surg 15: 164-171
28. Benjamin B (1993) Prolonged intubation injuries of the larynx: endoscopic diagnosis, classification and treatment. Ann Otol Rhinol Laryngol Suppl 160: 1-15
29. Benjamin B (1978) Treatment of infantile subglottic hemangioma with radioactive gold grain. Ann Otol Rhinol Laryngol 87: 18-21
30. Benjamin B, Carter P (1983) Congenital laryngeal hemangioma. Ann Otol Rhinol Laryngol 92: 448-455
31. Benjamin B, Inglis A (1989) Minor congenital laryngeal clefts:diagnosis and classification. Ann Otol Rhinol Laryngol 98: 417-420
32. Benjamin B, Mair EA (1991) Congenital interarytenoid web. Arch Otolaryngol Head Neck Surg 117: 1118-1122
33. Benjamin B, Parsons DP (1988) Recurrent respiratory papillomatosis: a 10 years study. J Laryngol Otol 102: 1022-1025
34. Benjamin B, Pitkin J, Cohen D. (1981) Congenital tracheal stenosis. Ann Otol Rhinol Laryngol 90: 364-368
35. Bergler W, Hönig M, Götte K et al. (1997) Treatment of recurrent respiratory papillomatosis with argon plasma coagulation. J Laryngol Otol 111: 381-384
36. Bergler W, Riedel F, Götte K et al. (1997) Behandlung der juvenilen Kehlkopfpapillomatose durch Argonplasmakoagulation. Dtsch med Wschr 122: 1033-1036
37. Berkovits RNP, Bos CE, Pauw KH et al. (1978) Congenital cricoid stenosis. Pathogenesis and method of treatment. J Laryngol Otol 92: 1083-1100
38. Berkovits RNP, van der Schans EJ, Molenaar JC. (1987) Treatment of congenital cricoid stenosis. In:Progr Pediatr Surg (P.Wurnig, ed.), Springer. 21: 20-28
39. Biavati MJ, Wood WE, Kearns DB. (1995) One Stage repair of congenital laryngeal webs. report of a case. Otolaryngol Head Neck Surg 112: 447-0
40. Bluestone CD, Healy GB, Cotton RT. (1996) Diagnosis of laryngomalacia is not enogh !. Arch Otolaryngol Head Neck Surg 122: 1417-1418
41. Bowdler DA, Rogers JA (1987) Subglottic stenosis in children: a conservativ approach. Clin Otolaryngol 12: 383-388
42. Bower CM, Choi SS, Cotton RT. (1994) Arytenoidectomy in children. Ann Otol Rhinol Laryngol 103: 271-278
43. Bressler KL, Kaiser PC, Dunham ME et al. (1994) Primary closure of persistent tracheocutaneous fistula in children. Ann Otol Rhinol Laryngol 103: 835-837
44. Brodsky L, Yoshpe N, Ruben RJ. (1983) Clinical pathological correlates of congenital subglottic hemangiomas.. Ann Otol Rhinol Laryngol. Suppl 105 92: 4-18
45. Buchsteiner I, Kempf HG, Arslein Kirchner et M et al. (1998) Kongenitale subglottische Larynxstenose bei zwei Brüdern mit einem Chondrodysplasiesyndrom (Keutel Gabriel Syndrom). Laryngo Rhino Otologie 77: 363-366
46. Bugmann P, Rouge JC, Berner M et al. (1994) Use of Gianturco Z stents in the treatment of vascular compression of the tracheobronchial tree in childhood. A feasible solution when surgery fails. Chest 106: 1580-1582
47. Calhoun KH, Deskin RW, Bailey BJ. (1988) Near fatal complication of tracheal T tube use. Ann Otol Rhinol Laryngol 97: 542-544
48. Cantillo Banos E, Lopez Rubio F, Jurado Ramos A et al. (1992) Congenital larynx atresia: a propos of a case. Rev Laryngol Otol Rhinol Bord 113: 59-60
49. Cantrell JR, Guild HG (1964) Congenital stenosis of the trachea. AM J Surg 108: 297-305
50. Carter P, Benjamin B (1983) Ten year review of pediatric tracheotomy. Ann Otol Rhinol Laryngol 92: 398-400
51. Catlin FI, Smith RJ (1987) Acquired subglottic stenosis in children. Ann Otol Rhinol Laryngol 96: 488-492

52. Chaten FC, Lucking SE, Young ES et al. (1991) Stridor: intracranial pathology causing postextubation vocal cord paralysis. Pediatrics 87: 39-43
53. Chilla R, Evers K, Albani M. (1979) Die Kehlkopfatresie. Eine seltene Ursache postnataler Atemnot. Laryngol Rhinol Otol 58: 684-687
54. Chu L, Gussak GS, Orr JB et al. (1994) Neonatal laryngoceles. A cause for airway obstruction. Arch Otolaryngol Head Neck Surg 120: 454-458
55. Ciaglia P, Firsching R, Syniec C. (1985) Elective percutaneous dilatational tracheostomy: a new simple bedside procedure, preliminary report. Chest 87: 715-719
56. Civantos FJ, Holinger LD (1992) Laryngoceles and saccular cysts in infants and children. Arch Otolaryngol Head Neck Surg 118: 296-300
57. Cohen SR.(1984) Posterior cleft larynx with hamartoma. Ann Otol Rhinol Laryngol 93: 443-446
58. Cohen SR. (1975) Cleft larynx. A report of seven cases. Ann Otol Rhinol Laryngol 84: 747-756
59. Cohen SR. (1985) Congenital glottic webs in children. A retrospective review of 51 patients. Ann Otol Rhinol Laryngol Suppl 121 94: 1-16
60. Cohen SR, Eavey RD, Desmond MS et al. (1977) Endoscopy and tracheotomy in the neonatal period. A 10 year review. Ann Otol Rhinol Laryngol 86: 577-583
61. Cohen SR, Thompson JW (1987) Lymphangiomas of the larynx in infants and children. A survey of pediatric lymphangioma. Ann Otol Rhinol Laryngol (Suppl 127) 96: 1-20
62. Cohen SR, Wang CI (1972) Steroid treatment of hemangioma of the head and neck in children. Ann Otol Rhinol Laryngol 81: 584-590
63. Contencine P, Narcy P (1993) Size of endotracheal tube and neonatal acquired Subglottic stenosis. Arch Otolaryngol Head Neck Surg 119: 815-819
64. Cosentino CM, Backer CL, Idriss FS et al. (1991) Pericardial patch tracheoplasty for severe tracheal stenosis in children: intermediate results. J Pediatr Surg 26: 879-885
65. Cotton RT (1985) Prevention and management of laryngeal stenosis in infants and children. J Pediatr Surg 20: 845-851
66. Cotton RT (1996) Management and prevention of subglottic stenosis in infants and children In:Pediatric Otolaryngology 3rd ed. (ch.Bluestone, S.Y. Stool, M.A.Kenna, eds) Kap.87.: 1373-1389
67. Cotton RT (1978) Management of subglottic stenosis in infancay and childhood. Review of a consecutive series of cases managed by surgical reconstruction. Ann Otol Rhinol Laryngol 87: 649-657
68. Cotton RT (1991) The problem of pediatric laryngotracheal stenosis: A clinical and experimental study on the efficacy of autogenous cartilaginous grafts placed between the vertically divided halves of the posterior lamina of the cricoid cartilage. Laryngoscope Suppl. 101: 1-34
69. Cotton RT (1984) Pediatric laryngotracheal stenosis. J Pediatr Surg 19: 699-704
70. Cotton RT, Evans JNG (1981) Laryngotracheal reconstruction in children. five year follow up. Ann Otol Rhinol Laryngol 90: 516-520
71. Cotton RT, Gray SD, Miller RP. (1989) Update of the Cincinatti experience in pediatric laryngotracheal reconstruction. Laryngoscope 99: 1111-1116
72. Cotton RT, Mortelliti AJ, Myer CM. (1992) Four quadrant cricoid cartilage division in laryngotracheal reconstruction. Arch Otolaryngol Head Neck Surg 118: 1023-1027
73. Cotton RT, Myer CM, O´Connor DM. (1992) Innovations in pediatric laryngotracheal reconstruction. J Pediatr Surg 27: 196-200
74. Cotton RT, Myer CM, Bratcher GO et al. (1988) Anterior cricoid split, 1977- 1987, evolution of a technique. Arch Otolaryngol Head Neck Surg 114: 1300-1302
75. Cotton RT, Myer CM, O´Connor DM et al. (1995) Pediatric laryngotracheal reconstruction with cartilage grafts and endotracheal tube stenting: the single stage approach. Laryngoscope 105: 818-821
76. Cotton RT, Myer CM (1984) Contemporary surgical management of laryngeal stenosis in children. Am J Otolaryngol 5: 360-368
77. Cotton RT, Reilly JS (1996) Congenital malformations of the larynx. In: pediatric otolayrngology (Ch.D.Bluestone, S.E.Stool, M.A.Kenna, eds.).: 1299-1306

78. Cotton RT, Richardson MA, Seid AB. (1981) Panel discussion: The management of advanced laryngotracheal stenosis. management of combined advanced glottic and subglottic stenosis in infancy and childhood. Laryngoscope 91: 221-225
79. Cotton RT, Richardson MA (1981) Congenital laryngeal anomalies. Otolaryngol Clin North Am 14: 203-218
80. Cotton RT, Schreiber JT (1981) Management of laryngotracheoesophageal cleft. Ann Otol Rhinol Laryngol 90: 401-405
81. Cotton RT, Seid AB (1980) Management of the extubation problem in the premature child. Anterior cricoid split as an alternative to tracheotomy. Ann Otol Rhinol Laryngol 89: 508-511
82. Cotton RT, Tewfik TL (1985) Laryngeal stenosis following carbon dioxide laser treatment in subglottic hemangioma, report of three cases. Ann Otol Rhinol Laryngol 94: 494-497
83. Crysdale WS (1983) Subglottic stenosis in children.A management protocol plus surgical experience in 13 cases. Int J Pediatr Otorhinolaryngol 6: 23-36
84. Crysdale WS, Feldman RI, Naitao K. (1988) Tracheotomies: A 10 year experience in 319 children. Ann Otol Rhinol Laryngol 97: 439-443
85. Cunningham MJ, Eavey RD, Vlahakes GJ et al. (1998) Slide tracheoplasty for long segment tracheal stenosis. Arch Otolaryngol Head Neck Surg 124: 98-103
86. Dankle SK, Schuller DE, McClead RE (1986) Risk factors for neonatal acquired subglottic stenosis. Ann Otol Rhinol Laryngol 95: 626-630
87. Dayan SH, Dunham ME, Backer CL et al. (1997) Slide tracheoplasty in the management of congenital tracheal stenosis. Ann Otol Rhinol Laryngol 106: 914-919
88. de Gaudemar I, Francois M, Narcy P (1992) Neonatal laryngeal palsies. Apropos of 116 cases. Ann Otolaryngol Chir Cervicofac 109: 169-174
89. Delahunty JE, Cherry J (1969) Congenital laryngeal cleft. Ann Otol Rhinol Laryngol 78: 96-106
90. deLorimier AA, Harrison MR, Hardy K et al. (1990) Tracheobronchial obstructions in infants and children. Experience in 45 cases. Ann Surg 212: 277-289
91. Denoyelle F, Garabedian EN, Roelly P et al. (1991) Value of cricoid split in congenital subglottic stenosis. Ann Otolaryngol Chir Cervicofac 108: 231-233
92. Donahoe PK, Gee PE (1984) Complete laryngotracheoesophageal cleft: management and repair. J Pediatr Surg 19: 143-148
93. Donelly MJ, Lacey PD, Maguire AJ (1996) A twenty year (1971 – 1990) review of tracheostomies in a major pediatric hospital. Int J Pediatr Otorhinolaryngol 35: 19
94. Downey WL, Kennon WG (1968) Laryngofissure approach for bilateral abductor paralysis. Arch Otolaryngol 88: 513-517
95. Drake AF, Babyak JW, Niparko JK et al. (1988) The anterior cricoid split. Clinical experience with extended indications. Arch Otolaryngol Head Neck Surg 114: 1404-1406
96. Drake AF, Contencin P, Narcy F et al. (1989) Lateral cricoid cuts as an adjunctive measure to enlarge the stenotic subglottic airway: an anatomical study. Int J Pediatr Otorhinolaryngol 18: 129-137
97. DuBois JJ, Pokorny WJ, Harberg FJ et al. (1990) Current management of laryngeal and laryngotracheoesophageal clefts. J Pediatr Surg 25: 855-860
98. Duncan S, Eid N (1991) Tracheomalacia and bronchopulmonary dysplasia. Ann Otol Rhinol Laryngol 100: 856-858
99. Dunham ME, Holinger LD, Backer CL et al. (1994) Management of severe congenital tracheal stenosis. Ann Otol Rhinol Laryngol 103: 351-356
100. Dutton SC, Plowman PN (1991) Paediatric haemangiomas: the role of radiotherapy. Brit J Radiol 64: 261-269
101. Elliot MJ, Haw MP, Jacobs JP et al. (1996) Tracheal reconstruction in children using homograft trachea. Eur J Cardio Thorac Surg 10: 707-712
102. Ericsen C, Zwillenberg D, Robinson N (1990) Diagnosis and management of cleft larynx. Literature review and case report. Ann Otol Rhinol Laryngol 99: 703-708
103. Erwin EA, Gerber ME, Cotton RT. (1997) Vascular compression of the airway: Indications for and results of surgical management. Int J Pediatr Otorhinolaryngol 40: 155-162

102. Ericsen C, Zwillenberg D, Robinson N (1990) Diagnosis and management of cleft larynx. Literature review and case report. Ann Otol Rhinol Laryngol 99: 703-708
103. Erwin EA, Gerber ME, Cotton RT. (1997) Vascular compression of the airway: Indications for and results of surgical management. Int J Pediatr Otorhinolaryngol 40: 155-162
104. Esclamado RM, Carroll WR (1997) Repair of a complete glottic subglottic stenosis With a fibular osseocutaneous free flap. Arch Otolaryngol Head Neck Surg 123: 877-879
105. Evans JNG (1985) Management of the cleft larynx and tracheoesophageal clefts. Ann Otol Rhinol Laryngol 94: 627-630
106. Evans JNG, Todd GB (1974) Laryngotracheoplasty. J Laryngol Otol 88: 589-597
107. Ezekowitz RA, Mulliken JB, Folkman J (1992) Interferon alfa 2a therapy for life threatening hemangiomas in infancy. N Engl J Med 326: 1456-1459
108. Fah KK, Tan HK (1994) An unusual cause of stridor in a neonate. J Laryngol Otol 108: 63-64
109. Fan LL, Flynn JW, Pathak DR (1983) Risk factors predicting laryngeal injury in intubated neonates. Crit Care Med 11: 431-433
110. Farrell ML, Gray RF (1990) Cricoid release in a preterm neonate. J Laryngol Otol 104: 995-996
111. Fearon B, Cinnamond M (1976) Surgical correction of subglottic stenosis of the larynx: clinical results of the Fearon Cotton operation. J Otolaryngol 5: 475-478
112. Fearon B, Cotton RT (1974) Surgical correction of subglottic stenosis of the larynx In infants and children. Ann Otol Rhinol Laryngol 83: 428-431
113. Fearon B, Crysdale WS, Bird R (1978) Subglottic stenosis of the larynx in the infant and child: methods of management. Ann Otol Rhinol Laryngol 87: 87-90
114. Fearon B, Ellis D (1971) The management of long term airway problems in infants and children. Ann Otol Rhinol Laryngol 80: 669-677
115. Feuerstein SS (1973) Subglottic hemangioma in infants. Laryngoscope 83: 466-475
116. Filler RM, Forte V, Fraga JC et al. (1995) The use of expandable metallic airway stents for tracheobronchial obstruction in children. J Pediatr Surg 30: 1050-1056
117. Filler RM, Messineo A, Vinograd I (1992) Severe tracheomalacia associated with esophageal atresia: Results of surgical treatment. J Pediatr Surg 27: 1136-1141
118. Fine ED, Dahms B, Arnold JA (1959) Laryngeal hamartoma: A rare congenital abnormality. Ann Otol Rhinol Laryngol 104: 87-89
119. Finn MC, Glowacki J, Mulliken JB (1983) Congenital vascular lesions: clinical application of a new classification. J Pediatr Surg 18: 894-900
120. Fitzgerald D, Benjamin B, Van Asperen P (1996) Death following elective tracheostomy decannulation in chronic neonatal lung disease. Acta paediatr 85: 1380-1381
121. Fitzgerald PG, Walton JM (1996) Intratracheal granuloma formation: a late complication of Marlex mesh splinting for tracheomalacia. J Pediatr Surg 31: 1568-1569
122. Frazer JE (1910) The development of the larynx. J Anat Physiol 44: 156-191
123. Friedman EM, Vastola AP, McGill TJI et al. (1990) Chronic pediatric stridor: etiology and outcome. Laryngoscope 100: 277-280
124. Froehlich P, Canterino I, So S et al. (1995) Long term airway considerations after treatment of severe pediatric laryngotracheal stenosis in five children. Int J Pediatr otorhinolaryngol 33: 43-51
125. Froehlich P, Kearns DB, Seid AB et al. (1996) One stage tracheal reconstruction of congenital tracheal stenosis. Int J Pediatr Otorhinolaryngol 34: 245-252
126. Froehlich P, Seid AB, Morgon A (1996) Contrasting strategic approaches to the management of subglottic hemangiomas. Int J Pediatr Otorhinolaryngol 36: 137-146
127. Froehlich P, Seid AB, Denoyelle F et al. (1997) Discoordinate pharyngolaryngomalacia. Int J Pediatr Otorhinolaryngol 39: 9-18
128. Froehlich P, Stamm D, Floret D et al. (1995) Management of subglottic hemangioma. Clin Otolaryngol 20: 336-339
129. Froehlich P, Truy E, Stamm D et al. (1993) Cleft larynx: management and one stage surgical repair by anterior translaryngotracheal approach in two children. Int J Pediatr Otorhinolaryngol 27: 73-78

130. Froehlich P, truy E, Stamm D et al. (1993) Role of long term stenting in treatment of pediatric subglottic stenosis. Int J Pediatr Otorhinolaryngol 27: 273-280
131. Fry TL, Jones RO, Fischer ND (1985) Comparison of tracheostomy incisions in a pediatric model. Ann Otol Rhinol Laryngol 94: 450-453
132. Garel C, Hassan M, Hertz Pannier L et al. (1992) Contribution of MR in the diagnosis of occult posterior laryngeal cleft. Int J Pediatr Otorhinolaryngol 24: 177-181
133. Geelhoed GW (1988) Tracheomalacia from compressing goiter: management after thyroidectomy. Surgery 104: 1100-1108
134. Geiduschek JM, Inglis AF, O´Rourke PP et al. (1993) Repair of a laryngotracheoesophageal cleft in an infant by means of extracorporal membrane oxygenation. Ann Otol Rhinol Laryngol 102: 827-833
135. Gentile RD, Miller RH, Woodson GE (1986) Vocal cord paralysis in children 1 year of age and younger. Ann Otol Rhinol Laryngol 95: 622-625
136. Gianoli GJ, Miller RH, Guarisco JL (1990) Tracheotomy in the first year of life. Ann Otol Rhinol Laryngol 99: 896-901
137. Glasson MJ, Taylor SF (1991) Cervical, cervicomediastinal and intrathoracic lymphangioma.Prog Pediatr Surg 27: 62-83
138. Goepfert H, Sessions RB, Gutterman JU et al. (1982) Leukocyte interferon in patients with juvenile laryngeal papillomatosis. Ann Otol Rhinol Laryngol 91: 431-434
139. Goldsmith MM, Strope GL, Postma DS (1987) Presentation and management of postcricoid hemangiomata in infancy. Laryngoscope 97: 851-853
140. Gonzales C (1996) Tumors of the mouth and pharynx In: Pediatric Otolaryngology (Ch.D.Bluestone, S.E. Stool, M.A.Kenna eds), W.B:Saunders, Kap.64.: 1108-1119
141. Gonzales C, Reilly JS, Bluestone CD (1987) Synchronous airway lesions in infancy. Ann Otol Rhinol Laryngol 96: 77-80
142. Gould SJ, Howard S (1985) The histopathology of the larynx in the neonate following endotracheal intubation. J Pathol 146: 301-311
143. Gould SJ, Young M (1992) Subglottic ulceration and healing following endotracheal intbtaon in the neonate: A morphometric study. Ann Otol Rhinol Laryngol 101: 815-820
144. Grahne B (1971) Operative treatment of severe chronic traumatic laryngeal stenosis in infants up to three years old. Acta Otolaryng 72: 134-137
145. Gray S, Miller R, Myer CM et al. (1987) Adjunctive measures for successful laryngotracheal reconstruction. Ann Otol Rhinol Laryngol 96: 509-513
146. Gray RF, Todd NW, Jacobs IN (1998) Tracheostomy decannulation in children: approaches and techniques. Laryngoscope 108: 8-12
147. Grillo HC (1994) Slide tracheoplasty for long segment congenital tracheal stenosis. Ann Thorac Surg 58: 613-621
148. Grillo HC, Mathisen DJ, Wain JC (1992) Laryngotracheal resection and reconstruction for subglottic stenosis. Ann Thorac Surg 53: 54-63
149. Grillo HC, Zannini P (1984) Management of obstructive tracheal disease in children. J Pediatr Surg 19: 414-419
150. Gros JC (1983) Congenital subglottic stenosis: diagnosis and management. South Med J 76: 719-722
151. Grundfast KM, Camilon FS, Pransky S et al. (1990) Prospective study of subglottic stenosis in intubated neonates. Ann Otol Rhinol Laryngol 99: 390-395
152. Grundfast KM, Morris MS, Bernsley C (1987) Subglottic stenosis: retrospective analysis for standard reporting system. Ann Otol Rhinol Laryngol 96: 101-105
153. Hartig GK, Wiatrak BJ, Myer CM et al. (1993) Giant suprastomal granuloma as a laryngeal mass. Ann Otol Rhinol Laryngol 102: 701-704
154. Hawkins DB (1987) Pathogenesis of subglottic stenosis from endotracheal intubation. Ann Otol Rhinol Laryngol 96: 116-117
155. Hawkins DB (1977) Glottic and subglottic stenosis from endotracheal intubation. Laryngoscope 87: 339-346
156. Hawkins DB, Clark RW (1987) Flexible laryngoscopy in neonates, infants and young children. Ann Otol Rhinol Laryngol 96: 81-85

157. Hawkins DB, Crockett DM, Kahlstrom EJ et al. (1984) Corticosteroid management of airway hemangiomas: Long term follow up. Laryngoscope 94: 633-637
158. Hawkins DB, Liu Shindo M, Kahlstrom EJ et al. (1990) Familial vocal cord dysfunction associated with digital anomalies. Laryngoscope 100: 1001-1004
159. Healy GB (1982) An experimental model for the endoscopic correction of subglottic stenosis with clinical implications. Laryngoscope 92: 1103-1105
160. Healy GB (1987) Current management of lesions of the pediatric larynx. Ann Otol Rhinol Laryngol 96: 122-123
161. Healy GB, Fearon G, French R et al. (1980) Treatment of subglottic hemangioma with the carbon dioxide laser. Laryngoscope 90: 809-813
162. Healy GB, McGill T, Friedman EM (1984) Carbon dioxide laser in subglottic hemangioma: an update. Ann Otol Rhinol Laryngol 93: 370-373
163. Healy GB, Schuster SR, Jonas RA et al. (1988) Correction of segmental tracheal stenosis in children. Ann Otol Rhinol Laryngol 97: 444-447
164. Hebra A, Powell DD, Smith CD et al. (1991) Balloon tracheoplasty in children: results of a 15 year experience. J Pediatr Surg 26: 957-961
165. Hedrick MH, Ferro MM, Filly RA et al. (1994) Congenital high airway obstruction syndrome (CHAOS): a potential for perinatal intervention. J Pediatr Surg 29: 271-274
166. Helmus C (1972) Microsurgical thyrotomy and arytenoidectomy for bilateral recurrent laryngeal nerve paralysis. Laryngoscope 82: 491-503
167. Henick DH, Holinger LD (1997) Laryngeal development. In: Pediatric laryngology & bronchoeophagology (L.D.Holinger, R.P.Lusk, Ch.G.green eds) Lippincott Raven.: 1-18
168. Herberhold C (1992) Transplantation von Larynx und Trachea beim Menschen. Eur Arch Otorhinolaryngol (Suppl I): 247-255
169. Herberhold C, Walther EK (1995) Fehlbildungen des Larynx. In:Oto Rhino Laryngologie in Klinik und Praxis (H.H.Naumann, J.Helms, C.Herberhold, E.Kastenbauer eds) Band 3.: 326-330
170. Hicks BA, Contadour MP, Perlman JM (1996) Laryngeal atresia in the newborn: surgical implications. Am J Perinatol 13: 409-411
171. His W (1885) Anatomie menschlicher Embryonen. In: Zur Geschichte der Organe, Vol III Leipzig:Vogel.: 12-0
172. Hoeve LJ, Berkovits RNP, Eskici O et al. (1996) Acquired laryngeal stenosis in infants and children treated by laryngofissure and stenting. Int J Pediatr Otorhinolaryngol 35: 251-261
173. Hoeve LJ, Eskici O, Verwoerd CDA (1995) Therapeutic reintubation for post intubation laryngotracheal injury in preterm infants. Int J Pediatr Otorhinolaryngol 31: 7-13
174. Hoeve HJ, Joosten KFM, Bogers AJJ et al. (1997) Malformation and stenosis of the cricoid cartilage in association with Larsen´s syndrome. Laryngoscope 107: 792-794
175. Hoeve LJ, Küppers GLE, Verwoerd CDA (1997) Management of infantile subglottic hemangioma: laser vaporization, submucous resection, intubation, or intralesional steroids?. Int J Pediatr Otorhinolaryngology 42: 179-186
176. Hoeve LJ, Verwoerd CDA (1995) The management of difficult extubation in pre-term infants (Suppl). Int J Pediatr Otorhinolaryngol 32: 97-99
177. Hof E (1987) Surgical Correction of Laryngotracheal Stenosis. Prog Pediatr Surg 21: 29-35
178. Hof E, Hersig J, Giedion A et al. (1987) Deleterious consequences of gastroeophageal reflux in cleft larynx surgery. J Pediatr Surg 22: 197-199
179. Hoffer ME, Tom LWC, Wetmore RF et al. (1994) Congenital tracheal stenosis. The otolaryngologist´s perspective. Arch Otolaryngol Head Neck Surg 120: 449-453
180. Holinger LD (1980) Etiology of stridor in the neonate, infant and child. Ann Otol Rhinol Laryngol 89: 397-400
181. Holinger LD (1997) Congenital laryngeal anomalies. In: Pediatric laryngology & bronchoesophagology (L.D.Holinger, R.P. Lusk, Ch.G.Green eds) Lippincott Raven.: 137-164
182. Holinger LD (1997) Evaluation of stridor and wheezing In: Pediatric Laryngology & Bronchoesophagology (L.D.Holinger, R.P.Lusk, Ch.G.Green eds) Lippincott Raven.: 41-48
183. Holinger PH, Brown WT (1967) Congenital webs,cysts, laryngoceles and other anomalies of the larynx. Ann Otol Rhinol Laryngol 76: 744-752

184. Holinger LD, Holinger PC, Holinger PH (1976) Etiology of bilateral abductor vocal cord paralysis. Ann Otol Rhinol Laryngol 85: 428-436
185. Holinger PH, Johonston KC (1951) Benign tumors of the larynx. Ann Otol Rhinol Laryngol 60: 496-509
186. Holinger LD, Konoir RJ (1989) Surgical management of severe laryngomalacia. Laryngoscope 99: 136-142
187. Holinger PH, Kutnik SL, Schild JA et al. (1976) Subglottic stenosis in infants and children. Ann Otol 85: 591-599
188. Holinger LD, Oppenheimer RW (1989) Congenital subglottic stenosis: the elliptical cricoid cartilage. Ann Otol Rhinol Laryngol 98: 702-706
189. Holinger PH, Schild JA (1972) Pharyngeal. laryngeal and tracheal injuries in the pediatric age group. Ann Otol Rhinol Laryngol 80: 538-543
190. Holinger LD, Stankiewicz JA, Livingston GL (1987) Anterior cricoid split: the Chicago experience with an alternative to tracheotomy. Laryngoscope 97: 19-24
191. Holinger LD, Tansek KM, Tucker GF (1985) Cleft larynx with airway obstruction. Ann Otol Rhinol Laryngol 94: 622-626
192. Holinger LD, Volk MS, Tucker GF (1987) Congenital laryngeal anomalies associated with tracheal agenesis. Ann Otol Rhinol Laryngol 96: 505-508
193. Hood OJ, Hartwell EA, Shattuck KE (1990) Multiple congenital anomalies associated with a 47, XXX chromosome constitution. Am J Med Genet 36: 73-75
194. Idriss FS, DeLeon SY, Ilbawi MN et al. (1984) Tracheoplasty with pericardial patch for extensive tracheal stenosis in infants and children. J Thorac Cardiovasc Surg 88: 527-535
195. Imbrie JD, Doyle PJ (1969) Laryngotracheoesophageal cleft. Report of a case and review of the literature. Laryngoscope 79: 1252-1274
196. Isaacson G (1996) Acute airway obstruction in the hospitalized infant: Four hard lessons in the distal trachea. Ann Otol Rhinol Laryngol 105: 532-535
197. Jackson C, Jackson C (1942) Diseases and injuries of the larynx, New York:MacMillan.: 63-
198. Jacobs JP, Elliot MJ, Haw MP et al. (1996) Pediatric tracheal homograft reconstruction:A novel approach to complex tracheal stenosis in children. J Thorac Cardiovasc Surg 112: 1549-1560
199. Jacobs JP, Haw MP, Motbey JA et al. (1996) Successful complete tracheal resection in a three months old infant. Ann Thorc Surg 61: 1824-1827
200. Jacobs IN, Wetmore RF, Tom LWC et al. (1994) Tracheobronchomalacia in Children. Arch Otolaryngol Head Neck Surg 120: 154-158
201. Jaffe RB (1997) Balloon dilation of congenital and acquired stenosis of the trachea and bronchi. Radiology 203: 405-409
202. Jahrsdoerfer RA, Kirchner JA, Thaler SU (1967) Cleft larynx. Arch Otolaryngol 86: 108-113
203. Jani P, Koltai P, Ochi JW et al. (1991) Surgical treatment of laryngomalacia. J Laryngol Otol 105: 1040-1045
204. Jindal JR, Milbrath MM, Shaker R (1994) Gastroesophageal reflux disease as a likely cause of „idiopathic" subglottic stenosis. Ann Otol Rhinol Laryngol 103: 186-191
205. Joergensen K, Godballe C, Soerensen JA et al. (1988) Congenital laryngotracheoephageal cleft. Report of a case with difficulties of diagnosis and treatment. Acta otolaryngol (Stockh) 449: 105-108
206. Jokinen K, Palva A, Kärjä J (1981) Cryocauterization in the treatment of subglottic hemangioma in infants. Laryngoscope 91: 79-83
207. Jones DT, Jonas RA, Healy GB (1994) Innominate artery compression of the trachea in infants. Ann Otol Rhinol Laryngol 103: 347350
208. Kalache KD, Chaoui R, Tennstedt C et al. (1997) Prenatal diagnosis of laryngeal atresia in two cases of congenital high airway obstruction syndrome (CHAOS). Prenat Diagn 17: 577-581
209. Kallius E (1897) Beiträge zur Entwicklungsgeschichte des Kehlkopfes. Anat Hefte Wiesbaden 9: 303-363
210. Kanter RK, Pollak MM, Wright WW et al. (1982) Treatment of severe tracheobronchomalacia with continuous positive airway pressure (CPAP). Anestesiology 57: 54-56

211. Kärjä J, Palva A, Jokinen K (1979) Cryotherapy in the treatment of subglottic hemangioma in infants. Acta Otolaryngol (Suppl 360): 58-60
212. Karz H, Askin J (1968) Multiple hemangiomata with thrombocytopenia. Am J Dis Child 115: 351-357
213. Kashima HK, Mounts P, Leventhal B et al. (1993) Sites of predilection in recurrent respiratory papillomatosis. Ann Otol Rhinol Laryngol 102: 580-584
214. Kauten JR, Horst HR, Konrad R et al. (1984) Laryngotracheoesophageal cleft in a newborn infant. Current Surg: 101-104
215. Keleman G (1953) Congenital laryngeal stridor. Arch Otolaryngol 58: 245-268
216. Kenna MA, Reilly JS, Stool SE. (1987) Tracheotomy in the preterm infant. Ann Otol Rhinol Laryngol 96: 68-71
217. Kimura K, Mukohara N, Tsugawa C et al. (1982) Tracheoplasty for congenital stenosis of the entire trachea. J Pediatr Surg 17: 869-871
218. Kimura K, Soper RT, Kao SCS et al. (1990) Aortosternopexy for tracheomalacia following repair of esophageal atresia: Evaluation by Cine CT and technical refinement. J Pediatr Surg 25: 769-772
219. Kirchner JA (1986) Avoiding problems in tracheotomy. Laryngoscope 96: 55-57
220. Kleinsasser O (1971) Narbenstenosen des Kehlkopfes und der Trachea. HNO 19: 294-302
221. Kleinsasser N, Merkenschlager A, Schröter C et al. (1996) Letale Komplikationen tracheotomierter Kinder. Laryngo Rhino Otol 75: 77-82
222. Kornmesser HJ (1974) Segmentresektion der Trachea im Kindesalter. Z Laryngol Rhinol 53: 398-394
223. Koufman JA (1991) The otolaryngologic manifestation of GERD: a clinical investigation of 225 patients using ambulatory 24 hour pH monitoring and an experimental investigation of the role of acid pepsin in the development of laryngeal injury. Laryngoscope (Suppl 53) 101: 1-24
224. Kveton JF, Pillsbury HC (1982) Conservative treatment of infantile subglottic hemangioma with corticosteroids. Arch Otolaryngol Head Neck Surg 108: 117-119
225. Lane RW, Wieder DJ, Steinem C et al. (1984) Laryngomalacia a review and case report of surgical treatment with resolution of pectus excavatum. Arch Otolaryngol 110: 546-551
226. Law JH, Barnhart K, Rowlett W et al. (1993) Increased frequency of obstructive airway abnormalities with long term tracheostomy. Chest 104: 136-138
227. Lesperance MM, Zalzal GH (1996) Assessment and management of laryngotracheal stenosis. Pediatr Clin North Am 43: 1413-1426
228. Lim TA, Spanier SS, Kohut RI (1979) Laryngeal clefts: a histopathologic study and review. Ann Otol Rhinol Laryngol 88: 837-845
229. Linder A (1997) Hmartoma of the larynx causing neonatal respiratory distress. J Laryngol Otol 111: 166-168
230. Lindholm CE (1970) Prolonged endotracheal intubation. Acta Anaesthesiol Scand (Suppl) 31: 1-14
231. Lipshutz GS, Albanese CT, Harrison MR et al. (1998) Anterior cervical approach for repair of laryngotracheoeophageal cleft. J Pediatr Surg 33: 400-402
232. Loeff DS, Filler RM, Vinograd I et al. (1988) Congenital tracheal stenosis: a review of 22 patients from 1965 -1987. J Pediatr Surg 23: 744-748
233. Lusk RP (1991) Congenital malformations of the larynx. In:Disease of the nose, throat, ear, head and neck (BallingerJJ, ed) Philadelphia:Lea&Febiger, 14th ed,.: 577
234. Lusk RP, Gray S, Muntz HR (1991) Single stage laryngotracheal reconstruction. Arch Otolaryngol Head Neck Surg 117: 171-173
235. Lusk RP, Kang DR, Muntz HR (1993) Auricular cartilage grafts in laryngotracheal reconstruction. Ann Otol Rhinol Laryngol 102: 247-254
236. Lusk RP, Woolley AL, Holinger LD (1997) Laryngotracheal stenosis. In: Pediatric laryngology & bronchoesophagology (L.D.Holinger, R.P.Lusk, Ch.G.Green, eds) Lippincott Raven Kap.11.: 165-186
237. Macchiarini P, Chapelier A, Lenot B et al. (1993) Laryngotracheal resection and reconstruction for postintubation subglottic stenosis. Eur J Cardio Thorac Surg 7: 300-305

238. Maddalozzo J, Holinger LD (1987) Laryngotracheal reconstruction for subglottic stenosis in children. Ann Otol Rhinol Laryngol 96: 665-669
239. Maddaus MA, Toth JLR, Gullane PJ et al. (1992) Subglottic tracheal resection and synchronous laryngeal reconstruction. J Thorac Cardiovasc Surg 104: 1443-1450
240. Manabe A, Tashiro M, Mori I et al. (1992) A case of congenital laryngeal atresia with hydrops fetalis. Nipp Sanka Fujinka Gakkai Zasshi 44: 1455-1458
241. Mancuso RF, Choi SS, Zalzal GH et al. (1996) Laryngomalacia the search for the second lesion. Arch Otolaryngol Head Neck Surg 122: 302-306
242. Manson D, Filler R, Gordon R (1996) Tracheal growth in congenital tracheal stenosis. Pediatr Radiol 26: 427-430
243. Mansour KA, Lee RB, Miller JI (1994) Tracheal resections:Lessons learned. Ann Thorac Surg 57: 1120-1125
244. Marshak G, Grundfast KM (1981) Subglottic stenosis. Pediatr Clin North Am 28: 941-948
245. Masaoka A, Yamakawa Y, Niwa H et al. (1996) Pediatric and adult tracheobronchomalacia. Eur J Cardi Thorac Surg 10: 87-92
246. Mattingly WT, Belin RP, Todd EP (1981) Surgical repair of congenital tracheal stenosis in an infant. J Thorac Cardiovasc Surg 81: 738-740
247. McCabe BF, Clark KF (1983) Interferon and laryngeal papillomatosis: the Iowa experience. Ann Otol Rhinol Laryngol 92: 2-6
248. McCarthy JF, Hurley JP, Neligan MC et al. (1997) Surgical relief of tracheobronchial obstruction in infants and children. Eur J Cardi Thorac Surg 11: 1017-1022
249. McClurg FLD, Evans DA (1994) Laser laryngoplasty for laryngomalacia. Laryngoscope 104: 247-252
250. McGill T (1984) Congenital diseases of the larynx. Otolaryngol Clin North Am 17: 57-62
251. McGuirt WF, Little JP, Healy GB (1997) Anterior cricoid split. Use of hyoid as autologous grafting material. Arch Otolaryngol Head Neck Surg 123: 1277-1280
252. McMillan WG, Duvall AJ (1968) Congenital subglottic stenosis. Arch Otolaryngol 87: 272-230
253. McSwiney PF, Cavanagh NPC, Languth P (1977) Outcome in congenital stridor (Laryngomalacia). Arch Dis Child 52: 215-218
254. Meeuwis J, Bos CE, Hoeve LJ et al. (1990) Subglottic hemangiomas in infants: Treatment with intralesional corticosteroid injection and intubation. Int J Pediatr Otorhinolaryngol 19: 145-150
255. Merritt RM, Bent JP, Smith RJH (1997) Suprastomal granulation tissue and pediatric tracheotomy decannulation. Laryngoscope 107: 868-871
256. Messineo, Narne S, Mognato G et al. (1997) Endoscopic dilatation of acquired tracheobronchial stenosis in infants. Pediatr Pulmonol 23: 101-104
257. Meyer R (1982) Reconstructive surgery of the trachea, Thieme.
258. Miller RH, Cagle PT, Pitcock JK et al. (1984) Laryngeal atresia: a detailed histologic study. Int J Pediatr Otorhinolaryngol 7: 273-280
259. Minnigerode B (1969) Das endoskopische Kehlkopfbild des gesunden Neugeborenen. Z Laryng Rhinol 48: 895-902
260. Mizono G, Dedo HH (1984) Subglottic hemangiomas in infants: treatment with Co2 Laser. Laryngoscope 94: 638-641
261. Moermann P, de Zegher F, Vandenberghe K et al. (1992) Laryngeal atresia sequence as part of the DiGeorge developmental field defect. Genet Couns 3: 133-137
262. Mohr RM (1992) A modification of the Albouker Stent for reduction of granulation tissue that allows tracheotomy changes. Laryngoscope 102: 350-352
263. Monnier Ph, Savary M, Chapuis G (1995) Cricotracheal resection for pediatric subglottic stenosis: update of the Lausanne experience. Acta Oto Rhino Laryngol Belg. 49: 373-382
264. Monnier P, Savary M, Chapuis G (1993) Partial cricoid resection with primary tracheal anastomosis for subglottic stenosis in infants and children. Laryngoscope 103: 1273-1283
265. Montgomery WM, Smith SA (1976) Congenital laryngeal defects in the adult. Ann Otol Rhinol Laryngol 85: 491-497
266. Mostafa SM (1976) Variation in subglottic size in children. Proc R Soc Med 69: 793-795

267. Moungthong G, Holinger LD (1997) Laryngotracheoesophageal Clefts. Ann Otol Rhinol Laryngol 106: 1002-1011
268. Mounts P, Kashima HK (1984) Association of human papillomavirus subtype and clinical course in respiratory papillomatosis. Laryngoscope 94: 28-31
269. Mulder JJS, van den Brock P (1989) Surgical treatment of infantile subglottic hemangioma. Int J Pediatr Otorhinolaryngol 17: 51-63
270. Muntz HR, Lusk RP (1990) A comparison of the cartilagineous rib graft and Evans Todd laryngotracheoplasties for subglottic stenosis. Laryngoscope 100: 415-416
271. Murty GE, Shinkwin C, Gibbin KP (1994) Bilateral vocal fold paralysis in infants: tracheostomy or not?. J Laryngol Otol 108: 329-331
272. Myer CM, Cotton RT, Holmes DK et al. (1990) Laryngeal and laryngotracheoesophageal clefts: role of early surgical repair. Ann Otol Rhinol Laryngol 99: 98-104
273. Myer CM, Cotton RT, Shott SR (1995) The pediatric airway, an interdisciplinary approach. JB.Lippincott, Philadelphia.: 266-268
274. Myer CM, O´Connor DM, Cotton RT (1994) Proposed grading system for subglottic stenosis based on endotracheal tube sizes. Ann Otol Rhinol Laryngol 103: 319-323
275. Nakayama DK, Killian A, McBride T et al. (1991) Pulmonary function in a newborn with congenital laryngeal atresia. J Pediatr Surg 26: 210-212
276. Narcy P, Contencin P, Bobin S et al. (1985) Treatment of infantile subglottic hemangioma. A report of 49 cases. Int J Pediatr Otorhinolaryngol 9: 157-164
277. Narcy P, Contencin P, Fligny I et al. (1990) Surgical treatment for laryngotracheal stenosis in the pediatric patient. Arch Otolaryngol Head Neck Surg 116: 1047-1050
278. Narcy P, Contencin P, Viala P (1990) Surgical treatment for laryngeal paralysis in infants and children. Ann Otol Rhinol Laryngol 99: 124-128
279. Neumann OG (1983) Gutartige Tumoren und Pseudotumoren des Larynx In:Hals Nasen Ohrenheilkunde in Praxis und Klinik (J.Berendes, R.Link, F.Zöllner eds.) Band 4,Teil2 Thieme.: 1127-1129
280. Nolph MB, Ganzel TM (1986) Bone and cartilage in the repair of laryngotracheal stenosis. Ear Nose Throat J 65: 528-534
281. Nussbaum E, Maggi JC (1990) Laryngomalacia in children. Chest 98: 942-944
282. Ochi JW, Bailey CM, Evans JNG. (1992) Pediatric airway reconstruction At Great Ormond Street: a ten year review. III: decannulation and suprastomal collaps. Ann Otol Rhinol Laryngol 101: 656-658
283. Ochi JW, Evans JNG, Bailey CM (1992) Pediatric airway reconstruction at Great Ormond Street: a ten year review II: revisional airway reconstruction. Ann Otol Rhinol Laryngol 101: 595-597
284. Ochi JW, Evans JNG, Bailey CM (1992) Pediatric airway reconstruction at Great Ormond Street: a ten year review I: laryngotracheoplasty and laryngotracheal reconstruction. Ann Otol Rhinol Laryngol 101: 465-468
285. Ochi JW, Seid AB, Pransky SM (1987) An approach to the failed cricoid split operation. Int J Pediatr Otorhinolaryngol 14: 229-234
286. Ogawa T, Morita T, Tsichiya H et al. (1985) A new type of laryngotracheoeophageal cleft with extended bronchoesophageal cleft. J Pediatr Surg 20: 164-166
287. Ohlms LA, Jones DT, McGill TJI et al. (1994) Interferon alfa 2a therapy for airway hemangiomas. Ann Otol Rhinol Laryngol 103: 1-8
288. Oliver P, Richardson JR, Clubb RW et al. (1962) Tracheotomy in children. N Engl J Med 267: 631-637
289. Olze H, Gerhardt HJ, Kaschke O (1998) Langzeitergebnisse nach modifizierter Rethi Plastik im Kindesalter. Laryngo Rhino Otologie 77: 371-375
290. Pak MW, Woo JKS, Van Hasselt CA (1996) Congenital laryngeal cysts: current approach to management. J Laryngol Otol 110: 854-856
291. Palasti S, Respler DS, Fieldman RJ et al. (1992) Anterior cricoid split for subglottic stenosis: experience at the Children´s Hospital of New Jersey. Laryngoscope 102: 997-1000
292. Palmer PM, Dutton JM, McCulloch TM et al. (1995) Trends in the use of tracheotomy in the pediatric patient: the Iowa experience. Head Neck 17: 328-333

293. Papsin BC, Evans JNG (1996) Isolated laryngeal lymphangioma: a rare cause of airway obstruction in infants. J Laryngol Otol 110: 969-972
294. Parsons DS, Herr T (1997) Delayed diagnosis of a laryngotracheoesophageal cleft. Int J Pediatr Otorhinolaryngol 39: 169-173
295. Parsons DS, Stivers FE, Giovanetto DR et al. (1998) Type I posterior laryngeal clefts. Laryngoscope 108: 403-410
296. Pashley NRT (1984) Anterior cricoidotomy for congenital and aquired subglottic stenosis in infants and children. J Otolaryngol 13: 187-190
297. Patterson HC, Dickerson GR, Pilch BZ et al. (1981) Hamartoma of the hypopharynx. Arch Otolaryngol 107: 767-772
298. Pearson FG, Brito Filomeno L, Cooper JD (1986) Experience with partial cricoid resection and thyrotracheal anastomosis. Ann Otol Rhinol Laryngol 95: 582-585
299. Pearson FG, Cooper JD, Nelems JM et al. (1975) Primary tracheal anastomosis after resection of the cricoid cartilage with preservation of recurrent laryngeal nerves. J Thorac Cardiovasc Surg 70: 806-816
300. Peres LC, Mamede RCM, de Mello Filho FV (1996) Rupture of the aorta due to a malpositioned tracheal cannula in a 4 months old baby. Int J Pediatr Otorhinolaryngol 34: 175-179
301. Perotta RJ, Schley WS (1978) Pediatric tracheotomy. Arch Otolaryngol 104: 318-321
302. Pettersson G (1969) Laryngotracheooesophageal cleft. Kinderchirurgie 7: 43-49
303. Pettersson G (1955) Inhibited separation of larynx and the upper part of trachea from oesophagus in a newborn: report of a case successfully operated upon. Acta Chir Scand 10: 250-254
304. Phipps CD, Gibson WS, Wood WE (1997) Infantile subglottic hemangioma: a review and presentation of two cases of surgical excision. Int J Pediatr Otorhinolaryngol 41: 71-79
305. Pignatari S, Smith EM, Gray SD et al. (1992) Detection of human papillomavirus infection in diseased and non diseased sites of the respiratory tract in recurrent respiratory papillomatosis patients by DNA hybridization. Ann Otol Rhinol Laryngol 101: 408-411
306. Pillsbury HC, Fischer ND (1977) Laryngotracheoesophageal cleft. Diagnosis, management, and presentation of a new diagnostic device. Arch Otolaryngol 103: 735-737
307. Pinlong E, Lesage V, Robert M et al. (1996) Type III -IV laryngotracheoesophageal cleft: report of a successful treated case. Int J Pediatr Otorhinolaryngol 36: 253-262
308. Potondi A (1969) Pathomechanism of hemorrhages following tracheotomy. J Laryngol Otol 83: 475-478
309. Pransky SM, Kang DR (1996) Tumors of the larynx, trachea and bronchi. In:Pediatric Otolaryngology (C.D.Bluestone, S.E. Stool, M.A.Kenna,eds) Vol II.: 1402-1414
310. Prescott CAJ (1988) Protocoll for management of of the interposition cartilage graft laryngotracheoplasty. Ann Otol Rhinol Laryngol 97: 239-242
311. Prescott CAJ (1994) Factors that influence successful decannulation after surgery for laryngotracheal stenosis in children. In J Pediatr Otorhinolaryngol 30: 183-188
312. Prescott CAJ (1995) Cleft larynx: repair with posterior cartilage graft. Int J Pediatr Otorhinolaryngol 31: 91-94
313. Quade R (1995) Gutartige Tumoren des Larynx. In: Oto Rhino Laryngologie in Klinik und Praxis (H.H.Naumann, J.Helms, C.Herberhold, K.Kastenbauer eds.) Band 3, Thieme.: 362-388
314. Remacle M, Bodart E, Lawson G et al. (1996) Use of the CO2 laser micropoint micromanipulator for treatment of laryngomalacia. Eur Arch Otorhinolaryngol 253: 401-404
315. Remacle M, Lawson G, Minet M et al. (1996) Endoscopic treatment of tracheal stenosis using the carbon dioxide laser and the Gianturco Stent: indications and results. Laryngoscope 106: 306-312
316. Rethi A (1956) An operation for cicatrical stenosis of the larynx. J Laryngol Otol 70: 238-293
317. Richards DS, Yancey MK, Duff P et al. (1992) The perinatal management of severe laryngeal stenosis. Obstet Gynecol 80: 537-540
318. Riding K (1992) Subglottic hemangioma: a practical approach. J Otolaryngol 21: 419-421
319. Rimell FL, Stool SE (1995) Diagnosis and management of pediatric tracheal stenosis. Otolaryngol Clin North Am 28: 809-827

320. Rinne J, Grahne B, Sovijärvi ARA (1985) Long term results after surgical treatment of laryngeal stenosis in small children. Int J Pediatr Otorhinolaryngol 10: 213-220
321. Roelly P, Garabedian EN, Attal P et al. (1991) Attitude therapeutique devant les lymphangiomes cervivofaciaux de lénfant. Ann otolaryngol Chir cervicofac 108: 227-230
322. Roger G, Denoyelle F, Triglia JM et al. (1995) Severe laryngomalacia: surgical indications and results in 115 patients. Laryngoscope 105: 1111-1117
323. Rosenbower TJ, Morris JA, Eddy VA et al. (1998) The long term complications of percutaneous dilatational tracheostomy. Am Surgeon 64: 82-87
324. Rosenfeld RM, Bluestone CD (1993) Does early expansion surgery have a role in the management of congenital subglottic stenosis?. Laryngoscope 103: 286-290
325. Rosenfeld RM, Stool SE (1992) Should granulomas be excised in children with long term tracheotomy?. Arch Otolaryngol Head Neck Surg 118: 1323-1327
326. Ross DA, Ward PH (1990) Central vocal cord paralysis and paresis presenting as laryngeal stridor in children. Laryngoscope 100: 10-13
327. Roth B, Rose KG, Benz Bohm G et al. (1983) Laryngo -tracheo -oesophageal cleft: clinical features, diagnosis and therapy. Eur J Pediatr 140: 41-46
328. Ruben RJ, Kucinski SA, Greenstein N (1975) Cystic lymphangioma of the vallecula. Canad J Otolaryngol 4: 180-184
329. Santoro G, Picardo S, Testa G et al. (1995) Balloon expandable metallic stents in the management of tracheomalacia in neonates. J Thorac Cardiovasc Surg 110: 1145-1148
330. Schauer GM, Dunn LK, Godmilow L et al. (1990) Prenatal diagnosis of Fraser syndrome at 18.5 weeks gestation, with autopsy findings at 19 weeks. Am J Med Genet 37: 583-591
331. Schild JA (1996) Congenital malformations of the trachea and bronchi. In:Pediatric Otolaryngology (C.D.Bluestone, S.E.Stool, M.A.Kenna, eds.) Vol II, Kap.82.: 1307-1328
332. Schinzel A, Hof E, Dangel P et al. (1990) Familial congenital laryngeal abductor pralysis: different expression in a family with one male and three females effected. J Med Genet 27: 715-716
333. Schlesinger AE, Tucker GF (1986) Elliptical cricoid cartilage: a unique type of congenital subglottic stenosis. Am J Radiol 146: 1133-1136
334. Schlessel JS, Harper RG, Rappa H et al. (1993) Tracheostomy: acute and long term mortality and morbidity in very low birth weight premature infants. J Pediatr Surg 28: 873-876
335. Schultz Coulon HJ (1991) Kanülenkinder und laryngotracheale Stenosen. Arch Oto Rhino Laryngol Sup: 296-305
336. Schultz Coulon HJ (1984) Klinik und Therapie der Fehlbildungen des Kehlkopfes. HNO 32: 135-148
337. Schultz Coulon HJ, Laubert A (1988) Laryngotrachealplastiken im frühen Kindesalter. HNO 36: 1-12
338. Schwartz L (1944) Congenital laryngeal stridor (Inspiratory laryngeal collaps): a new theory as to ist cause and the desirability of a change in terminology. Arch Otolaryngol 39: 403-412
339. Sebastian B, Kleinsasser O (1984) Zur Behandlung der Kehlkopfhämangiome bei Kindern. Laryngol Rhinol Otol 63: 403-407
340. Seid AB, Park SM, Kearns MJ et al. (1985) Laser division of the aryepiglottic fold for severe laryngomalacia. Int J Pediatr otorhinolaryngology 10: 153-158
341. Seid AB, Pransky SM, Kearns DB (1991) One stage laryngotracheoplasty. Arch Otolaryngol Head Neck Surg 117: 408-410
342. Seid AB, Pransky SM, Kearns DB (1991) The open surgical approach to subglottic hemangioma. Int J Pediatr Otorhinolaryngol 22: 85-90
343. Senders CW, Tinling SP (1993) The intrinsic responde of the cricoid cartilage to vertical division. Int J Pediatr otorhinolaryngol 28: 33-39
344. Shah K, Kashima HK, Polk BF et al. (1986) Rarity of cesarian delivery in cases of juvenile onset respiratory papillomatosis. Obstet Gynecol 68: 795-798
345. Shapshay SM, Beamis JF, Hybels RL et al. (1987) Endoscopic treatment of subglottic and tracheal stenosis by radial laser incision and dilation. Ann Otol Laryngol 96: 661-664

346. Sharp HS (1949) Hemangioma of the trachea in an infant, successful removal. J Laryngol Otol 63: 413-414
347. Sherman JM, Lowitt S, Stephenson C et al. (1986) Factors influencing acquired subglottic stenosis in infants. J Pediatr 109: 322-327
348. Shikhani AL, Jones MM, Marsh BR et al. (1986) Infantile subglottic hemangiomas. An update. Ann Otol Rhinol Laryngol. 95: 336-347
349. Shinkwin CA, Gibbin (1996) Tracheostomy in Children. J Royal Soc Med 89: 188-192
350. Sie KCY, McGill T, Healy GB. (1994) Subglottic hemangioma: ten years`experience with the carbon dioxide laser. Ann Otol Rhinol Laryngol 103: 167-172
351. Simma B, Spehler D, Burgwer R et al. (1994) Tracheostomy in Children. Eur J Pediatr 153: 291-296
352. Simpson BB, Ryan DP, Donahoe JJ et al. (1996) Type IV laryngotracheoesophageal clefts: surgical management for long term survival. J Pediatr Surg 31: 1128-1133
353. Simpson GT, Strong MS, Healy GB et al. (1982) Predictive factors of success or failure in the endoscopic management of laryngeal and tracheal stenosis. Ann Otol Rhinol Laryngol 91: 384-387
354. Sivan Y, Ben Ari J, Schonfeld TM (1991) Laryngomalacia: a cause of early near miss for SIDS. Int J Pediatr Otorhinolaryngol 21: 59-64
355. Smith RJH, Bauman NM, Bent JP et al. (1995) Exercise induced laryngomalacia. Ann Otol Rhino Laryngol 104: 537-540
356. Steinberg BM, Gallagher T, Stoler M et al. (1988) Persistence and expression of human papillomavirus during interferon therapy. Arch Otolaryngol Head Neck Surg 114: 27-32
357. Steinberg BM, Topp WC, Schneider PS et al. (1983) Laryngeal papilloma virus infection during clinical remission. N Engl J Med 308: 1261-1264
358. Stenson K, Berkowitz R, McDonald T et al. (1993) Experience with one stage laryngotracheal reconstruction. Int J Pediatr otorhinolaryngol 27: 55-64
359. Stern Y, Gerber ME, Walner DL et al. (1997) Partial cricotracheal resection with primary anastomosis in the pediatric age group. Ann Otol Rhinol Laryngol 106: 891-896
360. Stern Y, Willging P, Cotton RT. (1998) Treatment of chronic aspiration secondary to laryngeal stent by endoscopic capping. Arch Otolaryngol Head Neck Surg 124: 93-94
361. Storck M, Berger H, Liewald F et al. (1994) Endotracheal balloon dilatation and self expanding stent (Wallstent) for inoperable tracheomalacia (letter). J Thorac Cardiovasc Surg 107: 957-959
362. Strong MG, Vaughan CW, Healy GB et al. (1976) Recurrent respiratory papillomatosis: management with the CO laser. Ann Otol Rhinol Laryngol 85: 508-511
363. Sutton TJ, Nogrady WB (1973) Radiologic diagnosis of subglottic hemangioma in infants. Pediatr Radiol 1: 211-260
364. Tillmann B, Wustrow F (1982) Kehlkopf In: Hals Nasen Ohrenheilkunde in Praxis und Klinik (J.Berendes, R.Link, F.Zöllner eds) Band 4, Teil 1 Thieme.: 1-101
365. Tom LWC, Miller L, Wetmore RF et al. (1993) Endoscopic assessment in children with tracheotomies. Arch Otolaryngol Head Neck Surg 119: 321-324
366. Triglia JM, Guys JM, Louis Borrione C (1994) Tracheomalacia caused by arterial compression in esophageal atresia. Ann Otol Rhinol Laryngol 103: 516-521
367. Tsang V, Murday A, Gilbe C et al. (1989) Slide tracheoplasty for congenital funnel shaped stenosis. Ann Thorac Surg 48: 632-636
368. Tsugawa C, Kimura K, Muraji T et al. (1988) Congenital stenosis involving a long segment of the trachea: further experience in reconstructive surgery. J Pediatr Surg 23: 471:475
369. Tucker HM (1976) Human laryngeal innervation. Laryngoscope 86: 769-779
370. Tucker HM (1986) Vocal cord paralysis in small children: Principles in management. Ann Otol Rhinol Laryngol 95: 618-621
371. Tucker HM (1987) Congenital disorders of the larynx. In: The larynx (HM Tucker ed) Kap.7, Thieme.: 181-192
372. Tucker GF, Ossoff RH, Newman AN et al. (1979) Histopathology of congenital subglottic stenosis. Laryngoscope 89: 866-877

373. Tucker JA, Silberman HD (1972) Tracheotomy in children. Ann Otol Rhinol Laryngol 81: 818-824
374. Tyler DC (1985) Laryngeal cleft: report of eight patients and review of the literature. Am J Med Genet 21: 61-75
375. Van den Boogaard MJ, de Pater J, Hennekamp RC (1991) A case with laryngeal atresia and partial trisomy 9 due to maternal 9;16. Genet Couns 2: 83-91
376. Vasko JS, Ahn C (1968) Surgical management of secondary tracheomalacia. Ann Thorac Surg 6: 269-272
377. Verwoerd CDA, Bean JK, Adriaansen FCP et al. (1991) Trauma of the cricoid and interlocked stress. Acta Otolaryngol (Stockh) 111: 403-409
378. Vinograd I, Klein B, Efrati Y et al. (1994) Airway obstruction in neonates and children: surgical treatment. J Cardiovasc Surg Torino (Suppl1) 35: 7-12
379. Vogl T, Wilimzig C, Hofmann U et al. (1991) MRI in tracheal stenosis by innominate artery in children. Pediatr Radiol 21: 89-93
380. Vollrath M, Freihorst J, von der Hardt H (1999) Die Chirurgie der erworbenen laryngotrachealen Stenosen im Kindesalter. Erfahrungen und Ergebnisse von 1988 bis 1998. II: Die cricotracheale Resektion. HNO im Druck
381. Vollrath M, Freihorst J, von der Hardt H (1999) Die Chirurgie der erworbenen laryngotrachealen Stenosen im Kindesalter. Erfahrungen und Ergebnisse von 1988 bis 1998. I: Die Laryngotracheale Rekonstruktion. HNO im Druck
382. von Ilberg C (1980) Kehlkopf und Trachealstenosen. Arch Oto Rhino Laryngol 227: 429-450
383. von Ilberg C (1985) 7 Jahre Erfahrungen mit der Tracheaquerresektion. Laryngol Rhinol Otol 64: 40-42
384. Waddell A, Applefort R, Dunning C et al. (1997) The Great Ormond Street protocol for ward decannulation of children with tracheostomy: increasing safety and decreasing cost. Int J Pediatr Otorhinolaryngol 39: 111-118
385. Walander A (1950) Prenatal development of the epithelial premordium of the larynx in the rat. Acta Anat (Basel) Suppl.13 10: 0-0
386. Walker P, Forte V (1993) Failed extubation in the neonatal intensive care unit. Ann Otol Rhinol Laryngol 102: 489-495
387. Walther EK, Herberhold C (1993) Behandlung der laryngotrachealen Papillomatose mit kombinierter Anwendung von Laserchirurgie und intraläsionaler Applikation von Alpha Interferon (Roferon). Laryngol Rhinol Otol 72: 485-491
388. Waner M, Suen JY, Dinehart S (1992) Treatment of hemangiomas of the head and neck. Laryngoscope 102: 1123-1125
389. Wang Z, Volk MS, Shapshay SM (1997) Endoscopic laryngotracheoplasty and graft soldering with the carbon dioxide laser. an animal study. Ann Otol Rhinol Laryngol 106: 989-994
390. Ward PH (1980) Congenital malformation of the larynx. In:Otolaryngology (Paparella, MM, Shumrick DA, eds) Vol III Saunders.: 2431-2437
391. Ward PH, Canalis R, Fee W et al. (1977) Composite hyoid sternohyoid muscle grafts in humans. Arch Otolaryngol 103: 531-534
392. Ward RF, Jones J, Arnold JA (1995) Surgical management of congenital saccular cysts of the larynx. Ann Otol Rhinol Laryngol 104: 707-710
393. Watson WJ, Munson DP (1995) Amniotic fluid analysis in a fetus with laryngeal atresia. Prenat Diagn 15: 571-572
394. Watson WJ, Thorp JM, Miller RC et al. (1990) Prenatal diagnosis of laryngeal atresia. Am J Obstet Gynecol 163 14561457
395. Weerda H (1980) Die Chirurgie der zervikalen Trachea. Ethicon H 38: 1-19
396. Weerda H, Schumann (1980) Unsere Erfahrungen mit der Trachealchirurgie. Eine Analyse von 135 Fällen. HNO 28: 291-300
397. Weerda H, Zöllner Ch, Schlenter W (1986) Die Behandlung der Stenosen des laryngo trachealen Überganges und der zervikalen Trachea. HNO ? ?: 156-163
398. Weinberger J, Kassim O, Birt BD (1985) Hamartoma of the larynx. J Otolaryngol 14: 305-308

399. Weiss MD, Kashima HK (1983) Tracheal involvement in laryngeal papillomatosis. Laryngoscope 93: 45-48
400. Werkhaven JA, Weed DT, Ossof RH (1993) Carbon dioxide laser serial microtrapdoor flap excision of subglottic stenosis. Arch Otolaryngol Head Neck Surg 119: 676-679
401. Wetmore RF (1996) Tracheotomy. In:Pediatric Otolaryngology (C.D.Bluestone, S.E.Stool, M.A.Kenna, eds) Vol II, Kap.91.: 1425-1440
402. Wetmore RF, Handler SD, Potsic WP (1982) Pediatric tracheostomy: Experience during the past decade. Ann Otol Rhinol Laryngol 91: 628-632
403. Wetmore SJ, Key JM, Suen JY (1985) Complications of laser surgery for laryngeal papillomatosis. Laryngoscope 95: 798-801
404. Weymuller EA (1988) Laryngeal injury from prolonged endotracheal intubation. Laryngoscope (Suppl 45) 98:
405. Whitehead E, Salam MA (1992) Use of carbon dioxide laser with the Montgomery T tube in the management of extensive subglottic stenosis. J Laryngol Otol 106: 829-831
406. Wiatrak BJ, Cotton RT (1992) Anastomosis of the cervical trachea in children. Arch Otolaryngol Head Neck Surg 118: 58-62
407. Willshaw HE, Deady JP (1987) Vascular hamartomas in childhood. J Pediatr Surg 22 281-283
408. Zalzal GH (1988) Rib cartilage grafts for the treatment of posterior glottic and subglottic stenosis in children and infants. Ann Otol Rhinol Laryngol 97: 506-511
409. Zalzal GH (1993) Posterior glottic fixation in children. Ann Otol Rhinol Laryngol 102: 680-686
410. Zalzal GH (1993) Treatment of laryngotracheal stenosis with anterior and posterior cartilage grafts. Arch Otolaryngol Head Neck Surg 11 119: 82-86
411. Zalzal GH (1992) Stenting for pediatric laryngotracheal stenosis. Ann Otol Rhinol Laryngol 101: 651-655
412. Zalzal GH, Anon JB, Cotton RT (1987) Epiglottoplasty for the treatmemnt of laryngomalacia. Ann Otol Rhinol Laryngol 96: 72-76
413. Zalzal GH, Choi SS, Patel KM (1997) Ideal timing of pediatric laryngotracheal reconstruction. Arch otolaryngol Head Neck Surg 123: 206-208
414. Zalzal GH, Cotton RT (1986) A new way of carving cartilage grafts to avoid prolapse into the tracheal lumen when used in subglottic reconstruction. Laryngoscope 96: 1039-0
415. Zalzal GH, Grundfast KM (1988) Broken Aboulker stents in the tracheal lumen. Int J Pediatr Otorhinolaryngol 16: 125-130
416. Zalzal GH, Loomis SR, Fischer M (1993) Laryngeal reconstruction in children. assessment of voice quality. Arch Otolaryngol Head Neck Surg 119: 504-507
417. Zapf B, Lehmann WB, Snyder GG (1981) Hamartoma of the larynx: an unusual cause of stridor in the infant. Otolaryngol Head Neck Surg 89: 797-799
418. Zarem H, Edgerton M (1967) Induced resolution of cavernous hemangiomas following prednisolon therapy. Plast Reconstr Surg 39: 76-83
419. Zaw Tun HIA (1988) Development of congenital laryngeal atresias and clefts. Ann Otol Rhinol Laryngol 97: 353-358
420. Zaw Tun HA (1982) The tracheoesophageal septum factor or fantasy? Origin and development of the respiratory primordium and esophagus. Acta Anat (Basel) 114: 1-21
421. Zaw Tun HA, Burdi AR (1985) Re examination of the origin and early development of the human larynx.. Acta Anat (Basel) 122: 163-184
422. Zeitouni AG, Manoukian J (1994) Severe complications of the anterior cricoid split operation and single stage laryngotracheoplasty. Ann Otol Rhinol Laryngol 103: 723-725
423. Ziemer G, Heinemann M, Kaulitz R et al. (1992) Pulmonary artery sling with tracheal stenosis: primary one stage repair in infancy. Ann Thorac Surg 54: 971-973
424. Zinman R (1995) Tracheal stenting improves airway mechanics in infants with tracheobronchomalacia. Ped Pulmonol 19: 275-281